COMMENT VIVRE EN BONNE SANTÉ AU 21ᵉ SIÈCLE ?

Manger, Se Relaxer, Bouger, Vivre, Dormir

D1607408

Alexandre Auffret

Comment vivre en bonne santé au 21ᵉ siècle ?

Livre publié en autoédition
©Alexandre Auffret, 2019, tous droits réservés
ISBN : 978-2-9552977-6-6
Dépôt légal : avril 2019

Table des matières

Avant-propos

À la fin de mes études, une fois le diplôme en poche, j'ai suivi le cursus traditionnel de l'étudiant kiné fraîchement sorti de son école : le travail en cabinet libéral. Dès le début de mon activité, j'ai pris plaisir à soulager, à aider, à conseiller, à soigner. Mais rapidement, j'ai senti qu'il me manquait beaucoup d'outils pour parvenir à être encore plus efficace. J'ai de suite décidé de me lancer dans l'apprentissage de l'ostéopathie, afin de combler les lacunes qui m'empêchaient de pratiquer comme je le souhaitais. La rentrée qui a suivi l'obtention de mon diplôme de kiné, j'ai de suite démarré ma formation. Cette étape a été un tournant dans ma vie de jeune adulte et de praticien. Déjà conscient du fait que la santé et le fonctionnement du corps étaient un tout, cette pratique manuelle, visant à redonner les capacités naturelles de mouvements de toutes les structures de l'organisme, m'a conforté dans cette vision de globalité. En ostéopathie, le corps est abordé dans son ensemble et le mouvement est considéré comme « la vie ». Si une zone a perdu de ses capacités de mouvement, nous considérons qu'elle ne peut pas fonctionner normalement. Dans cette situation, le corps compensera en sollicitant d'autres régions et en s'adaptant comme il le peut face aux petits problèmes qui s'accumulent. Parfois, cette compensation suffit pour que le corps puisse s'adapter naturellement et sans aide extérieure. Puis un jour, un nouveau problème vient s'ajouter et la machine s'enraye. Le corps ne peut plus compenser et la douleur, la blessure ou la maladie apparaissent.

En tant que praticiens, ce concept de globalité de l'ostéopathie nous pousse à considérer le corps dans son ensemble. Quel que soit le problème, nous inspectons toutes les zones de l'organisme pour essayer de déterminer des liens de causes à effets, dans le but de comprendre au mieux la douleur ou la maladie. Le crâne, les viscères, les muscles, les articulations, les tissus, les nerfs, la peau, les organes, les fascias, toutes les structures sont passées en revue. Nous nous concentrons à 100% dans le but de soulager le patient, mais aussi de traiter la cause du problème ostéopathique. En pratiquant au cabinet, puis dans le milieu du sport de haut-niveau, j'ai compris à quel point cette approche globale de la santé était puissante et efficace.

Cependant, la vie étant une succession de remises en questions, j'ai là aussi commencé à voir des limites dans mon travail. Comme le corps est un ensemble et que tout doit fonctionner parfaitement pour assurer la bonne santé de l'organisme ; en tant qu'ostéopathe, je peux redonner du mouvement aux structures qui en ont besoin pour les aider à fonctionner à nouveau normalement. Parfois, et trop souvent à mon sens, le soulagement n'est que temporaire. Ceci est vrai tout particulièrement lorsque l'environnement du patient et son mode de vie ne donnent pas au corps ce dont il a besoin pour prospérer et vivre. Les problèmes referont ainsi surface, à court, moyen ou long terme. Alors comment aller encore plus loin dans l'amélioration de la santé et traiter les causes encore plus profondes de la douleur ou la maladie ? En aidant les gens à changer leur mode de vie dans le but de développer des habitudes de vie saines qui permettent à l'organisme, naturellement, de se réparer, se soigner et vivre.

C'est alors que j'ai commencé à intégrer dans ma pratique de vrais conseils « d'hygiène de vie », qui se sont étoffés au fur et à mesure que mes connaissances se sont étendues. En développant mon activité sur Internet, entre mon blog et mes vidéos, j'ai pu atteindre plus de personnes et avoir plus de retours. J'ai pu observer ce qui fonctionnait ou ce qui n'aidait pas. J'ai pu réaliser les limites des conseils classiques et corriger ce qui ne permettait pas aux personnes de changer leurs habitudes. Ce livre est donc le fruit d'années de réflexion, d'apprentissage, de pratiques et d'observations. La méthode que je propose ici n'est pas révolutionnaire, mais elle fonctionne. Et surtout, elle est simple.

Ce livre est un guide pour vivre bien, vivre mieux et améliorer sa santé. Il pourra aussi vous aider à prévenir des problèmes de santé futurs. Il s'adresse à une population très large. En effet, j'ai conçu ce livre pour vous permettre, grâce à des conseils simples et applicables, d'améliorer votre forme et votre bien-être. Que vous soyez quelqu'un désireux d'améliorer votre santé, un sportif à la recherche de meilleures performances ou quelqu'un souffrant de maux chroniques ou de douleurs, ce livre vous aidera à vivre mieux. Il n'est pas nécessaire de tout changer du jour au lendemain et de prendre un virage à 360 degrés dans votre vie pour obtenir des résultats significatifs. C'est par des actions simples réalisées tous les jours que vous allez vous faire le plus de bien. Vivre en bonne santé paraît bien souvent trop compliqué, ce qui a installé un climat de confusion dans l'esprit de la grande majorité des gens. Pour être en en forme et en bonne santé, vous n'êtes pas obligés d'être un athlète d'ultra longue distance, d'être vegan (ne manger aucun produit animal), d'être professeur de yoga et de méditer des heures tous les jours. La santé, c'est simple, facile, et à la portée de tous.

J'ai également conçu ce livre pour informer et aider les thérapeutes de santé à prodiguer de vrais conseils pour améliorer le mode de vie de leurs patients. Le genre de conseils que nous glissons rapidement à la fin de la consultation et qui peuvent être parfois encore plus efficaces que nos propres soins. Des conseils simples qui sont difficilement praticables par le patient sans un minimum d'explications et d'actions concrètes, qui pourtant ont un impact énorme sur la santé et la guérison. Que nous soyons kinésithérapeutes, ostéopathes, médecins, infirmiers, podologues, ou tout autre thérapeutes de santé, nous avons tous un objectif en commun : aider du mieux possible nos patients à se soigner et surtout à prévenir la maladie ou les problèmes futurs, grâce à nos connaissances. En utilisant ce livre, vous pourrez donc améliorer vos qualités d'éducateur santé en donnant de vrais conseils pratiques pour améliorer le mode de vie du patient. Il est vrai que ce dernier paramètre est toujours abordé dans nos interrogatoires bilan, mais n'est finalement que rarement traité en profondeur. Notre objectif est pourtant de s'attaquer aux causes profondes du problème et non pas uniquement de panser les plaies et réparer du mieux possible les dégâts. Il en va de l'efficacité de nos soins et de la santé de nos patients. C'est aussi l'occasion d'améliorer notre propre santé, l'expression « ce sont souvent les cordonniers les plus mal chaussés » prenant ici tout son sens.

J'espère que ce livre deviendra pour vous un véritable guide de la bonne santé et simplifiera votre vision des choses concernant cet aspect de notre vie si important. Parce que je suis persuadé que tout le monde doit faire de sa santé une priorité et dispose de l'énergie en soi pour y parvenir. Etre en bonne santé, c'est vivre mieux, être plus épanoui et plus heureux.

NB : Tous les conseils prodigués dans ce livre ne remplacent en aucun cas une consultation médicale. Il est important de consulter votre médecin et les professionnels de santé qui vous suivent et qui vous connaissent mieux que quiconque, afin de changer votre suivi ou traitement actuel. N'arrêtez jamais de vous-même votre traitement médical ou votre suivi, cela est dangereux et irresponsable. Le but de ce livre est d'apporter des informations complémentaires afin d'adopter un mode de vie sain.

Introduction : LE POUVOIR DES HABITUDES

« L'esprit, comme le corps, accepte par la pratique toutes les habitudes que l'on souhaite développer »

- Socrate -

J e ne vais pas commencer ce livre en vous bombardant de chiffres qui illustrent tous nos actuels problèmes de santé. Je souhaite démarrer en vous donnant, de suite, une excellente nouvelle. Nous avons tous le pouvoir d'améliorer notre santé et de vivre mieux, quelle que soit notre situation. Comment ? Grâce à des actions simples à mettre en place dans votre quotidien qui vous conduiront vers de bonnes habitudes de vie. En vous, vous avez les ressources les plus puissantes pour vous soigner. La solution vient avant tout de vous et de votre énergie interne.

La plupart des livres abordant le sujet de la santé commencent par parler de mauvaise santé. Les médias ne cessent de relayer ce genre d'informations en publiant des gros-titres toujours plus accrocheurs. Mais cette stratégie, censée nous effrayer pour nous faire réagir, ne fonctionne pas. Elle manque de conseils pratiques, directement applicables au quotidien. Dans ce livre, je vais donc plutôt parler de bonne santé et d'actions concrètes. Le positif attire toujours plus que le négatif. C'est en vous montrant à quel point améliorer sa santé peut littéralement changer votre vie, que je parviendrais à vous aider le plus.

Ce n'est pas en vous disant qu'il serait bon de perdre vos quelques kilos entre trop, de stopper votre addiction à la cigarette, de diminuer votre consommation d'alcool ou encore de limiter votre temps passé assis devant la télévision que je vais pouvoir concrètement vous aider à changer vos habitudes. Nous savons tous que ces comportements ne sont pas sains, qu'ils ne nous permettent pas d'être en forme et qu'ils peuvent conduire à l'apparition de maux chroniques venant entacher le quotidien de beaucoup d'entre nous. Pourtant, vous avez sûrement souvent entendu ce discours classique, notamment chez le médecin, chez le kinésithérapeute, avec votre pharmacien ou même votre dentiste peut-être. Rapidement, en fin de consultation, on vous glisse un « Et si vous pouviez perdre un peu de poids, cela pourrait vous faire du bien et vous aider ». Mais concrètement, vous de votre côté, que pouvez-vous faire de cette remarque rapide glissée à la va-vite pour aller mieux ? Malheureusement pas grand-chose…. Vous la percevez comme quelque chose de secondaire, une sorte d'option au cas où votre nouveau traitement ne suffit pas, alors qu'elle est pourtant prioritaire. En plus, vous ne savez absolument pas comment vous y prendre. Ces problèmes, je les ai malheureusement trop souvent rencontrés dans ma pratique en tant que kinésithérapeute et ostéopathe.

Je préfère plutôt aborder le problème différemment et vous annoncer que, grâce à des changements réalisables et accessibles à tous, aussi simples que de dormir 8 heures par nuit, de marcher 20 à 30 minutes par jour, ou de manger 5 légumes de couleurs différentes par jour, vous allez pouvoir améliorer votre santé nettement plus efficacement qu'avec n'importe quel traitement ou remède miracle. Ces conseils pratiques et facilement applicables (c'est le plus important), vont vous permettre, jour après jour, en les répétant, d'adopter de nouveaux réflexes. Ces nouvelles actions, à force de répétition, vont devenir de nouvelles habitudes. Et c'est en automatisant les choses que vous allez réellement réussir à transformer votre quotidien. La clé pour vivre en bonne santé est d'installer progressivement des habitudes de vie saines, afin de changer son mode de vie sur le long terme.

Tous les matins, lorsque vous vous réveillez, vous répétez toujours la même routine. Peut-être vous dirigez vous en premier lieu vers votre salle de bain. Vous prenez alors votre douche, puis vous vous préparez pour aller au travail. Vous vous habillez et vous vérifiez que vous avez l'air présentable. Vous passez du temps pour vous maquiller ou vous raser. Enfin, vous vous dirigez vers votre cuisine pour vous servir un café ou un thé avant de vous asseoir pour déguster votre petit-déjeuner. Vous en profitez peut-être pour regarder vos emails, vos notifications sur les réseaux sociaux ou la télévision… Enfin, vous terminez sûrement votre préparation matinale par vous brosser les dents, avant de partir en veillant à fermer à clé la porte de votre domicile. La majorité de ces gestes, que vous faites chaque matin, sont réalisés automatiquement, sans avoir besoin d'y penser. Autre exemple ; combien de fois avez-vous fait votre trajet habituel en voiture (domicile-travail) sans même vous en rendre compte, un peu comme si quelqu'un avait conduit la voiture à votre place.

Notre cerveau est la création de la Nature la plus époustouflante qui existe sur cette planète. Il est le fruit de millions d'années d'évolution qui ont conduit à créer l'être humain que nous sommes aujourd'hui. Grâce à cette merveille de la Nature, nous nous sommes adaptés à notre environnement, afin de nous rendre plus forts face aux autres espèces. Ce qui nous rend « supérieur », ce sont nos capacités d'inventer, de développer, d'améliorer, de réfléchir, de créer et aussi de coopérer. Notre cerveau s'est développé de manière à pouvoir libérer de l'énergie pour ce type d'activités, qui nous différencient des autres espèces vivantes. C'est en automatisant plus de 40% de toutes nos actions quotidiennes et en créant des habitudes de vie, que nous avons davantage d'énergie pour penser, réfléchir et créer. Ces habitudes font donc partie intégrante de notre quotidien. Elles se créent et s'installent grâce à la répétition. Elles n'apparaissent pas du jour au lendemain, par enchantement. C'est en apprenant à les réaliser et les répéter sur une longue période, progressivement, qu'elles deviendront automatiques et laisseront de la place à de nouvelles.

C'est grâce à ce mécanisme d'automatisation de vos tâches régulières que vous prenez votre douche tous les jours sans réfléchir. Vous enchaînez une suite d'actions, toutes plus efficaces les unes que les autres, pour vous laver, sans éprouver aucune difficulté. Vous arrivez aussi à conduire sans avoir les yeux rivés sur le levier de vitesse (c'est plus pratique si vous voulez éviter les accidents !). Au début, cela n'a pas été simple. Quelqu'un vous a montré comment procéder. Par exemple, vos parents vous ont lavé dès votre plus jeune âge, vous laissant progressivement de plus en plus d'autonomie jusqu'au jour où vous êtes parvenu à prendre seul votre douche, comme un grand. Votre moniteur d'auto-école vous a d'abord accompagné en passant les vitesses, tout en vous laissant seulement les commandes du volant. Puis il vous a assisté, grâce aux double-pédales. Après des heures de conduite, vous êtes parvenu à assurer seul le passage des vitesses. C'est lorsque ceci est devenu automatique que vous avez commencé à conduire sans erreur et sans danger. C'est à ce moment-là que vous avez obtenu votre permis de conduire. A chaque fois, vous avez appris quelles actions vous deviez mettre bout à bout pour réussir. Cela s'est donc formé progressivement, pas à pas. Une habitude s'apprend, se répète puis s'enregistre avant de devenir facile et automatique.

Au travers de mon livre, l'objectif sera de vous aider à suivre cette logique. Je souhaite vous permettre de développer de bonnes habitudes qui vous permettront de perdre du poids et surtout de manger sainement, de faire de l'activité physique tous les jours sans contrainte, de gérer votre stress, de prendre soin de vous ou encore d'améliorer votre énergie grâce à votre sommeil. C'est en vous donnant des conseils concrets, pratiques, simples et surtout applicables que vous allez pouvoir améliorer votre santé et votre forme en les répétant quotidiennement. En appliquant cette méthode, et grâce à cette répétition, vous allez vous forger de nouvelles habitudes de vie. Mais cette fois-ci, ces habitudes vous seront bénéfiques.

Pourquoi certaines personnes arrivent à manger sainement, à faire de l'exercice tous les jours, à être performant au travail et à méditer 10 minutes chaque matin, et ce pendant des dizaines d'années ? À l'inverse, pourquoi d'autres se nourrissent mal et prennent du poids, ne bougent pas, finissent par souffrir de nombreuses douleurs et sont rongées par le stress ? Ces différences peuvent se justifier en grande partie par leurs habitudes de vie. Dans le premier cas, ces habitudes sont saines et permettent de vivre en pleine santé et de s'épanouir pleinement. Dans le second cas, ces habitudes ne sont pas adaptées à leurs besoins, ce qui provoquent des effets néfastes sur l'humeur, le poids, la forme et l'énergie. Dans les deux cas, les habitudes ont émergé grâce aux processus d'apprentissage et de répétitions que nous venons d'énumérer. Il ne s'agit pas de réflexes qui sont uniquement dépendants de nos gènes et qui sont inscrits dans notre ADN. C'est grâce à notre environnement, notre éducation, nos actions quotidiennes, nos rencontres et nos expériences de vie que ces habitudes apparaissent, se développent puis s'automatisent.

Certes, il est vrai que tout le monde n'a pas eu la chance d'être élevé dans un environnement favorable. Tout le monde n'est pas issu d'une famille de sportif ou de parents qui ont toujours transmis à leurs enfants un mode de vie sain et équilibré. Ces personnes, dont vous faites peut-être partie, ont donc rapidement construit des habitudes non adaptées à leurs besoins. D'autres ont peut-être eu cette chance. Mais petit à petit, à cause du travail, en faisant de nouvelles rencontres, ou encore à cause de l'influence de notre style de vie moderne, elles se sont laissées progressivement aller. Elles ont fini par modifier leurs bonnes habitudes, issues de leur éducation, au profit d'habitudes de vie impactant négativement leur quotidien. C'est ainsi que lentement, nos mauvaises habitudes de vie apparaissent et perturbent notre santé.

Je peux donc ici vous annoncer une excellente nouvelle ! Nous avons tous la capacité de modifier nos habitudes. Nous sommes tous maîtres de nos décisions et de nos gestes quotidiens. Nous pouvons tous nous concentrer sur une nouvelle tâche, la répéter plusieurs semaines pour la rendre automatique. Au même titre que, au fil de votre vie, vous avez peut-être développé de mauvaises habitudes impactant négativement votre santé, vous allez pouvoir faire la même chose, grâce à ce livre, dans le but de construire de bonnes habitudes. Et tout comme certaines personnes parviennent toute leur vie à conserver un mode de vie sain tout en étant épanouies et plus heureuses sans véritable contrainte, vous allez pouvoir vous construire votre propre mode de vie, celui qui vous convient.

Pour qu'une habitude se mette en place, il faut tout d'abord l'intégrer et comprendre pourquoi vous l'appliquez ; c'est à dire quel est son but. Ensuite, il faut agir, agir et encore agir. Ce n'est pas en un claquement de doigts que vous allez réussir à tout changer. Enfin, il vous faut rapidement obtenir une récompense. Sans récompense, la motivation et la bonne volonté qui vous habitent vont s'évaporer et vous risquez de perdre toute votre détermination. La volonté ne fait donc pas tout, loin de là. Elle aide à démarrer et est nécessaire pour être rigoureux les premiers jours, afin de répéter ces nouveaux automatismes que vous avez choisis d'adopter. Mais en constatant par vous-même à quel point vous vous sentez mieux, que votre forme et votre énergie grimpent en flèche et que votre silhouette se modifie, vous allez obtenir la récompense nécessaire à la poursuite de vos efforts. C'est alors que l'habitude va naître et s'ancrer en vous sur du long terme.

J'ai donc choisi d'écrire mon livre et de prodiguer mes conseils en suivant cette méthodologie. Vous allez pouvoir, au travers de celui-ci, comprendre et apprendre les 5 piliers indispensables pour une bonne santé. Ensuite, vous allez appliquer mes conseils précis au quotidien grâce à des actions concrètes. Enfin, vous allez être récompensé par vos progrès en constatant rapidement et facilement tous les bienfaits qui se manifestent en vous. Ce cercle vertueux va vous donner l'envie d'aller toujours plus loin en testant de nouvelles actions. C'est pourquoi, il est important d'utiliser ce livre comme un guide qui vous donne les clés afin d'améliorer votre santé. Le but n'est en aucun cas de tout appliquer à la lettre dès le premier jour. Au début, vous allez choisir les conseils les plus simples à mettre en place, ceux qui s'intègrent le plus facilement à votre mode de vie et qui s'adaptent à votre situation. Ceux qui vous demanderont moins d'efforts et qui seront faciles à suivre. En choisissant des choses simples, vous êtes certain de parvenir à les appliquer et donc à les répéter. En les répétant, vous serez rapidement récompensé en ressentant les bienfaits qui en découlent. Vous allez alors renforcer votre motivation, votre volonté et votre envie d'aller de l'avant. C'est ainsi que, progressivement, vous allez intégrer de nouvelles habitudes pour enfin vivre pleinement et en bonne santé.

Je vous conseille donc de commencer par lire avec attention le 1ᵉʳ chapitre dans lequel je vais vous présenter les 5 piliers de la bonne santé : dormir, se relaxer, vivre, manger, et bouger. Ils sont tous aussi importants les uns que les autres, et donnent des résultats significatifs sur votre santé. Puis, vous pourrez lire une première fois l'ensemble des différents piliers pour vous donner une idée générale et globale. Ensuite, vous serez libre de cibler le ou les domaines dans lesquels vous souhaitez évoluer et vous améliorer, ceux qui vous semblent les plus négligés actuellement dans votre mode de vie. Vous obtiendrez alors des résultats conséquents. Pour les plus pressés, vous pouvez tout à fait cibler directement un pilier qui mérite toute votre attention et commencer par celui-ci. Encore une fois, tous vont vous aider à améliorer votre santé et tous sont indispensables. Ici, la perfection n'est pas recherchée. La vie est aussi et principalement composée de moments de plaisir. Il ne faut donc pas être trop exigeant et rigide envers soi-même. Chacun est donc libre d'aller jusqu'où il le souhaite et de s'offrir le mode de vie qui lui correspond.

Nb : En complément de ce livre, j'ai créé des programmes santé disponibles en ligne afin d'aider les gens à appliquer mes conseils. Profitez de l'offre gratuite en allant sur l'adresse suivante : www.toutpourmasante.fr

Chapitre 1 LES 5 PILIERS DE LA SANTÉ

Dormir, se Relaxer, Vivre, Manger, Bouger

« Prenez soin de votre corps comme si vous alliez en avoir besoin pendant 100 ans »

- Robert Waldinger -

P rogressivement, nous nous sommes éloignés de nos habitudes de vie ancestrales afin de nous adapter à un rythme de vie moderne toujours plus intense. Notre mode de vie au 21ème siècle est influencé par notre société, notre économie et nos politiques. Depuis la révolution industrielle du 19ème siècle, il n'a cessé d'être modifié et bouleversé. Nos habitudes de vie ont évolué à une vitesse sans précédent, suivant ainsi le rythme des progrès technologiques et scientifiques toujours plus rapides et nombreux, ce qui a demandé à l'homme moderne de s'adapter encore et toujours plus vite. Auparavant, il fallait des siècles pour que les progrès conduisent à de vrais bouleversements dans le quotidien des gens. Désormais, en l'espace de 10 ans, tout peut être remis en question.

Je ne suis pas de ceux qui critiquent le progrès alors même qu'ils sont les premiers à jouir de cette évolution. Il ne faut pas se mentir, nous sommes tous bien contents de pouvoir nous procurer notre nourriture sans avoir à tout produire nous-même. Nous sommes aussi heureux de pouvoir utiliser Internet partout, de communiquer avec nos proches, de voyager et partir en vacances aux quatre coins du globe, de pouvoir faire des activités qui n'étaient même pas envisageables 50 ans auparavant, ou encore de disposer de soins médicaux. Pour autant, ce mode de vie du 21ème siècle peut s'avérer dangereux si nous perdons les commandes et si nous nous laissons téléguider par son rythme effréné.

Notre société, en constante évolution, a un défaut majeur : elle ne cesse de nous éloigner de nos besoins fondamentaux. C'est ce qui peut la rendre toxique et dangereuse. Pour répondre à un système basé sur la consommation excessive, le progrès technologique et la croissance, les choses simples de la vie ont été progressivement mises à l'écart, le plus souvent au détriment de notre bien-être et notre santé. En ce qui concerne ce domaine, nous en payons le prix fort, lorsque nous constatons notamment tant de maladies, d'affections et de douleurs chroniques envahir le quotidien des gens. Nous savons par exemple que 40% de la population mondiale est en surpoids et que 13% est obèse. Impensable lorsque l'on se rappelle que nourrir suffisamment la population et éviter la famine a été le combat de l'homme depuis son existence. Alors, au 21ème siècle, sommes-nous condamnés à subir les conséquences de notre mode de vie moderne sur notre santé ou avons-nous le pouvoir de les éviter ?

Redevenir acteur de votre quotidien

Notre rythme de vie nous vole de notre temps. Il est devenu la richesse suprême, le nerf de la guerre. Nous pensons ne plus avoir de temps pour nous et pour prendre soin de nous. Il est facile de se laisser absorber par ce système qui nous vole notre temps entre le travail, les trajets pour s'y rendre, la vie de famille et toutes les sources de distraction comme les réseaux sociaux, Internet et la télévision. Toute cette agitation permanente nous a conduit à laisser de côté une grande partie de nos besoins fondamentaux, indispensables à notre bonne santé.

Conjointement, notre système de santé a évolué à l'image de notre société. La médecine occidentale d'aujourd'hui propose des soins basés, entre autres, sur la prise de médicaments. Ceci s'avère particulièrement pratique, dans la mesure où nous n'avons pas besoin de changer ni de nous remettre en question. Nous n'avons pas l'obligation de dépenser de notre temps si précieux et de notre énergie pour nous soigner. Il suffit de prendre une pilule le matin, une pilule le soir, de consulter un thérapeute pour être soulagé et le tour est joué ! Sauf qu'en voulant tricher avec « les lois de la nature » et ne plus respecter sa logique, nous sommes en train d'en payer les pots cassés. Toutefois, notre système de santé moderne est extrêmement efficace dans de nombreuses situations. Grâce aux progrès de la médecine occidentale, les médecins sauvent des vies tous les jours. Ils peuvent sauver un patient atteint d'une crise cardiaque, intervenir sur une tumeur au cerveau ou encore nous soigner d'une pneumonie. Autant de maladies dites aiguës qui, avant les progrès médicaux, nous conduisaient tout droit vers une mort quasi certaine. Mais ce système de soins a ses limites. Le meilleur moyen de le constater reste d'observer le nombre croissant de maladies chroniques, qui sont même appelées des « maladies de civilisation », propres à notre mode de vie. Obésité, surpoids, diabète de type 2, troubles cardio-vasculaires, dépression, Alzheimer, autant de pathologies qui n'étaient qu'exception du temps de nos grands-parents et qui ne cessent de s'étendre à un pourcentage croissant de la population. Notre système de soins est souvent inadapté pour traiter ces troubles chroniques à leurs racines. Il est parfait pour masquer les symptômes, panser les plaies et maintenir en vie le plus longtemps possible.

Il ne faut pas se cacher derrière de fausses excuses. Ce système de santé est aussi à l'image de notre société. Il existe aussi parce que nous préférons souvent l'option de facilité, celle qui demande le moins d'efforts et de temps. C'est ainsi que certains médecins prescrivent des médicaments simplement dans le but de soulager la douleur, sans pouvoir parvenir à traiter le problème de fond. Que nous, kinésithérapeutes, faisons parfois des soins seulement pour « panser les plaies », sans pour autant nous attaquer aux causes. Pourquoi ? Parce que la plupart de nos maux du 21ème siècle sont les conséquences d'un mode de vie qui ne permet plus à notre corps de fonctionner normalement. Et pour résoudre les causes du problème, il faut bien souvent faire des efforts personnels pour changer ce qui ne va pas. Cela demande un minimum de temps et d'investissement, que peu de personnes sont prêtes à faire. Cette solution est nettement plus contraignante et moins pratique que de penser régler le problème grâce à la nouvelle pilule miracle… Pour beaucoup d'entre nous, il est difficile de se prendre en main et de consacrer du temps pour soi, même lorsqu'il s'agit de sa santé. Notre société moderne a progressivement changer notre sens des priorités.

Nos problèmes de santé ont une origine commune

En cabinet, nous voyons des gens de tout horizon, avec des origines sociales variées et des modes de vie différents. Il est donc plus facile de tirer certaines conclusions en observant tous les patients qui viennent nous consulter. Dans de nombreux cas, il est vrai que nous sommes clairement indispensables pour soigner. Prenons l'exemple d'une personne (Sylvie) qui a fait une chute de ski pendant ses vacances à la montagne. Avec la fatigue et par manque de chance, cette mauvaise chute a provoqué une blessure importante au genou, le plus souvent une rupture du ligament croisé antérieur. Le genou est alors très instable et douloureux, si bien que la chirurgie est alors conseillée et pratiquée. Le chirurgien utilise les merveilles du progrès de la médecine pour réparer le ligament, parfois en greffant directement une partie du corps du patient (un implant de tendon sain) pour remplacer celui-ci. Sylvie va alors reprendre à marcher rapidement, d'abord avec des béquilles. Puis, grâce à son kinésithérapeute, elle va refaire travailler ses muscles. Progressivement, les exercices vont s'intensifier et les progrès vont en découler. Après une rééducation souvent longue (6 à 9 mois en moyenne), Sylvie, en donnant de son temps et de son énergie, retrouvera un genou stable, solide et pourra réaliser quasiment toutes les activités qu'elle souhaite. Dans ce cas, comment ne pas dire merci à notre système de santé actuel ? Cette même personne aurait pu être handicapée toute sa vie, privée de tout sorte d'activité physique et diminuée dans son quotidien. Elle aurait pu ainsi développer certaines des maladies chroniques classiques, à cause du manque d'activité et de l'incapacité... Elle aurait pu également perdre son travail et se retrouver dans une situation financière délicate, rajoutant ainsi un stress chronique quotidien pouvant aboutir à une dépression, puis à de mauvaises habitudes de vie.

Prenons maintenant l'exemple d'un autre patient (appelons-le Marc) qui vient consulter pour une lombalgie chronique (douleur lombaire). Marc en souffre depuis fort longtemps. Depuis des années, il jongle entre périodes douloureuses pendant lesquelles il avale des médicaments antidouleurs, consulte son kiné, son ostéopathe et son magnétiseur pour se soulager ; et des périodes sans douleur qui se font de plus en plus rares et brèves. Il est en surpoids depuis des années, ne marche pas plus d'un kilomètre par jour, est stressé par son travail et ne dort que 6 heures par nuit en moyenne. Tous les thérapeutes qui le suivent lui ont précisé rapidement qu'il faudrait perdre du poids, dormir plus, faire de l'activité physique, mais personne n'a pris le temps de s'attarder sur ces conseils, pour l'aider à les appliquer. Résultat, le soin délivré n'est que partiel, un simple soulagement, important certes, mais qui pourrait être tellement plus efficace en y ajoutant un réel changement dans son mode de vie. Quelques mois plus tard, il souffre d'une tendinite au coude, qui sera là aussi soulagée. 9 mois plus tard, une autre tendinite fera son apparition, cette fois-ci au talon d'Achille.

Ces douleurs chroniques, qui se développent classiquement dans le genre de situation que nous venons de décrire avec le cas de Marc, ne sont traitées ici que partiellement. En effet, elles reflètent un problème de santé souvent plus profond. A moins d'être un sportif accompli (et encore), d'avoir un travail physique mettant le corps à rude épreuve ou de souffrir d'une maladie inflammatoire chronique, il n'est pas logique de cumuler autant de douleurs et de tendinites sur différentes régions du corps. Nos cabinets sont pourtant remplis de patients qui souffrent de maux chroniques, de tendinites, d'arthrite ou d'arthrose… Si cela s'arrêtait à des troubles physiques, peut-être pourrions-nous penser qu'il n'y a pas de quoi tirer la sonnette d'alarme. Mais quand cela touche et menace la santé et la vie elle-même, cela devient plus préoccupant. Ces mêmes personnes, qui accumulent les douleurs et les blessures récurrentes, souffrent bien souvent, en plus, de maladies chroniques : un diabète de type 2, un surpoids et un état de santé cardiovasculaire laissant parfois à désirer. Ce sont ces mêmes troubles chroniques qui peuvent provoquer un infarctus à 45 ans ou un AVC (Accident Vasculaire Cérébral) à 58 ans… C'est malheureusement le cas de Marc ici. Dans ce genre de situations, notre système de soins dispose de lacunes trop importantes pour être ignorées.

Ce qui est intéressant de comprendre ici est qu'il existe un point commun à tous ces différents troubles : le terrain inflammatoire chronique. Cet état d'inflammation, qui se retrouve dans la plupart des maladies modernes et des douleurs chroniques, reflète le problème profond d'un organisme qui lutte quotidiennement pour survivre (1, 2). C'est un peu comme vivre avec une épée de Damoclès au-dessus de notre tête. C'est un problème souvent silencieux, qui se développe progressivement au fur et à mesure des années. Par le passé, la médecine pensait que ces troubles se justifiaient, en grande partie, à cause de l'hérédité. Nous pouvions alors en vouloir à nos gènes et à nos parents qui nous les auraient malencontreusement transmis. Mais aujourd'hui, grâce au progrès de l'épigénétique (étude des mécanismes qui modifient l'expression de nos gènes), nous savons que cette part génétique ne justifie pas tout, bien au contraire. Une grande partie de l'expression de notre génome est influencé par notre environnement, donc par des facteurs externes liés principalement à nos habitudes de vie. Nous savons donc que notre environnement a la capacité de modifier l'expression de nos gènes ou encore d'en désactiver certains pour en activer d'autres. Et cet environnement est influencé principalement par notre mode de vie, c'est à dire nos actions quotidiennes. Voilà pourquoi de nombreuses maladies modernes sont également appelées maladies liées au mode de vie. Ainsi, si quelqu'un avait pu aider Marc à faire les changements nécessaires pour éviter tous ces problèmes, son état de santé ne serait sûrement pas le même. Des conseils simples comme se relaxer 5 à 10 minutes par jour avec un exercice respiratoire (pour lutter contre son stress), intégrer au moins 5 légumes de couleurs différentes par jour, se détacher de son téléphone et son ordinateur une heure avant l'heure du coucher pour améliorer son sommeil et enfin marcher tous les jours 30 minutes pour se rendre à son travail. Des choses simples qui pourront réduire considérablement ce terrain inflammatoire chronique pouvant justifier en partie l'ensemble de ses maux.

Des lacunes à combler

Patients comme praticiens, nous ne sommes pas dupes et nous savons pertinemment que notre système de santé dispose de lacunes qui doivent être comblées. Seulement, nous manquons des outils pour effectuer ces changements indispensables afin de changer notre mode de vie. Malheureusement, peu de médecins sont en mesure de vous conseiller, pour équilibrer votre alimentation par exemple. Non pas parce qu'ils n'ont pas envie de le faire, mais parce qu'ils ne disposent pas de l'apprentissage nécessaire dans leur cursus universitaire. Si bien qu'ils vous diront rapidement, une ou deux fois, de « faire attention à ce que vous mangez ». Ils n'auront pas toujours le réflexe de vous donner quelques conseils pratiques, ou même de vous orienter vers un nutritionniste, tout simplement parce qu'ils ne sont pas toujours sensibilisés à ce sujet. Notre médecine occidentale ne prend que très rarement en considération l'influence de notre mode de vie sur notre santé.

Si je reviens sur mon parcours, en école de kinésithérapie comme d'ostéopathie, je n'ai pas le souvenir d'avoir bénéficié de cours sur l'alimentation saine et équilibrée et son pouvoir incroyable sur la cicatrisation de nos tissus. Je n'ai pas non plus eu la chance d'avoir reçu des conseils concrets concernant l'importance du sommeil, pourtant indispensable au bon fonctionnement du système immunitaire, pour la réparation de l'ensemble du corps et la récupération. Je n'ai pas reçu plus de détails concernant le stress, qu'il soit physique ou émotionnel, pouvant conduire, lorsqu'il est trop intense et chronique, à un dérèglement du fonctionnement de l'ensemble de notre organisme, ainsi qu'une inflammation chronique justifiant des troubles touchant l'ensemble du fonctionnement du corps. Bien souvent, dans nos métiers, nous ne connaissons que très peu de choses sur ces sujets. Voilà pourquoi nous n'insistons pas assez sur l'importance des changements de mode de vie.

Fort heureusement, de plus en plus de médecins généralistes, sensibilisés à ce problème, annoncent ouvertement que près de 80% des patients qui cheminent dans leur cabinet peuvent être soulagés voire parfois totalement traités grâce à des changements dans leur mode de vie. C'est en tout cas l'avis du Docteur Chatterjee, auteur et médecin généraliste en Grande Bretagne, qui, dans son livre « How to make diseases disappear » (en français, « Comment faire disparaître les maladies »), nous explique, grâce à de nombreux exemples, qu'un mode de vie et une alimentation adaptés à nos besoins peuvent améliorer le bien-être, soigner de nombreuses maladies et même faire disparaître certains troubles chroniques, tels que le surpoids, le diabète ou encore la dépression. Il a pu exposer ses connaissances à une large audience, en participant à une série télévisée diffusée sur la BBC (« Doctor ine the House »), qui a fait couler beaucoup d'encre.

Si nous, en tant qu'acteur de soins du système de santé, nous ne sommes pas formés et sensibilisés, comment pouvons-nous soigner correctement nos patients ? Comment pouvons-nous les orienter, soit par nos conseils, soit vers d'autres thérapeutes, pour les aider à se soigner vraiment ? Enfin, comment quelqu'un, en dehors du système médical, dont vous faites sûrement parti, peut-il faire pour savoir comment agir afin d'aller mieux ? Plutôt que d'attendre que le système change et que des cours de bonne santé soient enseignés dans les écoles (et pas seulement dans les universités de médecine), il est plus intelligent de réagir et de développer ce genre de connaissances au plus vite pour aller mieux. Patient comme praticien, Il est temps de changer notre façon d'aborder notre santé, en comprenant que le mode de vie est souvent l'élément le plus important pour se soigner, vivre mieux et longtemps.

La santé est un tout

D'après la définition de l'OMS (Organisation Mondiale de Santé), la santé se définit comme un état de bien-être complet, comprenant l'état physique, mental, social, environnemental... Cette définition résume à elle-seule le point important à retenir : pour jouir d'une bonne santé, il faut se sentir bien dans son corps, bien dans sa tête, bien avec les autres et au sein de son environnement. Cela signifie aussi que si un des éléments est laissé de côté, notre état de santé tout entier peut en subir les conséquences.

En creusant le sujet du mode de vie sain, chose que je me suis évertuée de faire depuis une dizaine d'années maintenant, 5 piliers émergent de par leur influence capitale sur notre santé :

- Le sommeil, de qualité et en quantité.
- L'alimentation saine et équilibrée.
- L'état de relaxation suffisant (sous-entendu la gestion du stress).
- L'activité physique quotidienne et adaptée.
- Le bien-être personnel et les relations sociales.

En apprenant à utiliser les outils pratiques et les conseils regroupés dans ces 5 piliers de la santé, vous allez littéralement changer votre quotidien. Ce sont eux qui vont conditionner votre mode de vie, vous permettant de fournir à votre corps tous les besoins fondamentaux nécessaires à son bon fonctionnement. Naturellement, nous ne sommes pas conçus pour être en mauvaise santé, mais pour vivre en bonne santé, si toutes les conditions sont réunies pour cela. Si nous manquons à notre devoir et nous supprimons certains de nos besoins fondamentaux, notre corps va commencer à souffrir. Ceci provoque une accumulation de stress (physique ou émotionnel) qui progressivement perturbe son fonctionnement et l'affaiblit.

Ces différents stress, dont nous reparlerons dans le pilier Relaxation, créent un terrain inflammatoire chronique. Ils peuvent s'accumuler à cause de choses simples, qui sont trop souvent jugées comme sans conséquence. Nous verrons par exemple qu'un léger manque de sommeil, par exemple 6 heures par nuit sur une semaine, peut suffire à provoquer un stress suffisant pour déclencher des anomalies de fonctionnement de l'organisme. Une alimentation trop riche en produits industriels transformés et en sucre raffiné peut aussi ajouter un stress supplémentaire. Trop de pression au travail, une famille de 3 enfants à gérer, pas de temps pour penser à soi ni se relaxer sont autant d'éléments qui viennent ajouter du stress à un organisme qui commence alors à s'épuiser. Il parvient souvent à lutter, à s'adapter, à compenser, jusqu'au jour où il va atteindre son seuil maximal de tolérance.

Chacun dispose d'un seuil de tolérance plus ou moins élevé, ce qui justifie les différences importantes d'un individu à l'autre. Certains peuvent vivre des années avec le stress et la malbouffe avant de développer un surpoids et des problèmes de santé alors que d'autres tomberont malades rapidement. Et c'est lorsque nous vivons à la limite de notre seuil maximal de tolérance que l'ajout du moindre élément susceptible de rajouter un facteur de stress supplémentaire sera perçu comme « la goutte d'eau qui fait déborder le vase ». La maladie ou la douleur fera alors son apparition. Comme vous pouvez le comprendre, cette maladie n'est pas d'apparition nouvelle, elle est le fruit de mois et d'années d'accumulation de ces facteurs de stress provenant de mauvaises habitudes de vie, et provoquant l'apparition d'un terrain inflammatoire chronique. Ce n'est donc pas en masquant les symptômes de cette maladie que la personne sera vraiment soignée. C'est en y associant ce travail personnel sur les 5 piliers de la santé qui regroupent l'ensemble de nos habitudes de vie permettant de remplir nos besoins fondamentaux, ceux indispensables à notre bonne santé.

Quel mode de vie pour une bonne santé ?

Depuis de nombreuses années, les scientifiques étudient différentes populations dont le score de longévité est supérieur à la normale. Il s'agit de zones qui semblent presque épargnées par la plupart de nos problèmes de santé et qui regroupent une concentration de centenaires et de personnes très âgées, en bonne santé. Ces populations, de cultures très différentes et vivant aux 4 coins du Monde, font parties de ce que nous appelons la Zone Bleue. Elle correspond aux régions du Monde où les gens vivent nettement plus vieux que la normale. Cette zone bleue regroupe les habitants d'Okinawa (Japon), de Sardaigne (Italie), de Nicoya (Costa Rica), d'Icaria (Grèce) et de Loma Linda (Californie) (3). Ce sont des populations vivant dans des endroits du monde très différents et qui ont évolué relativement indépendamment les unes des autres. Les habitants ne partagent pas le même bagage génétique et encore moins les mêmes rites et coutumes. Alors comment peut-on expliquer cette longévité, source de tant de curiosité ? Les experts, qui ont étudié longuement ces populations, ont déterminé des points communs, expliquant, selon eux, en grande partie ce miracle :

- Ils mangent principalement des aliments naturels, non transformés, issus des plantes. Ils mangent aussi moins de viande au profit d'une plus grande part de protéines végétales (comme les haricots et les lentilles). Ces personnes mangent moins en quantité, simplement à leur faim et donc en réponse à leurs besoins. La consommation d'alcool est malgré tout souvent présente mais reste toujours très modérée.

- Ils sont physiquement actifs, mais ne sont pas pour autant des marathoniens ou ne soulèvent pas des charges énormes à la salle de sport. Ils marchent, entretiennent leur maison, jardinent... Ils bougent beaucoup et tous les jours.

- Ce sont des personnes qui prennent du temps pour eux, pour se ressourcer, pour se reposer et qui ne sont ni rongées par le stress ni en manque de sommeil. Ils se relaxent grâce à la prière ou la pratique spirituelle, aux siestes, aux coutumes locales et au contact humain.

- Ils aiment, s'aiment et sont aimés. L'importance du lien social est ici capital dans toutes ces populations.

- Enfin, ils ont un sens dans leur vie qui les animent et les motivent à se lever le matin. Ils ont des passions, des hobbies ou soutiennent des causes pour aider les autres.

Ce sont ces choses toutes simples de la vie, ces valeurs que notre société moderne nous a en partie ôté, qui remplissent leurs besoins fondamentaux et leurs permettent de vivre mieux et longtemps. Ce sont les bases de la vie qui les préservent de tant de maladies modernes, tout en continuant à conserver leur autonomie malgré leurs âges avancés. Dormir, se Relaxer, Bien Manger, Bouger et

Aimer : les 5 piliers de la santé. Ces bases, nous les retrouvons dans la définition même de la santé. C'est ce mode de vie que nous devons retrouver.

Santé = Simplicité

Cet exemple de la zone bleue nous prouve quelque chose d'important : vivre en bonne santé est finalement simple. Cette simplicité, nous l'avons perdue. Notre société et l'exposition aux gros-titres des médias ne cessent de tout compliquer et de créer de la confusion. Les réseaux sociaux relaient des conclusions d'études totalement fausses, sorties de leur contexte et dont le raccourci effectué par l'auteur de l'article est loin de la réalité écrite dans le papier scientifique. Voilà pourquoi tant de personnes ne parviennent plus à obtenir de vraies informations, celles qui sont nécessaires pour se reprendre en main. Tout semble se contredire et les gens finissent par ne plus savoir qui ou quoi croire. Pourtant, lorsque nous parvenons à disposer des vraies informations, tout devient plus simple et limpide. Cette simplicité, c'est ce que je souhaite vous faire retrouver.

Pour vivre bien et longtemps, vous n'avez donc pas besoin de courir tous les jours 10 ou 20 kilomètres ou de pédaler des heures dans le but d'avoir une bonne santé cardio-vasculaire et de faire du bien à vos articulations. Vous n'avez pas non plus besoin de passer des heures à soulever des poids toujours plus lourds pour vous muscler et équilibrer votre corps. En soi, vous n'avez pas besoin d'être sportif à proprement parlé pour faire du bien à votre santé. Ce que vous avez besoin, c'est avant tout de bouger !

Inutile également de commencer par faire un régime sans gluten (sauf si vous êtes atteint de la maladie cœliaque ou clairement intolérant), ou sans sucre, sans graisse, ou encore sans viande… Pas la peine non plus de manger tous vos aliments crus ou encore de stopper tous les glucides. Certaines de ces méthodes peuvent très bien fonctionner chez certains, mais elles laissent de côté une ou plusieurs catégories d'aliments qui ont leur importance. Surtout, elle néglige totalement un élément essentiel de l'alimentation : le plaisir ! Ici aussi, en retrouvant les bases simples de l'alimentation qui nous ont toujours accompagné, vous pourrez enfin donner ce qu'il faut à votre corps, améliorer votre santé, perdre vos kilos en trop tout en vous reconnectant avec ce plaisir de la table souvent laissé de côté.

Cette société du « tout ou rien » conduit les gens vers des pratiques dangereuses et inefficaces sur le long terme. Il est vrai que certaines donnent des résultats probants sur le court terme. Mais le prix à payer reste une rechute souvent douloureuse sur le long terme. Ce n'est donc pas tout blanc ou tout noir, il y a des nuances de gris entre ces deux couleurs. Ce sont elles qui conduisent à des résultats profonds et durables et déterminent des étapes logiques à franchir. Pensez-vous que se mettre à courir 5 fois par semaine pour perdre du poids après des années de sédentarité sans jamais avoir pris l'habitude de marcher plus de 10 minutes par jour est une conduite saine et profitable pour votre organisme ? Clairement non. Je ne vous dis pas que le sport est néfaste, au contraire. Mais il faut respecter une logique de progression, des mois d'évolution avant de devenir un sportif accompli et surtout sain.

Les médias nous exposent à ce qui est vendeur, ce qui profite au business et à l'industrie. Courir 5km de temps en temps pour soi et promener son chien tous les matins 20 minutes, ce sont des actions qui n'attirent pas les marques et ne suscitent pas la curiosité sur les réseaux sociaux. L'image véhiculée ne fait pas le buzz. Pourtant, ce genre d'habitudes s'avèrent tellement mieux pour notre santé. Il en est de même avec l'alimentation. Une publicité sur le brocoli et ses incroyables bienfaits, pensez-vous que cela peut rapporter de l'argent ? Non, car le brocoli n'est pas une marque et n'est pas « tendance ». Il ne fait pas parti de la catégorie superfood (super aliment), à tort pourtant. Cette catégorie d'aliments existe surtout pour gonfler le compte en banque de l'agro-business, plus que pour améliorer notre santé. Une bonne nuit de sommeil réparatrice vous donnera de l'énergie et une bonne humeur qu'aucune pilule miracle ou somnifère ne pourra vous offrir. Ce genre de conseils sont ceux qui coûtent le moins chers et dont nous parlons le moins, principalement parce qu'ils ne rapportent pas assez pour être médiatisés. Voilà essentiellement pourquoi nous n'y sommes pas assez exposés. Dans ce livre, je vais vous réconcilier avec cette vérité et cette simplicité qui nous manquent cruellement et que vous allez prendre plaisir à redécouvrir.

Apprendre à vivre sainement

Nous allons donc pouvoir creuser chacun des 5 piliers, au travers des chapitres qui vont suivre. Tous ont tout autant d'importance et d'impact sur la santé et le bien-être. Tous sont interconnectés et interagissent les uns avec les autres. Je ne pourrais donc que vous conseiller de n'en laisser aucun de côté. J'ai tenu à placer en premier les piliers qui sont trop souvent laissés de côté, ceux qui pourtant peuvent donner des résultats conséquents sans déployer de gros efforts. Trop souvent, le réflexe premier pour se reprendre en main reste l'alimentation en faisant un régime ou encore la mise en place d'un programme de sport. Combien de personnes ai-je pu voir se donner corps et âme et dépenser toute leur énergie au travers de ces 2 objectifs sans réussir à obtenir de vrais résultats ! Les kilos perdus sont souvent le fruit d'une privation excessive et d'une dépense physique qui parfois ne viennent simplement que rajouter encore plus de stress à un organisme déjà saturé. Alors qu'en augmentant leur quantité de sommeil et sa qualité, en méditant 10 minutes par jour et en marchant 20 minutes tous les matins dans le parc du quartier, tout peut se débloquer et pour longtemps.

L'idée de base est donc simple. Votre corps est un ensemble, « un tout » dont chaque partie interagit sur le bon fonctionnement du reste. Il faut apprendre à adopter une vision complète, dite holistique de la santé. Donc pour l'améliorer, quels que soient vos objectifs, de la perte de poids, en passant par le soulagement d'une douleur, d'une blessure ou d'une maladie, vous devez adopter un mode de vie dont les bases reposent sur les 5 piliers. Pour savoir si votre mode de vie est propice à une bonne santé, prenez le réflexe de vous demander : Est-ce que je dors bien et suffisamment ? Mon alimentation est-elle équilibrée et la plus naturelle possible ? Suis-je trop sédentaire actuellement ? Est-ce que je prends le temps de me relaxer et me ressourcer pour me détacher du rythme de vie trop intense et stressant ? Est-ce que je passe assez de temps à pratiquer des activités que j'aime et à voir les gens qui comptent pour moi ? Chaque réponse à ces questions vous orientera vers un ou plusieurs piliers et vous donnera une piste à explorer pour améliorer votre bien-être et votre santé. Vous allez ainsi pouvoir vous orienter et déterminer quelles sont vos priorités, en fonction ce que vous ressentez et ce qui vous semblent le plus négligé, actuellement, dans votre mode de vie. Cette démarche est également tout à fait adaptée à tous les praticiens de santé qui ont tout intérêt à adopter le même réflexe et l'intégrer dans leur pratique pour comprendre le ou les symptômes et les traiter tous à leurs racines. Elle est aussi utile dans le but de prévenir de futurs problèmes de santé.

Ces 5 piliers sont donc les clés qui vont vous permettre de vivre mieux, de vivre bien et longtemps. En comprenant l'impact positif qu'ils ont sur votre forme et votre santé, vous allez trouver l'envie et la motivation pour rapidement appliquer les conseils que je vais vous prodiguer. Cela va vous permettre, par la suite, d'utiliser ce livre comme un guide, qui se consulte régulièrement. L'idée ici n'est donc pas d'être parfait et de tout appliquer à la lettre. L'important reste de trouver votre rythme, ce qui vous correspond et fonctionne le mieux pour vous. Nous sommes tous différents et personne ne vous connaît mieux que vous-même. Alors choisissez, testez, agissez et soyez récompensé en ressentant tous les bienfaits qui vont changer votre quotidien rapidement. Chaque nouvelle habitude adoptée vous aidera à améliorer votre bien-être et pour rien au monde vous ne souhaiterez faire marche arrière.

Le raisonnement par les 5 piliers

Que cela soit pour prévenir ou traiter une douleur, une blessure ou une maladie, adoptez le raisonnement par les 5 piliers en vous posant les questions suivantes.

Ces derniers temps :

- Avez-vous négligé votre alimentation ?

- Avez-vous ressenti plus de stress sans pour autant prendre le temps de vous détendre ?

- Avez-vous pratiqué suffisamment d'activité physique ? Ou à l'inverse trop ?

- Avez-vous dormi en fonction de vos besoins ?

- Avez-vous consacré suffisamment de temps pour vous et vos proches ?

Chacune de ces questions permet de déterminer quels piliers vous avez négligés ces derniers temps. Ce sont ces piliers que vous allez devoir cibler et améliorer car ce sont eux qui ont pu provoquer votre problème ou qui peuvent vous affaiblir. Tout ne peut pas être parfait et tous les piliers ne peuvent pas être gérés à la perfection. C'est l'équilibre de l'ensemble qui se doit d'être conservé. Il est donc possible de s'adapter aux obligations de la vie en compensant la négligence d'un pilier par un autre. Par exemple si vous venez d'avoir un bébé, votre manque de sommeil temporaire pourra être compensé en consacrant une attention toute particulière à la gestion du stress et l'alimentation.

Chapitre 2 DORMIR

Refaire de son sommeil une priorité

« Les scientifiques ont découvert un nouveau traitement révolutionnaire qui vous fait vivre plus longtemps. Il améliore votre mémoire et vous rend plus créatif. Il vous rend plus attrayant. Il vous garde mince et diminue les fringales. Il vous protège du cancer et de la démence. Il évite le rhume et la grippe. Il réduit le risque de crise cardiaque et d'AVC, sans parler du diabète. Vous vous sentirez même plus heureux, moins déprimé et moins anxieux. Êtes-vous intéressé ? »

- Matthew Walker -

En l'espace de 100 ans, nous avons réduit notre temps de sommeil total de presque 20%. D'après le Professeur Pierre Philip, responsable de la Clinique du Sommeil de Bordeaux, nos arrière-grands-parents dormaient 9 heures par nuit, alors que nous ne dormons plus que 7h30 (1). L'une des raisons évoquées expliquant cette baisse significative : plus de temps passé à veiller tard devant la télévision et les écrans (ordinateurs, tablettes, smartphones). Si bien qu'à 23 heures, une personne sur 2 seulement est couchée (sauf le samedi soir) et à 1 heure du matin, un Français sur 10 ne dort pas (2). Notre société a donc désormais mis le sommeil entre parenthèses. Pourtant, nous sommes censés passer un tiers de notre vie à dormir. Les questions que nous pouvons nous poser sont donc les suivantes : pourquoi passons-nous autant de temps à dormir ? Est-ce une perte de temps ? Peut-on dormir moins sans en subir les conséquences ?

Le Sommeil existe chez toutes les espèces vivantes. Les scientifiques ont retrouvé des preuves qu'il faisait déjà parti de la vie il y a plus de 300 millions d'années. Si cela était réellement une perte de temps, pensez-vous que toutes les espèces vivantes auraient évoluées en conservant cette caractéristique ? La réponse est probablement non. Pourtant, il est facile de comprendre que lorsque nous dormons, nous sommes vulnérables. Nous nous exposons à tous les dangers en perdant tout contrôle de ce qui se passe autour de nous. Comme le disent de nombreux biologistes, si le Sommeil n'était pas indispensable à la vie, alors ce serait la plus grosse erreur que la Nature n'ait jamais faite.

Nous avons tous été sensibilisés à l'importance du sommeil. Lorsque nous étions enfants ou même adolescents, nous avons régulièrement entendu nos parents nous répéter : « il est l'heure d'aller au lit, tu as école demain, il faut que tu sois en forme ». Notre médecin nous en a sûrement également touché deux mots en nous disant : « Vous êtes fatigué, il faut vous reposer ». Pire encore, lorsque nous sommes fatigués, nous sommes les premiers à réagir en nous disant qu'il est vraiment temps de se reposer. Et pourtant, plus les années passent et plus les statistiques montrent que nous diminuons notre temps de sommeil. Nous pouvons avancer 4 raisons à cela :

- Premièrement, nous n'avons pas conscience de l'importance du sommeil sur notre santé, que cela soit pour notre cerveau comme pour l'ensemble de notre organisme.
- Deuxièmement, notre mode de vie a totalement changé et a rendu le sommeil optionnel, voire réservé aux personnes « fainéantes » et associé à la paresse.
- Troisièmement, nous ne savons pas vraiment quelles sont les recommandations en termes de quantité mais aussi de qualité.
- Quatrièmement, nous ne connaissons pas les solutions concrètes pour refaire de notre sommeil une priorité.

Il est aussi important de préciser que le manque de sommeil est un phénomène vicieux. En effet, nous pouvons aisément nous habituer, nous « acclimater » à ce manque de sommeil régulier. Si bien que de nombreuses personnes pensent que 5 heures par nuit sont totalement suffisantes. C'est faux et nous expliquerons pourquoi dans ce chapitre.

Le manque de sommeil affecte tout notre corps

Le sommeil est l'outil le plus puissant que la Nature nous ait donné pour prospérer et fonctionner de façon optimale. Mieux encore, c'est également grâce à lui que nous évoluons, progressons et acquérons de nouvelles compétences au fil des jours, des mois et des années de notre vie. Ce n'est que depuis 20 ans que la science a commencé à mieux comprendre le sommeil et à découvrir son importance capitale sur la santé et le bien-être. En effet, durant le sommeil, l'ensemble de nos tissus sont réparés, renforcés et toutes nos fonctions sont améliorées. Durant tout le temps passé éveillé, nous utilisons notre cerveau pour réfléchir, apprendre et penser et notre corps pour nous mouvoir. Toutes ces stimulations fatiguent notre organisme et c'est pendant le sommeil que nous pouvons récupérer et même démarrer la journée du lendemain plus performant que la veille.

Un cerveau de génie

Durant notre sommeil, notre cerveau améliore ses fonctions comme l'apprentissage, la mémorisation, la créativité, la prise de décisions logiques et la résolution de problème. De plus, le sommeil permet à notre cerveau de rééquilibrer notre état émotionnel afin de nous aider à mieux interagir et naviguer au sein de notre vie sociale. Privés de sommeil, nous sommes irascibles, de mauvaise humeur et peu productifs. Toutes les nuits, grâce au repos, nous acquérons de nouvelles compétences, en apprenant à mieux utiliser ce que nous avons pu travailler la journée précédente. Mieux encore, notre mémoire profite de notre temps passé au lit pour faire le tri et éliminer les évènements qui ne sont pas jugés utiles. Ceci permet donc de repartir le lendemain avec une capacité de stockage toute neuve. Ainsi, si vous privez un élève de sommeil juste une nuit, non seulement il ne va pas aussi bien mémoriser les notions apprises durant sa journée, mais en plus, sa mémoire risque d'être limitée, car elle est encore encombrée par les données de la veille.

Notre mémoire courte (hippocampe) a une capacité limitée, qui peut être ainsi comparée à une clé USB. Elle se remplit au fur et à mesure de la journée. Puis, pendant la nuit, ces informations sont alors triées et celles jugées utiles vont être intégrées à notre mémoire à long terme (le cortex). C'est ce que les spécialistes appellent la consolidation de la mémoire. Les autres données vont être éliminées, afin de rafraîchir notre capacité de stockage pour l'apprentissage de nouvelles informations. Pour illustrer cela, prenons un exemple simple. Les musiciens, qui apprennent à jouer d'un instrument de musique, s'entraînent tous les jours ou presque pour stimuler leur corps dans le but d'apprendre de nouveaux gestes et prendre de nouveaux réflexes. Souvent, ils se cassent le nez et n'arrivent pas à réaliser un accord pendant leur répétition, malgré de la bonne volonté et de l'acharnement. Le lendemain matin, miraculeusement après une nuit de sommeil, nombreux sont ceux qui constatent étonnamment que la note ou l'enchaînement qui posaient problème hier sont devenus totalement fluides.

Cet exemple n'illustre qu'un des nombreux bienfaits que le sommeil a sur notre fonctionnement cérébral. Ici, le sommeil a permis d'ancrer un nouvel apprentissage en permettant à la mémoire de stocker les informations nécessaires à la réalisation du nouveau geste. Il a aussi permis la mise en place de nouvelles connexions de neurones les uns avec les autres, réalisant ainsi des circuits des communication plus rapides rendant la tâche fluide et automatique. Ainsi, en perturbant ce mécanisme naturel, l'ensemble de nos capacités cognitives sont affaiblies et cela se ressent dans notre quotidien. Notre efficacité au travail, nos facultés à prendre les bonnes décisions, notre motivation, nos relations avec nos proches et nos collègues, notre épanouissement personnel et nos capacités à gérer le stress sont autant d'aptitudes touchées et affaiblies.

Le manque de sommeil agit également sur la perception de la douleur. Les centres liés à la douleur situés dans le cerveau humain sont 42% plus sensibles à une stimulation douloureuse après une nuit de privation de sommeil, par rapport à une nuit de sommeil de huit heures complète et saine (3). Enfin, les études menées sur les capacités cognitives et l'impact d'un sommeil insuffisant ont fait ressortir une conséquence malheureusement peu connue du grand public : le manque de sommeil est autant, voire plus dangereux, qu'un niveau d'alcoolémie égal ou supérieur à la limite autorisée. Les statistiques montrent clairement que le manque de sommeil, chronique mais aussi ponctuel, est le responsable numéro 1 des accidents mortels sur autoroute (4). Malheureusement, nous ne sommes que très peu sensibilisés à ce sujet.

Une forme olympique

Le mécanisme d'apprentissage, que nous venons de décrire avec l'exemple des musiciens, ne se limite pas à un seul type d'activité. En sport également, nous avons besoin d'apprendre, d'améliorer et d'automatiser de nouveaux gestes. Plus les mouvements qui doivent être réalisés pendant l'activité physique sont optimisés, plus l'athlète devient performant, le rendant ainsi plus économique dans sa gestuelle. C'est donc pendant le sommeil que cette optimisation et cette progression ont lieu. De plus, le sommeil permet d'augmenter la sensation d'énergie que l'athlète ressent, de repousser son seuil de la douleur (à l'effort) et de diminuer la fatigue musculaire.

Plus de 750 études ont été menées sur la relation entre le sommeil et les performances sportives. Il en ressort des chiffres qui en disent long sur l'impact délétère d'un manque de sommeil sur la performance physique. Entre une nuit de 6h et une nuit de 9h, la perception de la fatigue peut être augmentée jusqu'à 30% de plus, les capacités cardiorespiratoires sont affaiblies et la force musculaire diminue. En effet, les poumons deviennent alors moins efficaces dans leur capacité à absorber l'oxygène et à rejeter le gaz carbonique. La production d'acide lactique est aussi accélérée (5). De plus, le risque de blessures peut alors être augmenté de 60% (6). Une nuit de sommeil complète après un effort physique permet de combattre efficacement l'inflammation, d'améliorer la réparation des tissus musculaires et d'aider à restaurer notre réserve d'énergie : le glycogène dans nos cellules.

Il est clair que le sommeil est l'un des éléments le plus efficace permettant d'optimiser les performances et récupérer. S'entraîner durement le jour et ne pas dormir suffisamment la nuit est une véritable perte de temps. Aucune technique de récupération souvent proposée comme le bain froid, la cryothérapie, les étirements, le massage, l'électrostimulation ou encore la compression ne pourra réparer les dégâts. Les effets positifs de ces méthodes restent très limités comparativement au repos, ou encore à l'alimentation.

Une armée prête à nous défendre

Lorsque nous dormons, notre armée immunitaire est réparée, renforcée et développée pour combattre les infections et l'inflammation. C'est aussi à ce moment que le système immunitaire est le plus actif, en éliminant les cellules « malades » et en réparant celles qui sont endommagées. Ce n'est pas par hasard que, lorsque nous souffrons d'un rhume, d'une grippe ou d'une maladie, nous tombons littéralement de sommeil. Ainsi, si nous n'écoutons pas ce message naturel que le corps nous envoie, nous pouvons diminuer de 50% notre réaction immunitaire en ne respectant pas ce besoin de sommeil accru (7). Donc la prochaine fois que vous tombez malade, peut-être serait-il bon de commencer par dormir davantage pour guérir plus vite et prévenir les maladies futures plutôt que de se jeter sur les médicaments, surtout lorsqu'ils n'ont pas été prescrits par votre médecin.

Certaines études ont aussi mis en avant les méfaits du manque de sommeil sur le système immunitaire et tout particulièrement sur le cancer. Lorsque le cancer est présent, l'organisme développe et produit des cellules tueuses spécifiques afin de combattre efficacement les cellules cancéreuses. En dormant 4 heures au lieu de 8 heures, la quantité de ces cellules tueuses chute de 70% (8). Ce déséquilibre de fonctionnement de l'immunité pourrait s'expliquer par l'impact du manque de sommeil sur l'équilibre du système nerveux autonome. Ce dernier régule de nombreuses fonctions de notre corps et peut être vu comme le chef d'orchestre aux commandes de notre organisme. Cette régulation serait donc perturbée par le manque de sommeil, d'où l'effet néfaste sur l'ensemble de l'organisme. Ce déséquilibre est propice à l'installation d'une réaction inflammatoire chronique. Et comme nous l'avons abordé précédemment dans ce livre, cette inflammation chronique est l'élément commun à la racine de nombreuses maladies actuelles telles que les cancers, l'obésité, le diabète, les maladies cardiovasculaires, la dépression ou Alzheimer… Nous reviendrons plus en détails sur le système nerveux autonome et son importance sur le fonctionnement du corps dans le chapitre suivant, « Se Relaxer » (le sommeil diminue également fortement le stress).

Enfin, notre système immunitaire et sa capacité à réparer notre organisme dépendent également de la production d'hormone de croissance (9). Lorsque celle-ci atteint son pic, en début de nuit, l'ensemble de nos tissus sont en quelque sorte remis à neuf. Un manque de sommeil et des horaires irréguliers perturbent cette production, ce qui vient limiter la réparation cellulaire (10). Le nettoyage est alors moins efficace, affaiblissant progressivement notre organisme. Ceci peut justifier ce que nous avons vu concernant l'augmentation du risque de blessures chez les sportifs et qui peut aussi s'étendre à la population non sportive.

Un cœur de marathonien

La santé de notre système cardiovasculaire est dépendante elle aussi de nos heures de sommeil. En équilibrant le fonctionnement du système nerveux autonome, le sommeil permet de réguler la pression artérielle, diminuant ainsi les risques d'hypertension. Grâce à l'action du système immunitaire, notre système cardiovasculaire est maintenu en parfait état de fonctionnement. C'est ainsi que les personnes qui dorment moins de 7 à 8 heures par nuit augmentent significativement leurs risques de souffrir d'hypertension, de maladies cardiaques et d'accidents vasculaires cérébraux (11). Autre donnée intéressante sur le sujet : le lendemain du changement d'heure (lorsque nous perdons une heure au printemps), les statistiques révèlent une augmentation significative des accidents cardiaques (12), ainsi que des accidents de la route. L'inverse s'observe également lorsque nous récupérons l'heure perdue en automne…

Ligne et appétit

Durant le sommeil, notre système hormonal est régulé, au même titre que notre glycémie. Le premier effet notable du sommeil est de diminuer la sensation de faim en se sentant rassasié plus rapidement. Ce mécanisme naturel, lorsqu'il fonctionne normalement, permet notamment de manger à sa faim, c'est à dire d'adapter l'absorption de calories en fonctions des dépenses énergétiques du corps. Deux hormones sont responsables de cela : la leptine et la ghréline. La première est sécrétée afin d'envoyer à notre cerveau le signal de satiété, alors que la seconde est produite pour déclencher la faim. Le manque de sommeil dérègle ce mécanisme naturel et, par conséquent, conduit à une consommation alimentaire plus importante. Par exemple, après une nuit de 5 heures, la consommation calorique peut être augmentée de 300 calories sur la journée suivante (13). Les individus qui ne dorment pas suffisamment ont plus faim et ne seront pas rassasiés par la même quantité de nourriture comparativement à ceux qui dorment 8 heures ou plus. A l'année, ces 300 calories peuvent se payer cher : 5 à 7 kilos de plus sur la balance ! En plus de manger plus, les personnes en manquent de sommeil font de mauvais choix alimentaires. Leurs envies de sucre, de plats riches en calories, de grignotages salés ou sucrés peuvent augmenter de 40%.

De plus, grâce à un sommeil suffisant, tant sur la qualité que la quantité, notre flore intestinale conserve un équilibre indispensable au bon fonctionnement de notre système digestif (14). Nous verrons également dans le chapitre « Manger » à quel point notre microbiome (les bactéries présentes dans notre système digestif) et sa diversité influencent l'ensemble de notre bonne santé physique et mentale.

Dernier détail qui donnera encore plus de motivation pour les personnes désireuses de perdre du poids. En période de régime, le manque de sommeil empêche la perte de masse grasse au profit de masse maigre (essentiellement les muscles). Ainsi, vous risquez de perdre jusqu'à 70% de masse maigre et seulement 30% de gras en période de restrictions calories (15). Tant d'efforts réduits à néant juste à cause du manque de sommeil...

A retenir, les effets positifs du sommeil :

- Améliore les fonctions cérébrales comme l'apprentissage, la créativité, la mémorisation, la prise de décisions logiques, la résolution de problèmes.

- Équilibre notre état émotionnel pour nous aider à communiquer et à interagir au sein de notre vie sociale.

- Répare et refait le stock de notre armée immunitaire pour combattre les infections et remettre notre organisme en état de fonctionnement.

- Régule notre métabolisme, notre glycémie et notre appétit. Le tout permet de maintenir un poids santé en limitant les mauvais choix alimentaires, la sensation de faim et les grignotages. Il prévient les risques de pré-diabète et de diabète de type 2 (avec une alimentation saine, équilibrée et adaptée).

- Maintient la diversité de la flore intestinale.

- Optimise notre forme physique et cardiovasculaire ainsi que nos capacités de récupération.

- Diminue le stress chronique.

- Diminue la perception de la douleur.

Désormais, souhaitez-vous faire de votre sommeil une priorité ?

Du temps où le sommeil était encore une priorité

Revenons un peu plus de 100 ans en arrière, du temps où nos arrière ou arrière-arrière-grands-parents dormaient 8 à 9 heures par nuit en moyenne. Il est facile de nous imaginer quel pouvait être leur rythme de vie de l'époque. Premièrement, avant qu'Edison ne révolutionne la planète en installant la première centrale électrique à New-York, l'éclairage public était très limité et beaucoup de foyers s'éclairaient exclusivement à la bougie, ou à la lampe à pétrole.

Probablement que, le matin, nos ancêtres se levaient plus tôt, après avoir bénéficié d'une longue nuit totalement dans l'obscurité, sans être dérangés par la lumière extérieure ou les bruits nocturnes de la rue. La voiture n'étant pas le moyen le plus pratique pour se rendre au travail, ils se déplaçaient le plus souvent à pied. Ils passaient du temps dehors, s'exposaient à la lumière naturelle plusieurs fois dans la journée, sans parler de ceux qui travaillaient en plein air. Puis, avant la tombée de la nuit, ils rentraient chez eux. Nos arrière-grands-parents en profitaient pour faire quelques tâches ménagères, pour discuter de leurs journées, pour s'occuper des enfants et jouer avec eux. Enfin, lorsque la luminosité diminuait, ils allumaient les quelques bougies pour pouvoir préparer le dîner puis passer à table, en famille. L'atmosphère lumineuse du foyer de l'époque est loin de celle obtenue de nos jours via les néons ou les lumières artificielles, qui nous font voir comme en plein jour. Puis, après un dîner placé sous le signe de l'échange et de la convivialité, les enfants allaient se coucher tôt. Les parents en profitaient alors pour se retrouver et avoir des moments de calme, des moments à eux. C'est alors qu'ils pouvaient lire, se détendre au coin du feu, finir leurs discussions, en attendant progressivement que les premiers signes de fatigue fassent leur apparition. Aussitôt, ils savaient que cette fatigue signifiait qu'ils avaient besoin de sommeil. Tranquillement, sans élément de distraction ou de sources lumineuses vives dans la chambre (pas de télévision ni d'ordinateur), ils s'endormaient tôt, vers 21h ou 22h. En cas d'insomnie ou de réveil nocturne, ils ne prenaient pas leur smartphone pour regarder l'heure ou pour tuer le temps en consultant leurs mails ou leurs notifications Facebook.

Je n'ai pas besoin de rentrer dans de plus longues explications pour vous faire prendre conscience de l'évolution qui a pu progressivement se dessiner jusqu'à nos jours. Notre mode de vie moderne s'est éloigné de ce rythme naturel qui pourtant, est parfaitement adapté à notre horloge interne et la régulation de notre sommeil. La bonne nouvelle est que nous n'avons pas besoin de renoncer au progrès et à notre vie actuelle pour retrouver de bonnes habitudes de sommeil. Nous pouvons nous adapter à notre environnement moderne afin de retrouver les bons réflexes. Dans le paragraphe qui suit, vous allez comprendre pourquoi reprendre de bonnes habitudes de vie permet une régulation idéale de notre sommeil. L'objectif ici n'est absolument pas de revenir en arrière et de pointer du doigt le progrès. Il est important de comprendre ce qui a pu changer afin de déterminer ce qui est susceptible, dans nos habitudes modernes, de perturber ce cycle naturel. Faire de la technologie une alliée plutôt qu'un ennemi est un élément clé de nos jours, principalement en ce qui concerne notre santé et notre bien-être.

Comment se régule notre sommeil ?

Par le passé, le sommeil était perçu comme un moment pendant lequel le cerveau stoppait toute activité. Ce n'est que grâce à l'avancée de la science et aux découvertes technologiques nous permettant de mesurer l'activité cérébrale que les choses ont évolué. En réalité, le sommeil n'est absolument pas un moment de passivité, bien au contraire. Notre cerveau est extrêmement actif et cette activité se classe principalement en deux phases distinctes : une phase de sommeil profond et une phase de sommeil paradoxal. Ces deux phases s'enchaînent pour former un cycle, qui dure en moyenne 90 minutes. Notre nuit est donc rythmée par cet enchaînement de cycles de 90 minutes composés d'une période de sommeil profond puis de sommeil paradoxal.

En début de nuit, le sommeil profond prédomine sur la phase de sommeil paradoxal. Le premier cycle de notre nuit débutera donc par une phase de sommeil profond relativement longue, puis se terminera par une phase de sommeil paradoxal plus courte. Progressivement, au fur et à mesure que les cycles s'enchaînent, la phase de sommeil profond se réduit et la phase de sommeil paradoxal augmente. Cependant, sur l'ensemble de notre nuit, le temps passé en sommeil profond domine sur celui passé dans la phase de sommeil paradoxal (une proportion équivalente à 75/25).

Sans rentrer dans des détails qui ne font pas l'objet de ce livre, il faut retenir que cet enchaînement naturel est indispensable à la qualité du sommeil. Les deux phases sont toutes les deux aussi importantes pour bénéficier d'un sommeil réparateur. Se priver de l'une ou de l'autre aura des conséquences néfastes, car les deux sont primordiales pour le bon fonctionnement de notre organisme. L'idée reçue, consistant à dire que le sommeil profond est le plus important est totalement fausse. Il faut conserver l'équilibre entre les deux phases. Intéressons-nous maintenant à la régulation de ces cycles du sommeil, ce qui va nous permettre de comprendre comment respecter son fonctionnement, dans le but de bénéficier d'un sommeil réparateur.

La régulation du sommeil et l'enchaînement des cycles sont principalement dépendants de 2 facteurs : notre rythme circadien et notre « besoin de dormir ». Le premier est connu sous le nom d'horloge interne. Cette horloge est réglée sur le rythme de la rotation de la Terre sur elle-même autour de son axe, à savoir une période de 24 heures (quelques minutes en plus). Toutes les espèces vivantes sont calées sur ce rythme naturel. Nous n'échappons donc pas à la règle. Notre rythme circadien est souvent appelée notre horloge interne car elle rythme notre niveau d'énergie et le fonctionnement de l'ensemble de notre corps. Ainsi, pour la plupart des adultes, la plus grande baisse d'énergie survient au milieu de la nuit (entre 2h et 4h du matin) et juste après le déjeuner (entre 13h et 15h, lorsque l'envie de faire une sieste se fait sentir). Cette horloge est précise, régulière et c'est elle qui explique pourquoi nous sommes totalement « déréglés » en cas de décalage horaire après un voyage en avion, par exemple.

Cependant, notre horloge interne peut être influencée par 4 facteurs extérieurs : la lumière, le rythme des repas, l'activité physique et les fluctuations de température. Ces 4 éléments, lorsqu'ils ne coïncident pas avec notre rythme circadien, peuvent totalement nous dérégler, ce qui va impacter directement la qualité de notre sommeil. En effet, en journée, nous sommes exposés à la lumière du jour (en toute logique). Nos yeux envoient alors l'information à notre horloge interne : « il fait jour, c'est le moment d'être actif ». Notre corps est prêt à se mouvoir, notre cerveau est enclin à fonctionner et ce n'est pas l'heure de se mettre en veille. Plus tard, à la tombée de la nuit, nos yeux, qui captent la baisse de luminosité, envoient le message inverse à notre horloge interne : « il est en train de faire nuit, c'est le moment de diminuer l'activité ». Naturellement, ce message déclenche la sécrétion d'une hormone appelée mélatonine. C'est grâce à elle que nous allons nous sentir progressivement fatigué, puis que nous allons ressentir le besoin d'aller nous coucher. En soirée, la température extérieure diminue également. Cette chute provoque progressivement une diminution de la température corporelle, ce qui a pour conséquence d'envoyer un autre message à notre horloge interne afin de valider l'information précédente : « c'est effectivement la fin de journée et donc l'heure de dormir ». La prise de repas à des heures régulières et l'activité physique (à distance du coucher) sont aussi des éléments qui permettent de réguler notre horloge interne.

Si tout se déroule normalement, comme c'était le cas dans l'exemple de nos arrière-grands-parents, notre rythme de sommeil et ces cycles successifs ont lieu en bonne proportion et sur une durée suffisante pour bénéficier d'un repos idéal. Une bonne nuit réparatrice peut correspondre à la suivante : une heure de coucher relativement tôt, probablement entre 21 h et 23 h et un réveil aux alentours de 6 ou 8 h, soit après 7 à 9 heures de sommeil. À tort, nous pensons qu'écourter une nuit de sommeil nous prive simplement de quelques heures de repos. En réalité, si vous décalez l'heure du coucher, en vous maintenant éveillé avec une lumière artificielle, vos yeux envoient à votre horloge interne une information qui vient tout bouleverser : « il fait jour, c'est le moment d'être actif ». Votre rythme circadien est perturbé et la production de mélatonine va alors être décalée. Donc si vous vous couchez à 1 heure du matin pour un réveil à 6h, vous ne perdez pas seulement 2 à 3 heures de sommeil. Vous êtes en décalage avec votre rythme biologique. Vous vous privez donc d'une quantité importante de sommeil profond, puisqu'il est omniprésent en début de nuit. Inversement, si vous avancez l'heure de votre réveil pour vous réveiller très tôt, disons à 4 heures du matin, vous allez vous priver de sommeil paradoxal, qui lui est plus présent en fin de nuit, donc au petit matin. La qualité de votre sommeil est alors nettement diminuée. Moralité, il faut respecter ses besoins et se coucher le plus possible à des heures régulières en suivant son horloge interne. Lorsque les premiers signes d'endormissement interviennent, il est préférable de les écouter plutôt que de repousser le coucher en se maintenant éveillé artificiellement. Passons maintenant au deuxième facteur régulant le sommeil : le « besoin de sommeil ».

Lorsque nous sommes éveillés, notre cerveau produit constamment une substance appelée adénosine. Elle est similaire à un déchet qui s'accumule tout au long de notre journée, du réveil jusqu'au coucher. Progressivement, la quantité d'adénosine augmente dans notre cerveau, perturbant petit à petit son fonctionnement jusqu'à atteindre un seuil maximal de tolérance, le plus souvent en début de nuit. A ce stade, nous ressentons alors le besoin de dormir, ce qui va permettre à notre cerveau d'éliminer cette accumulation de déchets, chose possible uniquement pendant le sommeil. Ce système est une sorte de baromètre chimique qui compte le temps passé éveillé. Si ce baromètre coïncide avec notre horloge interne, tout fonctionne idéalement. Nous avons sommeil au bon moment et sa qualité est quasiment assurée.

Toutefois, il existe une drogue que beaucoup d'entre nous utilisent quotidiennement et qui vient supprimer l'effet de l'adénosine : la caféine. Elle supprime le « besoin de dormir » qui survient lorsque l'adénosine atteint son seuil de tolérance. Pour autant, la caféine ne supprime absolument pas la production et l'accumulation de ce déchet dans notre cerveau. Ce mécanisme reste présent, mais il n'exerce plus son rôle premier. Le baromètre est alors totalement déréglé. Ainsi, la caféine est un excellent moyen de se maintenir éveillé, mais aussi la meilleure des façons de se priver progressivement de sommeil. Le matin, combien de personnes se lèvent fatiguées et ont besoin de leur dose de caféine pour fonctionner normalement et être productif ? La caféine est une drogue qui est très longue à éliminer de notre organisme. Nous y reviendrons aussi très rapidement avec des conseils pour optimiser le sommeil.

En résumé, 5 erreurs principales viennent perturber la qualité et la quantité de notre sommeil :

- La première, et la plus courante, est l'exposition à la lumière artificielle la nuit et pas assez à la lumière naturelle le jour.

- La seconde est de ne pas pratiquer d'activité physique dans la journée.

- La troisième est de manger à des heures irrégulières et de finir tard son dîner.

- La quatrième est de ne pas diminuer la température de la chambre ou pièce de vie avant d'aller dormir.

- La cinquième, et dernière, est de consommer de la caféine tard dans la journée.

Notre mode de vie moderne, qui s'est fortement éloigné de notre rythme naturel, est la première cause responsable de cette épidémie de manque de sommeil qui touche tant de personnes. Mais après tout, nous pouvons tout à fait nous demander si nos besoins en matière de sommeil n'auraient pas évolué assez vite pour ne plus correspondre à ceux nos ancêtres. Finalement, avons-nous vraiment besoin de dormir autant que nos grands-parents ?

Combien de temps faut-il dormir ?

Une fois de plus, le « manque de temps » et le rythme de vie trop soutenu sont au cœur du problème. Nos journées sont de plus en longues et les sollicitations de plus en plus présentes. Les temps de repos et les moments où nous ne faisons rien sont devenus si rares que certains attendent désespérément les prochaines vacances pour se reposer. La semaine et son rythme effréné conduisent beaucoup d'entre nous à écourter nos nuits pour pouvoir toujours en faire plus. Nuit après nuit, la dette de sommeil se creuse et nous essayons de la compenser tant bien que mal les week-ends. Malheureusement, nous ne pouvons pas combler le retard aussi facilement, comme nous venons de le voir. Cela ne suffira jamais à rattraper les dégâts occasionnés. Pire encore, plus nous nous privons de sommeil, plus nous nous habituons à cette sensation de fatigue persistante, et moins nous avons l'impression d'en souffrir. Nous pouvons ajouter à cela une consommation souvent excessive de caféine qui masque cet état de fatigue, pourtant bien présent. Cette mauvaise habitude conduit à dormir toujours moins, et à pousser certains à annoncer clairement qu'ils ne sont pas de gros dormeurs ou qu'ils n'ont pas besoin de beaucoup de sommeil, 5 heures pouvant leur suffire.

La vérité est tout autre. Les scientifiques se sont penchés sur cette question et nombre d'entre eux affirment qu'il y a moins d'1% de la population pouvant dormir moins de 6 heures par nuit en moyenne, sans subir des effets néfastes sur la santé. Il existe une mutation très rare dans l'ADN qui permet à cette infime partie de la population d'obtenir tous les effets positifs du sommeil, en un temps inférieur à 6 heures par nuit (16). Pour les autres, des effets négatifs sont alors retrouvés. A moins que par chance (ou malchance...) nous faisions partie de cet infime pourcentage de la population, nous ne pouvons pas clamer haut et fort « je ne suis pas un gros dormeur ». La vérité ressemble plus à la suivante : « avec les années, j'ai accumulé de mauvaises habitudes qui ont réduit mon temps de sommeil, je m'y suis accoutumé et je n'en fais plus ma priorité ». Pour la santé, l'accoutumance au manque de sommeil n'annule absolument pas ses effets négatifs. Ils sont là, bien présents et ne cessent de s'accumuler au fur et à mesure que la dette de sommeil s'accroît.

Pour un adulte, les recommandations en matière de temps de sommeil sont de 7 à 9 heures par nuit (17). J'insiste sur la notion de régularité avec le mot « par nuit ». Le temps de repos ne s'apparente pas à un compte en banque qui capitalise les heures supplémentaires pour remédier au manque de sommeil à venir ou vice et versa. Ce n'est donc pas en dormant 10 heures par nuit tous les week-ends que vous allez pouvoir rattraper les 5 petites nuits de la semaine. Cela ne fait qu'aggraver le problème en déréglant votre système. Par exemple, le lundi matin, après avoir enchaîné deux longues matinées à dormir le samedi et le dimanche, vous ne serez pas réveillé et productif au travail. De même, si vous vous êtes couché très tard plusieurs soirs d'affilée, il vous sera difficile de vous endormir tôt le soir. Par contre, en adoptant des heures de coucher régulières et un temps de repos suffisant, vous allez bénéficier d'un vrai sommeil réparateur qui va avoir une vraie influence sur votre énergie, votre forme et votre santé. Il ne faut pas non plus tomber dans l'extrême et devenir trop rigide en refusant toute proposition de dîner ou de sortie nocturne pour ne pas décaler son temps de sommeil. Comme toujours, il est primordial de trouver son propre équilibre.

Les recommandations de 7 à 9 heures de sommeil par nuit sont une estimation et chacun a des besoins différents qui, en général, sont situés dans cette fourchette. Comme nous venons de le voir, il y a très peu de chance que vous fassiez partie des personnes qui ont besoin de moins de 7 heures de sommeil par nuit. De même, les personnes très actives physiquement peuvent avoir besoin davantage de sommeil. Il est courant d'observer les sportifs professionnels dormir plus de 10 heures par nuit dans le but d'optimiser leur récupération, mais aussi pour répondre à leurs besoins accrus.

> Outil pour déterminer ses besoins de sommeil :
>
> Pour déterminer le temps de sommeil qui vous correspond, il est utile d'utiliser un outil d'évaluation. Pour cela, vous pouvez répondre aux affirmations suivantes par oui ou par non :
>
> *1) Au réveil, ou dans les 15 minutes qui suivent, je me sens relativement frais et reposé (sauf exception).*

> *2) Je n'ai pas sommeil en milieu de matinée, à 10 ou 11 h, et il m'est difficile de dormir à ces heures.*
>
> *3) Sans alarme, je me réveille approximativement à la même heure tous les jours.*
>
> *4) Je peux me priver de caféine au moins jusqu'à la mi-journée sans me sentir ralenti.*

4 réponses « oui » représentent bien entendu le meilleur score, 4 « non » le moins bon. Dès maintenant vous pouvez commencer par vous évaluer. Puis, lorsque vous allez appliquer mes conseils pour améliorer votre sommeil, vous pourrez alors vous réévaluer régulièrement. L'intérêt sera premièrement de déterminer vos besoins personnels, notamment en ce qui concerne la quantité d'heures de sommeil nécessaire, mais aussi d'analyser au fur et à mesure vos progrès, après avoir appliqué les conseils qui vont suivre.

Le dernier point, que je souhaite aborder ici avant de développer les conseils pratiques, va répondre à une question courante : *« Qu'est-ce qu'une nuit normale de sommeil, c'est-à-dire de bonne qualité ? »* Une nuit normale est une nuit qui répond à vos besoins en termes de quantité (donc entre 7 et 9 heures) et qui vous apporte le plus d'énergie à court, moyen et long terme. Elle vous permet donc d'obtenir 4 « oui » avec l'outil d'évaluation précédent. Cela ne signifie pas forcément une nuit sans aucune interruption, d'une seule traite. Il est normal de se réveiller dans la nuit, notamment pour aller aux toilettes. Ces interruptions doivent être courtes. Si vous restez éveillé 1 heure à cogiter toutes les nuits, il y a peu de chance que vous vous sentiez frais au réveil. Il est normal de mettre du temps à s'endormir parfois, mais cela ne doit pas excéder 20 à 30 minutes. Je reviendrai sur les insomnies et les difficultés d'endormissement à la fin de ce chapitre.

12 Astuces pratiques pour un sommeil de qualité

Les conseils qui vont suivre ne sont utiles que s'ils sont appliqués quotidiennement. Cependant, il ne faut pas chercher la perfection et se montrer trop rigide envers soi-même. Ainsi, commencez par les astuces les plus simples pour être certain de les appliquer tous les jours. C'est grâce à la répétition que vous allez pouvoir changer vos habitudes et surtout observer les bienfaits. Progressivement, vous pourrez ajouter de nouvelles habitudes, tester de nouvelles astuces et améliorer encore et toujours votre sommeil. Volontairement, je ne vous indique pas ici les actions à mettre en place par ordre d'importance. Cela reste totalement arbitraire. Chaque personne est différente. Cependant, je vous donnerai quelques recommandations à ce propos en fin de chapitre.

Vous devez aussi vous douter que le stress quotidien vient directement perturber le sommeil, que cela soit en termes de qualité comme de quantité. Je ne développe pas cet aspect dans cette partie car nous allons longuement nous intéresser au stress et surtout au moyen de le gérer à travers le chapitre suivant. Toutefois, gardez à l'esprit que le stress est aussi une des causes responsables de cette pénurie de sommeil qui touche notre société. Les outils que nous allons apprendre viendront alors compléter toutes les astuces qui vont suivre.

Créer une atmosphère de Sommeil dans sa chambre

L'objectif est d'optimiser votre chambre pour être certain de dormir dans les meilleures conditions. Cela reste la base, les fondations qui vont vous assurer un sommeil de qualité. Difficile de bien dormir si votre chambre est éclairée toute la nuit par la lumière extérieure, bruyante et trop chauffée. L'obscurité est primordiale car, comme nous l'avons vu, s'exposer à la lumière au mauvais moment peut totalement perturber votre cycle naturel. Une question revient souvent concernant le sommeil : « Quelle est la position recommandée pendant la nuit ? En réalité, votre position au lit n'importe peu. Ce qui compte avant tout, c'est votre confort. Il n'y a donc pas une position idéale pour dormir qui puisse être recommandée à l'ensemble de la population. Nous sommes tous différents et nous adoptons la position qui nous correspond. Si vous n'avez pas de douleur et vous vous sentez bien dans votre position actuelle, n'en changez pas. Si vous souffrez de douleurs particulières et/ou de problèmes de santé justifiant quelques adaptations, vous pouvez tester la position « fœtus » (sur le côté) qui semble la plus recommandée, particulièrement chez la femme enceinte. Néanmoins, il est préférable de demander l'avis d'un thérapeute de santé qui connaît votre situation.

Conseils pratiques :

- Obteni le noir total dans votre chambre lorsque vous éteignez la lumière (rideaux épais ou volets, ou un masque si besoin).

- Installer une lumière de faible intensité (lampe de chevet, lumière rouge…).

- « Refroidir la chambre » : température fraîche (18 degrés : vérifiez les radiateurs et/ou aérez avant de dormir).

- Matelas et oreillers confortables (pour vous, inutile de se ruiner).

- Pas de télévision dans la chambre.
- Prévoir des bouchons d'oreille si votre environnement est trop bruyant.

Diminuer l'intensité lumineuse 1 à 2 heures avant l'heure du coucher

Si vous vous exposez à la lumière artificielle trop vive, vous risquez de perturber votre horloge interne. Pour se déclencher, souvenez-vous que le mécanisme du sommeil a besoin d'être stimulé par la diminution de la luminosité en soirée. Rester dans une pièce éclairée comme en plein jour est une erreur fréquente qui, une fois corrigée, apportera de nombreux résultats. A vous donc de vous organiser afin de créer une atmosphère facilitant l'endormissement, que cela soit dans votre salon ou votre chambre à coucher. La simple lumière artificielle d'une pièce peut réduire de 50% l'effet de la mélatonine sur le cerveau (18). Vous pouvez vous fier aux conseils suivants :

Conseils pratiques :

- Allumer une petite lampe pour l'ensemble de la pièce plutôt que la lumière du plafond.

- Acheter une lumière rouge qui crée une ambiance tamisée (elle ne nuit pas au sommeil). Très efficace dans la chambre des enfants notamment.

- Allumer seulement la lumière de la pièce d'à côté.

S'éloigner des écrans au moins 1 heure avant de dormir

Vous devez sûrement penser que ce conseil rejoint le précédent et que son but reste de limiter le contact avec la lumière le soir. En réalité, les écrans de smartphones, d'ordinateurs ou encore de téléviseurs sont plus néfastes que la lumière artificielle. En effet, ils sont équipés de la technologie LED, ce qui signifie qu'ils émettent une quantité importante de lumière bleue. Elle se retrouve aussi dans la lumière naturelle, celle provenant du Soleil. Le problème est que cette lumière bleue est particulièrement présente au lever du jour et durant la matinée. Nos yeux, qui sont sensibles à cette lumière, sont censés y être exposés en début de journée, nous permettant ainsi de synchroniser notre horloge interne. Si vous restez scotchés toute la soirée sur votre smartphone et, pire encore, si vous l'utilisez au lit avant de dormir, vous envoyez à votre cerveau des signaux puissants qui perturbent votre rythme circadien. Vous envoyez à votre horloge l'information : « c'est le début de la journée ».

Prenons un exemple simple qui va vous illustrer parfaitement le problème. Certaines personnes aiment lire sur leurs tablettes, préférant ce système au livre papier. Lire sur une tablette peut réduire de 50% la production de mélatonine et décaler son pic de sécrétion de 3 heures (19). Par conséquent, au lieu d'avoir sommeil à 22 h, si vous lisez sur un écran ou le consultez pour surfer sur les réseaux sociaux, vous pouvez décaler votre heure d'endormissement à 1 h du matin… Sans parler du stress qu'engendre l'utilisation du smartphone et des réseaux sociaux qui, juste avant de dormir, est le meilleur moyen de perturber la qualité de votre sommeil.

Pour ceux qui ne peuvent réellement pas s'en passer, deux options s'offrent à vous. Premièrement, vous pouvez activer le mode « nuit » automatique de tous vos écrans, que cela soit votre ordinateur, votre smartphone ou votre tablette. Il existe aussi des applications qui automatiquement, à l'heure choisie, changeront le réglage de votre écran pour diminuer la lumière bleue. Cependant, cette solution ne s'avère pas aussi efficace que de se passer tout simplement d'écran, les études actuelles n'ayant pas encore apportées de solides preuves pour ce genre de conclusions. De plus, il faut diminuer au maximum le réglage de la luminosité de l'écran. Enfin, vous pouvez investir dans des lunettes qui filtrent la lumière bleue (les verres sont souvent de couleur jaune). Renseignez-vous directement auprès de votre opticien. Tout comme la solution précédente, elle n'est pas aussi efficace que de ne pas utiliser d'écran du tout.

La télévision pose également problème. Mais elle a l'avantage d'être utilisée à distance, contrairement aux écrans d'ordinateurs ou de smartphones. Restez donc à distance de votre écran, limitez la luminosité de votre pièce et celle de votre télévision également. Dans l'idéal, ne regardez pas votre télévision dans votre lit.

Conseils pratiques :

- Mettre une alarme tous les jours 1 heure avant d'aller au lit pour stopper les écrans. A la place, vous pouvez lire, écouter de la musique, vous relaxer...

- Regarder la télévision à distance et en baissant la luminosité.

- Acheter des lunettes avec filtre lumière bleue.

- Diminuer la luminosité de tous vos écrans le plus possible et régler le filtre lumière bleue (mode nuit).

- Demander à vos enfants de laisser leurs smartphones ou tablettes dans le salon avant d'aller au lit. Faites-en de même par la même occasion.

- Acheter un réveil pour ne pas utiliser celui de votre smartphone.

Finir de dîner au moins 2 heures avant de se coucher et manger léger

La digestion peut totalement perturber votre nuit. Tout le monde a déjà fait l'expérience d'une nuit agitée après un repas trop copieux qui a traîné tard. Ce conseil est également l'un des plus efficaces dans le but de perdre du poids. En effet, notre rythme circadien met au ralenti notre système digestif en soirée, ce qui perturbe notre métabolisme. Ainsi, il n'est pas en mesure de procéder à la digestion et l'absorption des aliments de façon optimale. Un dîner tardif peut donc favoriser la prise de poids et conduire à des taux de glucose et d'insuline plus élevés, mais aussi du cholestérol et des triglycérides (20).

Conseils pratiques :

- Calculer le temps nécessaire pour terminer votre dîner au moins 2 heures avant votre heure de coucher.

- Commencer la préparation du dîner en fonction de votre heure de coucher (ou de celles de vos enfants).

- Pour ceux qui ne peuvent vraiment pas faire autrement que de dîner tardivement, pensez à alléger le repas au maximum, en prenant éventuellement une collation dans l'après-midi pour limiter votre faim en soirée.

Se coucher plus tôt (avant minuit)

Les experts qui étudient le rythme circadien ont découvert quelque chose de très intéressant permettant d'optimiser la qualité du sommeil et principalement son action réparatrice sur nos tissus. Ils ont constaté que la sécrétion d'hormone de croissance atteignait son pic en début de nuit chez la majorité de la population (21). Comme nous l'avons vu, cette hormone est indispensable à l'efficacité de notre système immunitaire. A la question : « Les heures avant minuit comptent-elles doubles ? », nous pouvons désormais répondre que, sans exagération, elles comptent probablement davantage, et ce pour la raison que nous venons d'évoquer.

Conseils pratiques :

- Prévoir son heure de coucher en fonction de ses besoins et de l'heure de son réveil.

- Mettre une alarme 15 à 20 minutes avant l'heure prévue du coucher pour ne pas repousser et finir par vous coucher beaucoup plus tard.

- Programmer les autres conseils précédents pour se caler sur votre heure de coucher.

S'exposer à la lumière naturelle le matin (au moins durant 20 minutes)

De manière générale, il est important d'être en contact avec la lumière naturelle en journée. Lorsque vous vous exposez à celle-ci, vous envoyez la bonne information à votre horloge interne, ce qui lui permet de se synchroniser correctement. Par contre, l'exposition à la lumière artificielle toute la journée ne suffit pas. En effet, l'intensité lumineuse (mesurée en Lux) produite par une pièce éclairée artificiellement atteint 500 Lux, 1000 au maximum. Lorsque vous vous exposez directement au Soleil, vous bénéficiez de 30 000 Lux. Même par temps couvert, l'intensité reste élevée, aux alentours des 10 000 Lux. La technologie actuelle ne permet donc pas de remplacer l'effet de la lumière naturelle. Si vous avez des difficultés d'endormissement, l'idéal reste de s'exposer le matin, 20 minutes constituant le minimum recommandé. De plus, cela influence positivement vos fonctions cérébrales et votre niveau d'énergie. Et pour couronner le tout, sans exposition au soleil, nous ne pouvons pas produire la vitamine D, qui est indispensable à de nombreuses fonctions de notre organisme, notamment le système immunitaire. De nos jours, environ 50% de la population française est carencée en vitamine D (22).

Conseils pratiques :

- Se rendre au travail à pied ou à vélo.

- Prendre son petit déjeuner dehors ou le plus proche possible d'une baie vitrée (ceci ne fonctionne pas pour obtenir la vitamine D).

- Faire ses pauses (durant le travail) en extérieur.

- Promener son chien le matin ou faire une marche tôt le matin.

Précision importante : il ne faut pas porter de lunettes de soleil lorsque vous vous exposez à la lumière naturelle. Elles diminuent l'intensité lumineuse, ce qui ne permet pas d'obtenir autant d'effets positifs sur votre horloge interne. Si vous souffrez de problèmes oculaires, demandez en priorité l'avis de votre ophtalmologiste.

Stoppez la caféine après 12 h (midi)

En plus de vous empêcher de fermer l'œil, la caféine (contenue dans le café, le thé, le Coca-cola ou les boissons énergisantes) perturbe la qualité de votre sommeil. Si vous êtes le genre de personne capable de consommer votre dernier café juste avant de vous coucher, et de vous endormir sans aucun problème, sachez que vous perturbez tout de même votre rythme naturel sur l'ensemble de la nuit. Vous risquez non seulement d'écourter votre temps de sommeil en dessous de vos besoins, mais aussi de l'interrompre. Qualité et quantité étant deux éléments clés, ce n'est pas la meilleure solution.

Mais pourquoi après 12 h ? La caféine reste longtemps présente dans l'organisme car il ne peut l'éliminer facilement. Le temps de demi-vie de la caféine dans le corps (le temps nécessaire pour que la moitié de la dose initiale soit éliminée) est de 6 heures. Nous n'avons pas besoin d'être un mathématicien pour faire le calcul suivant : si vous prenez votre dernier café à 16 h, il vous restera l'équivalent en caféine d'un demi café dans le sang à 22 h. Même en prenant votre dernier café à 12 h, vous aurez l'équivalent d'un quart de votre tasse de café à minuit. Il est donc préférable de se fixer cette limite horaire, et pourquoi pas de la réduire chez ceux qui réagissent le plus à la caféine. Je vous conseille aussi vivement de prévoir de temps en temps des périodes sans caféine. C'est une substance très addictive et s'en détacher une semaine deux ou trois fois par an ne peut être qu'une expérience utile et préventive. Là encore, il n'est pas question de tomber dans l'extrême et si vous appréciez votre thé ou votre café quotidien, à vous de trouver le juste milieu.

Conseils pratiques :

- Stopper le café et le thé après 12 h (et les boissons énergisantes).

- Prendre du décaféiné après 12 h (attention ce n'est pas 100% sans caféine).

- Boire de préférence des infusions (sauge, verveine, menthe, camomille...).

- Consommer plutôt des rooibos (thé sans caféine).

NB : Les effets de la nicotine sur le sommeil sont similaires à ceux de la caféine. Mais contrairement à la caféine, qui peut avoir certains effets positifs sur la santé, la nicotine n'en a pas.

Se coucher à la même heure tous les jours

Maintenant que vous comprenez parfaitement comment fonctionne votre système de régulation du sommeil, vous savez que la régularité est l'une des clés du succès. Lorsque vous changez d'horaires, vous ne pouvez pas respecter votre rythme naturel et votre horloge interne a tendance à se dérégler. Votre sommeil perd en qualité et parfois en quantité également. En adoptant une routine chaque soir, avec une heure de coucher relativement similaire, vous régulez votre rythme naturel. C'est ainsi qu'il devient plus simple de faciliter son temps d'endormissement mais aussi de se réveiller naturellement chaque matin.

En effet, le réveil via une alarme est très stressant pour notre organisme. Il augmente brusquement la pression artérielle et crée un stress susceptible de dérégler le système nerveux autonome. Chez ceux qui sont déjà sensibles, ce n'est pas le meilleur moyen de commencer la journée. La pire chose à faire reste de repousser son réveil à chaque fois qu'il sonne. L'idéal reste donc le réveil naturel et c'est en adoptant une routine que vous pourrez vous réveiller tous les jours à la même heure, frais et reposé. Cependant, vous pouvez remplacer votre réveil actuel par un réveil qui utilise la luminothérapie. En fonction de l'heure réglée, il augmentera progressivement la luminosité de votre pièce et l'intensité du « champ des oiseaux ». Ainsi, il est courant de se réveiller plus en douceur et plus naturellement par la même occasion.

J'en profite ici pour aborder un sujet délicat concernant le sommeil des personnes travaillant avec des horaires décalés. Concrètement, il n'y a aucun conseil miracle et je ne ferai que vous mentir en vous disant que le corps finit par s'adapter. Les études réalisées sur ce type de population indiquent une augmentation significative de nombreux problèmes de santé (23). Si bien que dans certains pays, comme au Danemark par exemple, les employés du public travaillant avec des horaires décalés qui déclarent un cancer sont indemnisés, tant les conclusions des études s'intéressant aux effets de ce type d'emploi du temps sur la santé sont formelles (24). Cependant, il est pertinent, afin de minimiser les effets, d'adapter les différents conseils prodigués ici en fonction de votre emploi du temps actuel. Je vous conseille aussi de porter une attention toute particulière aux autres piliers, pour compenser du mieux possible le problème du sommeil.

Éviter le stress et l'activité physique intense 3 heures avant de dormir

L'activité physique améliore la quantité et la qualité du sommeil : plus de sommeil profond, un temps d'endormissement réduit et moins de réveils nocturnes. Il faut réussir à rentrer dans le cercle vertueux suivant : je fais de l'exercice tous les jours, je dors mieux, j'augmente ma forme et mon énergie, je m'exerce donc mieux et plus, je dors encore mieux etc.... Toutefois, le sport intensif trop rapproché de l'heure du coucher perturbe l'endormissement. L'activité physique est synonyme d'éveil, et plus l'intensité est importante, plus l'effet se prolonge dans le temps. C'est avant tout l'intensité élevée qui pose le plus de problème. A l'inverse, une marche après le dîner n'est absolument pas contre-indiquée, bien au contraire. A vous donc de limiter l'intensité de l'effort si celui est effectué tardivement.

Le même effet peut être reproduit par le stress. Les discussions stressantes avec votre conjoint(e), les films d'angoisse à la télévision ou toute autre activité stressante pour vous sont à éviter au maximum en soirée. Pour ceux qui ont des difficultés d'endormissement, vous pourrez utiliser les recommandations du chapitre « Se Relaxer » afin de vous aider à y remédier.

Éviter l'alcool le soir (après 17 h)

L'alcool est trop souvent utilisé en tant qu'aide à l'endormissement. Chez certaines personnes, cela permet de moins cogiter et de se soucier. Il est vrai que le temps d'endormissement peut être écourté, car l'alcool est un sédatif. Cela signifie qu'il bloque certains récepteurs des neurones, ce qui ralentit le fonctionnement cérébral. Mais comme nous l'avons précisé, le sommeil n'est absolument pas comparable à un état sédatif puisque l'activité du cerveau est conséquente durant toute la nuit. De plus, l'alcool perturbe la qualité du sommeil en créant des micros réveils, qui passent souvent inaperçus car ils ne restent pas en mémoire. Enfin, l'alcool est un puissant suppresseur du sommeil paradoxal indispensable à notre équilibre mental, notre humeur, nos interactions sociales, notre créativité, notre mémoire associative, nos capacités de résolution de problème etc.... Chez les alcooliques réguliers, qui sont privés totalement de sommeil paradoxal, donc de rêve pendant des années, le déséquilibre occasionné au sein du cerveau finit par déclencher des hallucinations, même éveillés. Ils rêvent donc en étant éveillés, une pathologie connue sous le nom de Délirium Trémens (25). Et comme si cela ne suffisait pas, l'alcool peut avoir un impact dramatique sur la mémoire. L'alcool perturbe principalement la capacité à former de nouveaux souvenirs à long terme. Il perturbe aussi le rappel des mémoires à long terme précédemment établies ou la capacité à conserver de nouvelles informations actives dans la mémoire à court terme pendant quelques secondes ou plus (26). En période de révisions et d'examens importants, il est donc plus pertinent de limiter les soirées arrosées, au risque de perdre son temps dans des révisions, finalement contre-productives.

Quelle quantité d'alcool pouvons-nous boire sans risquer de perturber notre sommeil ? Malheureusement même un verre suffit à perturber la qualité de celui-ci. Le meilleur conseil reste la sobriété. Ceux qui prennent du plaisir dans la consommation d'alcool peuvent trouver leur propre équilibre sans pour autant tomber dans l'extrême. Il me paraît indispensable de donner les choses en l'état, et de vous laisser le soin de vous faire vos propres opinions. N'oublions pas que nous sommes le pays du vin rouge et du fromage et qu'il s'agit d'une fierté culturelle, enviée du Monde entier. Le mot d'ordre reste la modération.

Faire le point sur son traitement médical

De nombreux médicaments ont des effets secondaires qui interagissent négativement sur le sommeil, tant sur sa quantité que sur sa qualité. Certaines personnes ont un traitement médical quotidien et il peut impacter profondément leur niveau d'énergie et la qualité de leur repos. Attention, si vous êtes dans cette situation, vous devez impérativement en parler à votre médecin. Lui seul est capable d'adapter ou non votre traitement pour éviter de prendre les médicaments susceptibles de perturber votre sommeil en soirée. Ne prenez jamais seul la décision de modifier ou supprimer votre traitement, les conséquences pouvant être extrêmement graves pour votre santé.

Prendre un bain chaud avant d'aller dormir

Comme nous l'avons évoqué lorsque nous nous sommes intéressés au rythme circadien et les moyens externes de l'influencer, le changement de température est un facteur permettant de favoriser le sommeil. En réalité, c'est principalement la chute de la température corporelle qui est ici bénéfique. En l'abaissant d'un degré Celsius, notre horloge interne reçoit le signal : « la journée se termine, il est l'heure de dormir ». Le bain chaud est efficace car il stimule la circulation sanguine périphérique en remplissant de sang les capillaires. Par ce mécanisme, lorsque nous sortons du bain, le sang étant encore très présent à la surface du corps, de la chaleur est alors dissipée, ce qui permet la chute de la température corporelle. Il s'agit donc d'une astuce de plus à tester pour améliorer l'endormissement, principalement chez ceux qui ont des difficultés à s'endormir à l'heure convenue, malgré toutes les conseils précédents. N'en abusez pas car n'oubliez pas que l'eau est une denrée rare et que des millions de personnes n'ont pas accès à l'eau potable, alors que dans nos pays développés elle est utilisé pour nos toilettes... C'est un autre débat.

6 astuces clés

Comme je vous l'ai précisé, ces astuces sont avant tout à tester, et chacun a tout intérêt à se faire sa propre opinion. Cependant, voici 6 astuces à appliquer en priorité pour améliorer la qualité et la quantité de votre sommeil :

Les 6 astuces clés pour un sommeil de qualité :

- Diminuer l'intensité lumineuse 1 à 2 heures avant l'heure du coucher.

- S'éloigner des écrans au moins 1 heure avant de dormir

- Créer une atmosphère de sommeil dans sa chambre.

- S'exposer à la lumière naturelle le matin (au moins 20 minutes).

- Stoppez la consommation de caféine après 12 h (midi).

- Se coucher à la même heure tous les jours.

Je vous invite donc à commencer par celles-ci car elles répondent à vos besoins et sont adaptées à tout le monde. Rappelez-vous des éléments clés qui peuvent influencer négativement votre sommeil, à savoir l'exposition à la lumière artificielle la nuit, le manque d'exposition à la lumière naturelle en journée, la température régulée et constante tout au long de la journée, la consommation de caféine (mais aussi d'alcool), le manque d'exercice physique en journée, l'irrégularité dans vos heures de sommeil, de mauvais choix alimentaires ou une mauvaise gestion du stress.

Maintenant que vous êtes désormais prêt à passer à l'action et à mettre en place les astuces précédentes, je souhaite, afin de clore ce chapitre, ajouter quelques informations utiles pour tenter de répondre aux problèmes de l'insomnie.

Insomnie, sieste, somnifères et mélatonine

L'insomnie est un problème susceptible de toucher tout le monde au cours d'une vie. Qui ne s'est jamais réveillé en plein milieu de la nuit sans pouvoir réussir à se rendormir. Nous tournons dans tous les sens, nous regardons notre téléphone, nous cogitons sans arrêt et nous finissons même par être envahi par l'angoisse d'être fatigué le lendemain matin. Lorsque cela reste très ponctuel et que l'ensemble des autres nuits sont bonnes, il n'y a pas de souci particulier à se faire. C'est lorsque les insomnies se reproduisent ou pire, deviennent régulières, qu'il faut savoir comment réagir.

En appliquant les astuces précédentes, vous allez créer un environnement vous donnant les meilleures conditions possibles pour optimiser votre sommeil. Si toutefois, vous souffrez d'insomnies et/ou que vous avez des difficultés d'endormissement, je vous recommande les conseils suivants :

Si vous ne parvenez pas à vous endormir, en début de nuit ou lors d'un réveil nocturne, après plus de 20 minutes, ne restez pas dans votre lit. Levez-vous, faites attention à ne pas vous exposer à une lumière vive et n'utilisez pas un appareil avec un écran. A la place, pour ne pas trop cogiter, écoutez une musique relaxante, lisez un livre (format papier) ou utilisez une des techniques de relaxation du chapitre suivant. Lorsque vous ne parvenez pas à dormir et que vous restez malgré tout au lit, le cerveau peut finir par associer le lit avec l'insomnie et à un mauvais moment. Vous perdez alors l'association logique du lit avec un endroit agréable, confortable et synonyme de repos. Comme tout est une question d'habitude et de réflexe, il ne faut pas tomber dans ce cercle vicieux.

Pour certain, le stress est la cause de l'insomnie. Il dérègle totalement l'équilibre du système nerveux autonome et perturbe toutes les fonctions du corps. Comme vous le savez, tous les piliers interagissent les uns avec les autres et le travail que vous allez pouvoir effectuer sur la relaxation vous sera grandement bénéfique. Aussi, les insomnies à répétition finissent par déclencher une angoisse qui ajoute du stress. Les pensées négatives envahissent le cerveau dans ce genre de moments délicats à gérer. La méditation est alors une technique particulièrement intéressante, dont nous reparlerons par la suite. Cette pratique permet de se détacher de nos pensées et d'apprendre à ne pas les juger, en prenant conscience qu'elles n'existent que dans notre esprit. Elle aide aussi à diminuer le niveau de stress et nous apprend à ralentir le rythme, en vivant l'instant présent.

De plus, il existe une technique efficace qui a fait ses preuves dans ce genre de situations : la thérapie cognitive comportementale. Elle réutilise les astuces et les principes véhiculés dans ce chapitre, tout en apportant une personnalisation dans l'approche. Je vous conseille donc de vous renseigner pour trouver un thérapeute proche de chez vous qui pratique cette technique (*Vous pouvez vous renseigner auprès de l'Association Française de Thérapie Cognitive Comportementale : http://www.aftcc.org*). L'objectif est de traiter vos insomnies sans utiliser de médicament, et tout particulièrement les somnifères.

La consommation de somnifères ne cesse de croître. Il s'agit d'un marché très lucratif qui, grâce à la puissance des lobbies et des laboratoires pharmaceutiques. La prise de somnifères est devenu le réflexe premier pour combattre les problèmes de sommeil. Malheureusement, il n'y a pas de consensus scientifique permettant d'affirmer que ces pilules pour dormir permettent de remplacer un sommeil naturel de qualité. Des mesures réalisées en laboratoire, sur le cerveau, ont montré que le sommeil naturel n'était pas reproduit via l'utilisation des somnifères. Pire, ils compliquent le réveil, nous nous sentons groggy et sans énergie. En effet, elles ont un effet sédatif, tout comme l'alcool. Pour le contrer, le réflexe classique est alors d'abuser des excitants comme le café ou la cigarette. Ce qui vient davantage détériorer le sommeil et le cercle vicieux s'installe. De plus, lorsque nous souhaitons stopper ces pilules, l'insomnie apparaît à nouveau, surtout après une utilisation prolongée, créant ainsi un phénomène d'addiction. L'effet positif du sommeil sur la mémoire n'est pas retrouvé via la prise de somnifères. Enfin, chose encore plus grave, elles augmentent le risque de cancer et diminuent l'espérance de vie (27). Ceci pourrait se justifier par l'affaiblissement du système immunitaire, qui est stimulé seulement par un sommeil naturel. Et même les études menées par les laboratoires commercialisant ces pilules ont mis en évidence des risques de cancer accrus chez les souris et les rats. Mais ces résultats ne sont bien évidemment pas largement communiqués. Le marché du Zolpidem (le somnifère le plus vendu au monde) rapporte 4 milliards de dollars par an. Surtout, si vous êtes traité avec ce genre de traitement, ne prenez pas la décision d'arrêter seul. Ayez le réflexe d'en parler avec votre médecin pour trouver d'autres solutions. L'aromathérapie (utilisation des huiles essentielles), une alimentation saine et équilibrée, un travail de relaxation et une activité physique régulière sont autant d'outils qui vous aideront à réguler votre sommeil naturellement.

Pour remplacer les somnifères, certains choisissent de s'orienter vers les suppléments de mélatonine. Chez les adultes, la mélatonine en complément pourrait raccourcir le temps d'endormissement, aider à mieux dormir en cas de décalage horaire, et améliorer les troubles du sommeil dus à l'insomnie ou chez les travailleurs à horaires décalés. Cependant, de plus amples études doivent être réalisées pour éventuellement confirmer ces résultats (28, 29). Chez les personnes âgées, ces suppléments pourraient aider à stimuler le rythme circadien et la production de mélatonine. Ainsi, ils semblent améliorer la qualité de sommeil et la vigilance matinale (30). Toutefois, la qualité des suppléments varie fortement d'une marque à l'autre et il n'est pas rare de constater des écarts importants entre la composition réelle du produit et ce qui est spécifié sur l'emballage. Si vous souhaitez essayer ce type de compléments, il est recommandé d'en parler à votre médecin qui pourra vous orienter dans votre choix et vous conseiller un produit fiable.

Beaucoup de personnes s'interrogent sur l'intérêt de la sieste. Est-elle recommandée ? Ne vient-elle pas perturber le sommeil nocturne ? En réalité, la sieste semble être bénéfique pour notre organisme. Elle dispose de la plupart des effets positifs du sommeil, mais elle ne remplace pas un manque de sommeil nocturne. C'est un excellent outil pour améliorer la récupération et l'amélioration de la performance chez le sportif. Elle est aussi très utile pour accroître la créativité. De nombreux leaders et inventeurs ont pour habitude d'utiliser la sieste comme un outil de résolution de problèmes. Elle permet également d'augmenter le niveau d'énergie et de concentration. Si nous nous intéressons à nouveau aux habitudes des populations de la zone Bleue, dont la longévité est mondialement reconnue, la sieste est pratiquée comme une véritable habitude de vie. Une sieste de 15 à 30 minutes est idéale. Les sportifs peuvent parfois prolonger jusqu'à une heure. Il n'y pas réellement de limite, à partir du moment où elle ne vient pas perturber le sommeil nocturne. Ainsi, il est toutefois préférable de ne pas faire de sieste après 15 h. Cependant, quel que soit le moment de la journée, la sieste est déconseillée en cas d'insomnie. Il est préférable de ne pas l'utiliser afin d'accroître le besoin de sommeil et atteindre son maximum à la tombée de la nuit. Cela risque de dérégler davantage les cycles naturels.

A vous maintenant d'utiliser tous les outils et les connaissances préconisés dans ce chapitre pour optimiser votre sommeil. Utilisez les 4 affirmations pour savoir si vos besoins sont respectés, tant en termes de quantité que de qualité. Choisissez les actions que vous allez mettre en place dès aujourd'hui et faites-vous un planning. Ne soyez pas trop rigide et ne culpabilisez pas si vous vous couchez plus tard parce que vous êtes invité chez des amis. Nous ne pouvons pas tout contrôler et ce n'est pas le but. Essayez de garder l'équilibre 80/20 : 80% du temps où vous conservez une hygiène de vie idéale pour vous, 20% du temps pour profiter sans culpabiliser, si vous en éprouvez le besoin. Il est nettement plus facile de gérer les écarts lorsque nous savons que la base de notre vie est saine au moins 80% du temps.

Pourquoi ne pas commencer par un challenge 8 heures par nuit pendant 1 semaine ? Motivez votre famille ou vos amis pour le tester avec vous. Notez tous les jours votre niveau d'énergie, votre humeur, votre forme… C'est en agissant tous les jours afin d'améliorer votre sommeil que vous allez vous forger de nouvelles habitudes. Rappelez-vous que le but est de les automatiser. Aujourd'hui, vous êtes peut-être habitué à dormir seulement 6 heures par nuit. A vous maintenant d'amorcer le changement pour modifier cette habitude en passant à 7 ou 8 heures de sommeil par nuit. C'est le moment ou jamais de refaire de votre sommeil une priorité.

NB : N'oubliez pas que tous les piliers traités dans ce livre sont interconnectés et interagissent les uns avec les autres. Le travail réalisé dans les autres piliers améliorera également grandement votre sommeil. C'est ce qui fait de cette approche holistique une méthode efficace et motivante. Le travail effectué dans un pilier améliorera forcément tous les autres, les progrès constatés étant alors plus importants. Vous serez ainsi toujours de plus en plus récompensé.

Chapitre 3 SE RELAXER

Apprendre à gérer son stress pour enfin vivre

« Le moment où vous avez le plus besoin de vous relaxer est lorsque vous n'avez pas le temps pour cela »

- Jim Goodwin -

C e qui va suivre ne va surement pas vous surprendre. La majorité des personnes partage une chose commune : elles se plaignent de ne pas avoir assez de temps. Elles sont trop occupées à cause du rythme effréné de la vie. Cette course contre la montre, que nous avons déjà évoquée, n'a pas pour simple conséquence d'empiéter sur le temps de sommeil, elle touche également l'ensemble des piliers de la santé. Et celui qui reste souvent le plus délaissé, lui aussi laissé trop souvent de côté, c'est bien celui dont nous allons parler dans ce chapitre : la gestion du stress ou comment prendre du temps pour soi afin de se relaxer.

Je vous rassure de suite, vous n'êtes pas les seuls à avoir des difficultés à vous relaxer. Je dois vous avouer que parmi les 5 piliers, le pilier Relaxation est celui avec lequel je lutte le plus. Une des principales raisons à tout cela est le rythme de plus en plus intense de nos vies. Il est facile de se laisser déborder par notre travail, la gestion de la famille, les contraintes de la vie et les impératifs, l'usage d'Internet, des mails et des réseaux sociaux... Dès le matin, une course contre la montre déclenche en nous un stress qui ne nous quitte plus le reste de la journée : vite se préparer, prendre son petit déjeuner sans perdre une seconde, emmener les enfants à l'école, prier pour que le trafic soit fluide et ne pas être en retard, déjeuner sur le pouce en regardant ses mails ou ses notifications, aller chercher ses enfants à la sortie des classes, foncer au cours de cardio, faires les courses... Et si je vous dis que vous avez besoin de vous relaxer et de prendre du temps pour vous chaque jour. Vous allez sûrement vous aussi me répondre : « je n'ai pas le temps ». Alors c'est le signe qui montre que vous en avez le plus besoin !

Dans les pays industrialisés, environ une personne sur trois déclare souffrir du stress quotidiennement. Chez les jeunes de 20 ans, c'est une personne sur deux (1). En 2007, en France, le coût du stress au travail a été estimé entre 2 et 3 milliards d'euros (2). Cette estimation ne prend pas en compte les coûts pour l'individu, en particulier la souffrance et l'impact négatif sur le bien-être que le stress occasionne. D'après l'Organisation Mondiale de la Santé (OMS), la France est l'un des pays au Monde qui enregistre le plus grand nombre de dépressions en lien avec le travail. Mais ce problème ne se résume pas simplement à l'activité professionnelle. Une personne sur 5 se sent stressée par des facteurs externes comme les problèmes de santé, les finances, les problèmes familiaux, les actualités ou les catastrophes naturelles. Le stress est pointé comme une des principales causes responsables de la plupart des maladies chroniques modernes (de civilisation) telles que le surpoids et l'obésité, les cancers, les maladies cardiaques, le diabète, les troubles hormonaux, la dépression et l'anxiété. D'après l'American Institute of Stress, ce fléau serait responsable de 75 à 90 % des consultations médicales, et de 60 à 80 % des accidents du travail aux États-Unis. Encore plus inquiétant, il touche désormais de plus en plus les nouvelles générations. En effet, si les parents sont touchés par le stress, cela a un impact direct sur leurs enfants qui ont alors plus de chance de tomber malade ou de souffrir à leur tour de stress et d'anxiété. Chez les adolescents, l'explosion des taux de dépression, d'anxiété et de suicide alarme les experts qui pointent du doigt le rôle éventuel de l'utilisation trop importante des réseaux sociaux (3).

Au quotidien, le mot Stress résonne sans cesse. Qui n'a jamais déclaré se sentir trop stressé ou débordé ? Qui n'a pas l'impression de manquer cruellement de temps, indispensable pour prendre soin de soi ? Nous en souffrons tous, nous en parlons tous, mais trop souvent, nous n'agissons pas. Et de la même manière que nous aimons croire que nous ne sommes pas exposés à des problèmes de santé, tant que la maladie ne s'est pas déclarée, nous pensons souvent être à l'abri de l'impact néfaste du stress. Ceci est d'autant plus vrai dans notre culture où la vie fonctionne à cent à l'heure, avec une pression permanente et ce besoin de réussir et de produire toujours plus. Nous pensons que nous sommes surhumains et capables de faire face à toutes les situations délicates du quotidien.

Nous admettons ouvertement que la vie est stressante, tout en essayant tant bien que mal de ne jamais montrer aucun signe de faiblesse. En ignorant ce stress, nous pensons nous mettre à l'abri de son impact négatif sur notre santé physique comme mentale, mais aussi celle de nos proches. Malheureusement le célèbre proverbe « reculer pour mieux sauter » prend ici tout son sens.

Dès à présent, je tiens à vous faire part d'une précision : la gestion du stress ne consiste pas à faire forcément moins. Oui, diminuer le rythme est une des solutions. Mais pour beaucoup, cela est difficile ou ne fait pas partie des priorités du moment. Il s'agit avant tout d'apprendre à mieux faire face au stress qui accompagne notre mode de vie. Dans ce chapitre, je vais donc m'efforcer de partager avec vous les outils pratiques, rapides et peu contraignants, pour vous relaxer, dans le but de contrer les effets négatifs du stress. Je vais vous aider à comprendre ce qu'est réellement le stress, son impact sur l'organisme mais aussi faire ressortir quelles sont vos propres sources de stress. En comprenant cet ensemble de paramètres, vous allez pouvoir apprendre à vous relaxer et à trouver votre rythme personnel, sans pour autant avoir besoin de travailler à mi-temps, ni de méditer une heure chaque jour. Car oui le stress fait peur et oui il fait partie du quotidien. Mais ce n'est pas le stress lui-même qui est à pointer du doigt, c'est surtout sa mauvaise gestion qui pose le plus de problèmes.

Lorsque le stress est notre meilleur allié

Pour la plupart d'entre nous, le mot stress a une connotation négative. Pourtant, c'est en partie grâce à lui que nous sommes en vie. En effet, il est l'une des nombreuses merveilles que la nature nous a donné pour nous défendre et nous protéger.

Le stress n'est pas un terme très « utile » pour les scientifiques ou les professions médicales, car il s'agit d'un phénomène tellement subjectif qu'il est difficile de lui donner une vraie définition. Le terme stress, tel qu'il est actuellement utilisé, a été inventé par Hans Selye en 1936, qui l'a défini comme « la réponse non spécifique du corps face à toute demande de changement ». Vous pouvez constater que cette première définition reste très vague. Selye avait noté dans de nombreuses expériences que des stimuli physiques ou émotionnels aigus (ponctuels) et différents (clarté, bruit assourdissant, chaleur ou froid extrême, frustration perpétuelle), appliqués sur des animaux de laboratoire, provoquaient les mêmes réactions au sein de leur organisme. Il a par la suite démontré que le stress chronique, c'est à dire la répétition de ces mêmes stimuli dans un laps de temps rapproché, pouvait causer chez ces animaux diverses maladies semblables à celles observées chez les humains, comme les crises cardiaques, les accidents vasculaires cérébraux, les maladies rénales et la polyarthrite rhumatoïde. À cette époque, nous pensions que la plupart des maladies étaient causées uniquement par des agents pathogènes spécifiques différents, principalement les virus ou les bactéries. Les découvertes de Selye ont alors révolutionné la médecine et la vision de la maladie, à savoir que notre environnement (ici des évènements stressants répétitifs) pouvait causer une maladie, sans la présence de virus, de bactérie ou d'agent pathogène, non seulement chez les animaux mais aussi chez l'homme. Aujourd'hui, ce sont ces mêmes maladies chroniques qui ont envahi notre société, que nous connaissons tous et qui sont décrites comme maladies de civilisation ou du mode de vie.

Selye s'est alors confronté à un problème qui existe encore de nos jours : la plupart des gens considèrent le stress comme une menace désagréable. Il a donc dû faire des précisions importantes, principalement en distinguant le « stimulus » de la « réponse ». En effet, le stimulus est l'événement qui va déclencher le stress, ce dernier n'étant ni plus ni moins que la réponse de l'organisme faisant suite à ce même stimulus. La nature de cette réponse peut avoir des conséquences soit positives soit négatives. Ainsi, le stress peut tout à fait être positif et nous aider à nous sublimer, à mieux mémoriser ou encore à accroître nos capacités physiques. Le stress n'est donc pas toujours « mauvais », il peut aussi être très utile.

Un exemple de stress positif pour l'organisme est le sport. L'activité physique stresse positivement le corps et, si nous lui laissons suffisamment de temps pour récupérer, cela augmente notre forme et renforce les structures sollicitées par l'effort physique. À la longue, si nous ne récupérons pas assez, ce stress devient négatif, ce qui peut conduire à un syndrome de surentraînement. Dans cette situation, la forme chute et les fonctions de l'organisme deviennent moins performantes. Pour mieux comprendre tout cela, nous pouvons nous intéresser à la façon dont le stress se manifeste classiquement au sein de l'organisme. Prenons alors l'exemple le plus simple et le plus connu : le combat ou la fuite.

Le stress est donc une réaction physiologique naturelle qui permet à l'organisme de réagir rapidement face à une situation dangereuse ou inhabituelle. Si nous prenons l'exemple d'une voiture qui arrive droit sur vous alors que vous traversez la route, c'est grâce à lui que vous allez pouvoir sauver votre vie. Vos yeux et vos oreilles, qui voient et entendent la voiture arriver, envoient les informations à votre cerveau. Si celui-ci juge la situation dangereuse, il va commander un enchaînement de réactions qui vont se produire dans votre corps, dans le but d'éviter la voiture. Ainsi, il va communiquer avec l'ensemble de l'organisme en utilisant votre système hormonal et votre système nerveux autonome. Ce dernier relie le cerveau à l'ensemble des organes du corps, via les nerfs. Comme son nom l'indique, il est autonome. Cela signifie qu'il fonctionne automatiquement et inconsciemment. Par exemple, votre cœur bat 60 à 80 fois chaque minute sans que vous ayez besoin d'y penser. Ainsi, votre cerveau peut envoyer ses instructions aux différents organes, dans le but de modifier leurs activités. Dans le cas du stress, il active principalement la partie du système nerveux autonome qui « accélère » l'activité de l'organisme (le système nerveux orthosympathique). Ceci permet de libérer des hormones dans la circulation sanguine, dont l'adrénaline et la noradrénaline, qui vont déclencher différents changements physiologiques.

Votre cœur bat alors plus vite que la normale, poussant le sang vers les muscles et d'autres organes vitaux. Votre pression artérielle augmente. À ce stade, vous commencez également à respirer plus rapidement. Votre volume pulmonaire s'accroît pour absorber autant d'oxygène que possible à chaque respiration. Cet oxygène supplémentaire est envoyé à votre cerveau, augmentant ainsi votre vigilance. La vue, l'ouïe et vos autres sens deviennent plus précis. Dans le même temps, du sucre (glucose) et des graisses sont libérés dans votre sang, provenant des réserves de votre corps. Ces nutriments fournissent une grande quantité d'énergie à votre organisme, qui a tout ce dont il a besoin pour fonctionner à plein régime. L'ensemble de ces réactions apparaît tellement rapidement que vous n'avez pas le temps d'en prendre conscience. C'est ainsi que vous agissez par réflexe et, sans réfléchir, vous courez droit devant pour éviter de vous faire écraser par la voiture folle. Grâce à ce stress, vous n'avez pas perdu de temps pour savoir comment réagir et quelle solution choisir. Vos muscles n'ont pas eu besoin d'échauffement pour réagir rapidement et vous propulser de l'autre côté de la route.

Au fur et à mesure que la première réponse face à la situation stressante se résorbe, le cerveau active la deuxième composante du système de réponse au stress. Le but est de maintenir le système en alerte, par précaution, au cas où le danger ne serait pas totalement terminé. L'hormone cortisol est alors produite et libérée dans votre sang. Elle est reconnue comme l'hormone du stress car c'est elle qui est recherchée lorsque votre médecin suspecte la présence d'un stress chronique. En réaction à cette hormone, votre corps reste donc en état d'alerte, notamment en maintenant les différentes réactions que nous venons de décrire. Enfin, lorsque la menace passe, les niveaux de cortisol diminuent progressivement. Votre cerveau active alors la partie du système nerveux autonome qui vient freiner l'activité de l'organisme (le système nerveux parasympathique), permettant ainsi un retour à un fonctionnement normal. Ceci correspond à la phase dite de retour au calme.

STRESS AIGU

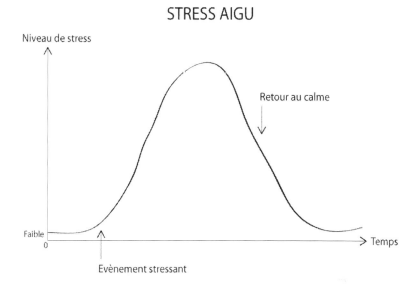

Dans ce genre de situation ponctuelle, le stress est donc considéré comme positif car il aide à se surpasser, tant sur le plan physique que sur le mental. Il ne faut donc pas avoir peur du stress en soi, qui s'avère parfois très utile pour être plus performant le jour d'une compétition sportive, pendant un examen, avant une conférence ou un entretien important ou encore pour ne pas se faire écraser par un chauffard !

Chronicité : quand le stress devient notre ennemi

Le stress positif décrit précédemment est utile et ne vient pas perturber notre état de santé. Toutefois, le corps a connu une période de suractivité importante et une dépense énergétique accrue qu'il ne pourra soutenir éternellement, au risque de s'affaiblir. Si un nouvel événement stressant apparaît trop rapidement, les réactions que nous venons de décrire se répètent alors et le niveau de stress global augmente de plus en plus. Ainsi, si votre vie est ponctuée d'évènements stressants trop rapprochés, comme c'est le

71

cas très souvent aujourd'hui, vous ne cessez d'augmenter votre niveau de stress jusqu'à atteindre un seuil maximal de tolérance. Ce seuil est propre à chacun : certaines personnes semblent souffrir beaucoup plus du stress que d'autres face à une même situation. C'est lorsque les événements stressants sont trop rapprochés que vous n'avez plus assez de temps pour récupérer et vous subissez alors les conséquences du stress sur votre santé. Vous souffrez alors du stress chronique.

STRESS CHRONIQUE

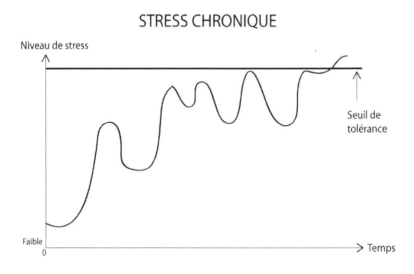

Pour disposer de cette phase de retour au calme, qui est la clé pour ne pas souffrir négativement du stress, il faut que le système nerveux autonome se rééquilibre. Comme vous avez pu le comprendre, il est décomposé en deux sous-systèmes : l'orthosympathique et le parasympathique. En résumé, le système nerveux orthosympathique peut être vu comme la pédale d'accélérateur de l'organisme, provoquant les actions suivantes :

- Augmentation de la fréquence cardiaque et de la pression artérielle.

- Inspiration plus intense permettant de remplir les poumons, en dilatant les bronches et en contractant les muscles respiratoires.

- Diminution de l'activité du système digestif et de l'apport en sang dans les viscères.

- Relâchement du muscle de la vessie.

- Libération d'énergie grâce à la libération de sucre dans le sang.

- Activation de la sécrétion d'adrénaline et de cortisol : vous vous sentez plein d'énergie et réactif.

- Il est très actif lorsque vous faites un effort physique ou lorsque vous êtes trop stressé.

Le système nerveux parasympathique, quant à lui, est similaire à la pédale de frein, responsable des actions opposées à celles décrites ci-dessus, c'est à dire :

- Diminution de la fréquence cardiaque et de la pression artérielle.

- Expiration facilitant la contraction des bronches et le relâchement musculaire.

- Augmentation de l'activité du système digestif et de l'apport en sang dans les viscères.

- Contraction de la vessie.

- Stockage d'énergie, en utilisant le sucre du sang pour faire des réserves.

- Indirectement, il induit une diminution du cortisol (hormone du stress).

Ces deux systèmes régulent constamment l'ensemble de l'activité du corps. C'est un peu comme le plus et le moins ou le yin et le yang. Nos journées sont ponctuées par le déséquilibre léger, tantôt vers le plus, tantôt vers le moins. Par exemple, après les repas, le système parasympathique est plus actif que l'orthosympathique. Grâce à lui, nous ressentons cette baisse d'énergie, le coup de barre, qui nous donne davantage envie de faire une sieste que d'être actif. Cette réaction naturelle permet de garder de l'énergie pour la transmettre au système digestif, qui lui doit fonctionner à plein régime. Cet équilibre entre ces deux systèmes est primordial pour notre santé. Dès que les choses tendent à basculer vers une prédominance de l'un ou l'autre de ces systèmes, des symptômes apparaissent. Ainsi, le stress chronique, qui provoque un déséquilibre avec un surplus d'activité du système nerveux orthosympathique, finit par épuiser l'organisme.

Malheureusement, dans notre mode de vie moderne, de nombreuses situations peuvent déclencher un stress. Il est donc facile de tomber dans cette chronicité. En effet, le corps ne fait pas la distinction entre les différents types de stress que nous subissons au quotidien. Il réagit de la même façon face à un stress émotionnel, un stress physique ou un stress provoqué par une mauvaise alimentation ou un manque de sommeil. Il ne peut pas faire la différence entre le stress déclenché par un problème financier, par l'approche de la ligne d'arrivée lors d'une compétition ou par ce que nous ressentons lorsque quelqu'un a nous a critiqué sur Facebook. C'est donc à nous d'être sensible aux symptômes précoces et aux signes suggérant qu'une surcharge de stress commence à nous faire basculer au-dessus de notre seuil personnel de tolérance. Ces signaux diffèrent également pour chacun d'entre nous et peuvent être si subtils à déterminer qu'ils sont souvent ignorés jusqu'à ce qu'il soit trop tard. Il n'est pas rare que d'autres personnes nous fassent remarquer que quelque chose ne va pas, avant même que nous nous en rendions compte : un comportement inhabituel, une fatigue prononcée ou une accumulation de problèmes de santé…. Beaucoup de personnes sont incapables de freiner leur cadence et finissent par vivre sous un état de stress chronique. Il s'agit d'un phénomène vicieux, très difficile à percevoir. Alors plutôt que d'attendre qu'il soit trop tard, la prévention et la routine anti-stress que je vais vous proposer sont les clés pour lutter contre les méfaits du stress, découlant de notre mode de vie moderne. Vous avez tout intérêt à apprendre à gérer votre stress, car vous ne pouvez pas éviter toutes les situations stressantes qui rythment votre quotidien.

Le stress chronique n'épargne aucune partie de notre corps

Ces dernières décennies, les chercheurs ont mis en avant de nombreux effets à long terme du stress chronique sur la santé physique et psychologique. Au fil du temps, il perturbe le bon fonctionnement de l'organisme, via le déséquilibre du système nerveux autonome, mais également le système hormonal. Si les systèmes de régulation et de commandes sont perturbés, comment le corps peut-il fonctionner normalement ? Il ne peut pas, et c'est ainsi que le stress chronique est associé à l'hypertension artérielle, à la formation de dépôts de plaques obstruant les artères, et provoque des modifications au sein du cerveau pouvant contribuer à l'anxiété, à la dépression et à l'addiction (4). Il contribue également à l'obésité, à la fois par des mécanismes directs (à cause de l'augmentation de la consommation alimentaire) ou indirects (diminution du sommeil et de l'exercice physique) (5).

Le stress chronique crée une augmentation significative de la production de cortisol. A la longue, des niveaux élevés de cortisol tendent à favoriser la prise de poids et le stockage sous forme de graisses. En plus, le cortisol augmente l'appétit et nous ressentons ainsi le besoin de manger davantage. Combien de personnes qui se mettent au régime ont-elles des difficultés à perdre leurs kilos en trop à cause du stress ? Non seulement elles sont stressées par leur quotidien, mais elles s'infligent un stress supplémentaire en s'imposant un régime privatif. De la même façon, certaines peuvent prendre progressivement du poids année après année à cause du stress, sans pour autant changer leur mode d'alimentation ni augmenter les quantités. Le stress chronique agit également sur la flore intestinale (6). L'inflammation chronique, conséquence de ce stress, et dont nous allons parler juste après, viendrait déséquilibrer la composition du microbiome. Ce déséquilibre existe dans la plupart des troubles digestifs, notamment dans la maladie de Crohn, le syndrome de l'intestin irritable, les difficultés du transit… Il est aussi présent chez les personnes en surpoids ou obèses et souvent associé à la prise de poids.

Nous pouvons analyser d'autres exemples d'effets négatifs du stress sur différents systèmes de l'organisme, expliquant ainsi tant de problèmes de santé. Lorsque nous subissons un événement stressant, notre système immunitaire répond à cette situation en se mettant en alerte, afin de faire réagir rapidement en cas de besoin. Il produit alors des molécules responsables de l'inflammation, comme les cytokines. Si un chien vous poursuit alors que vous êtes en train de courir dans le parc à côté de chez vous, et finit par vous mordre, votre système immunitaire est déjà en alerte. Il va ainsi pouvoir lutter contre l'infection immédiatement. Là aussi, cette hyperactivité ne pose pas de problème si elle reste occasionnelle. Mais en cas de stress chronique, le système s'épuise, se déséquilibre et devient alors moins performant (7). Ceci provoque un état d'inflammation chronique, que nous avons déjà évoqué. Combien de patients ai-je pu voir souffrir de tendinites chroniques, des mois ou des années, qui ne répondaient à aucun traitement classique. Je ne dis pas qu'ils seraient tous guéris en faisant 15 minutes de méditation par jour pour diminuer leur stress. Mais leur donner ce type de conseil dès le début pourrait certainement améliorer l'efficacité des traitements utilisés en cas de maux chroniques, et dans certains cas pourrait suffire à régler leur problème.

En plus de l'immunité, le stress chronique perturbe le système hormonal. Ce dernier régule également le fonctionnement de l'organisme et il est tout aussi important que le système nerveux autonome. Comme nous l'avons vu, le stress chronique implique la production importante de l'hormone cortisol. Cette hormone, comme de nombreuses hormones du corps, est synthétisée à partir de la même molécule : le cholestérol LDL. Nos stocks en sont naturellement limités mais suffisants pour produire toutes les hormones dont nous avons besoin, lorsque tout fonctionne normalement. Cependant, lorsque les stocks viennent à diminuer, le cortisol passe en priorité sur les autres hormones. En cas de stress chronique, la production excessive de cortisol vient alors appauvrir les réserves de cholestérol LDL et, par conséquent, perturber la production des autres hormones. Ainsi, l'ensemble du système hormonal tend à se dérégler. Les recherches ont aussi déterminé un lien entre stress chronique et troubles hormonaux, notamment pendant la ménopause (8). Cela ne signifie pas que tous les troubles hormonaux peuvent s'expliquer par la présence d'un stress chronique. Mais travailler sur son stress pour réduire son taux de cortisol est un élément intéressant à tester dans ce genre de situation.

Désormais vous savez que c'est lorsque le stress devient chronique que les problèmes apparaissent. Pour limiter les effets négatifs du stress, deux possibilités s'offrent à vous. La première est de diminuer les évènements stressants de votre quotidien, chose que nous allons développer juste après et dans la partie suivante. La seconde est de réussir à rééquilibrer le système nerveux autonome en « calmant » la suractivité du système nerveux orthosympathique et en activant celle du système nerveux parasympathique. Pour cela, le moyen le plus efficace, dont vous disposez chaque jour, est de prendre du temps pour vous relaxer. Les astuces que je vais vous donner dans ce chapitre permettent toutes d'agir sur la régulation du système nerveux autonome, donc de contrer les effets néfastes du stress chronique.

Identifier vos sources de stress quotidiennes

La plupart du temps, lorsque le sujet du stress est abordé, les conseils donnés pour limiter ses effets négatifs sont basés sur des exercices de relaxation, que cela soit par la respiration, le stretching ou encore la méditation. Nous allons les développer dans ce chapitre. Cependant, je trouve que se limiter à l'usage de ces techniques n'est pas suffisant pour répondre au problème du stress en profondeur. Dans mon approche, je préfère commencer directement à la racine du problème : définir les sources de stress quotidiennes qui viennent provoquer les effets néfastes dont nous avons longuement discuté.

Il est vrai que le quotidien est nettement plus stressant de nos jours qu'avant, mais cela ne signifie absolument pas que nous sommes condamnés à subir tous ces évènements stressants. J'aime conserver la logique que j'emploie au sein de mon travail, à savoir commencer par déterminer les causes des problèmes afin de les résoudre, plutôt que de panser les plaies sans les traiter en profondeur. Nous sommes tous conscients que notre rythme de vie est stressant, principalement à cause de la vitesse à laquelle notre quotidien doit être organisé. Ce mode de vie moderne n'est absolument pas à « mettre à la poubelle ». Comme dans tout problème concernant la santé, ma vision est la suivante : « Tout n'est pas tout noir ou tout blanc, il y a des nuances de gris entre les deux, qui correspondent aux solutions propres à chacun ». En ce qui concerne le stress, vous n'avez pas besoin de vous fixer un ultimatum et de faire le choix entre une vie personnelle à 100 à l'heure, un travail très stressant et une famille à gérer ; ou une vie d'isolement, coupée de la réalité, loin du rythme moderne et de la société. Entre ces deux situations, il existe de nombreuses alternatives. C'est pourquoi, dans cette partie, vous allez pouvoir trouver votre équilibre et ce qui vous correspond, en fonction de votre situation et de vos obligations. Dans tous les cas, il y a de multiples facteurs stressants quotidiens qui peuvent être éliminées, afin d'améliorer significativement votre bien-être.

Pour commencer, vous devez être en mesure de déterminer quelles sont vos sources quotidiennes de stress. Cette première étape est la clé permettant d'ouvrir les portes qui vont vous amener vers des solutions durables. Si vous ne prenez pas le temps d'identifier les facteurs principaux qui sont sources de stress, jour après jour, vous ne parviendrez pas à agir et vous continuerez à en subir les conséquences. Oui, le stress fait partie du quotidien, mais le nombre d'événements stressants que vous pouvez vivre peut être fortement diminué. Une bonne gestion du stress commence donc par répertorier les situations qui déclenchent du stress dans votre vie. Classiquement, celles-ci sont classées en 5 grandes catégories : la santé, le travail, la famille et les relations sociales, les finances et la vie quotidienne. Il est donc utile de s'intéresser à chaque catégorie une par une, afin de se poser la question suivante : « qu'est ce qui est source de stress pour moi dans cette catégorie ? ». En vous posant cette question, vous allez mettre en évidence deux types de situation stressantes :

- Les situations ponctuelles de stress.
- Les situations régulières de stress.

La première catégorie correspond aux évènements suivants : examen médical, concours, entretien de travail, rendez-vous important, problème familial, compétition... Ce sont des sources de stress qui font parties du quotidien. En utilisant les outils de relaxation de ce chapitre, vous allez réussir à apprendre à les gérer plus facilement. En améliorant vos aptitudes en termes de concentration, d'organisation, de communication et votre confiance en vous. Vous allez être en mesure de transformer ce type de stress en stress positif, afin de donner le meilleur de vous-même. Ce travail sur soi, nous allons principalement le traiter longuement dans le chapitre suivant.

La seconde catégorie est ponctuée de situations qui se reproduisent tous les jours ou toutes les semaines. C'est dans cette catégorie que nous allons pouvoir le plus intervenir et progresser. Les situations de stress qui en font parties ne sont pas toujours simples à élucider car elles sont souvent ancrées dans nos habitudes de vie. Nous ne les remarquons plus, et il est délicat de prendre le recul nécessaire pour les observer. Pour cela, je vous donne un outil très simple à utiliser et parfait pour identifier les sources de stress : le journal du stress.

Le journal du stress

Ce journal du stress a pour but de vous permettre d'identifier les facteurs de stress réguliers de votre vie, comment ils se manifestent, la façon dont ils vous perturbent et vous atteignent, et comment vous parvenez à les gérer actuellement. Vous allez donc prendre un cahier et tenir un journal au quotidien. Vous pouvez également utiliser un fichier informatique. L'idéal est de trouver un support qui vous convient le mieux et qui soit surtout toujours disponible, à n'importe quel moment de votre journée. Personnellement, je préfère l'option papier. Je trouve que l'écriture sur papier est toujours plus profonde, plus réflexive et efficace, afin de mieux se comprendre et d'analyser.

Ce journal sera tenu pendant une à deux semaines minimum. Il faut avoir assez de recul pour pouvoir en faire l'analyse et surtout repérer vos schémas de fonctionnement, c'est à dire les situations qui reviennent régulièrement, ainsi que vos réactions face à celles-ci.

C'est pourquoi, tous les jours, chaque fois que vous vous sentez stressé, notez-le dans votre journal. En le faisant quotidiennement, vous commencerez à mieux comprendre votre stress. Le but est de donc de répondre aux questions suivantes par écrit :

Les questions à se poser en cas de stress :

- Qu'est-ce qui a provoqué votre stress ?

- Comment vous êtes-vous senti, physiquement et émotionnellement ?

- Comment avez-vous réagi ? Notez ce que vous avez fait pour vous sentir mieux.

- Que pouvez-vous changer pour ne plus revivre cette situation (si cela est possible) ?

Dans la première phase (1 à 2 semaines), n'essayez pas d'analyser votre journal. Concentrez-vous principalement sur l'identification des sources de stress, les conséquences qu'elles ont sur vous et comment vous parvenez à vous soulager (ou non). Pour vous aiguiller, je peux vous proposer l'exemple suivant :

Vendredi à 8 heures : Je suis en retard pour prendre mon bus. Je me sens très stressé (8 sur 10, 10 étant le niveau de stress maximal). J'ai des palpitations, je respire plus fort et j'ai mal à la tête. Finalement, après un sprint final, je parviens à prendre mon bus in extremis. Pendant le trajet, j'essaye de me calmer en écoutant de la musique mais je n'y parviens pas. Je pense à la journée de travail qui m'attend, et à la réunion de 10 heures qui est très importante. J'ai l'impression d'avoir perdu déjà beaucoup d'énergie.

Si cette situation se répète régulièrement, la meilleure solution sera tout simplement de mettre votre réveil plus tôt. Si cela est difficile à cause de vos obligations familiales, mettez-en place une stratégie qui vous permettra de ne pas être en retard, notamment en préparant tout ce que vous pouvez la veille, et en réveillant vos enfants un peu plus tôt. Une simple erreur comme celle-ci peut suffire à rendre l'ensemble de votre journée bien plus stressante qu'elle ne devrait l'être. Cette prise de conscience des événements stressants est idéale pour apprendre à gérer son stress. Nous avons tous des choses à corriger. Très souvent, nous ne parvenons pas à prendre ce recul nécessaire et nous finissons pas considérer que ces situations sont normales et banales. Pourtant, mises bout à bout sur 24 heures, puis sur une semaine, ce sont elles qui nous font passer du stress occasionnel plutôt positif, au stress chronique, qui entache non seulement notre bonne santé, mais aussi notre bien-être.

Une fois que vous avez rempli votre journal, après ces deux semaines d'observation, vous allez pouvoir passer à la deuxième phase : l'analyse. Vous allez ici mettre en avant de nombreux éléments très intéressants. Le but de cette analyse est de vous permettre d'identifier les facteurs de stress récurrents mais aussi ceux qui vous perturbent le plus. En répondant aux questions suivantes, vous allez réussir à comprendre quels sont les schémas qui déclenchent votre stress quotidien :

Les questions pour identifier ses facteurs de stress :

- Quels sont les facteurs de stress les plus fréquents que vous avez rencontrés ?
- Quels sont les événements stressants les plus désagréables pour vous ?
- Comment ces facteurs de stress ont-ils affecté votre bien-être ?
- Voyez-vous des situations se reproduire dont les causes sont communes ? Quels sont les schémas qui se répètent ? Expliquez-les avec vos mots.
- Ces situations stressantes pourraient-elles être améliorées ? Comment ?
- Comment pouvez-vous introduire les changements nécessaires afin de réduire votre stress ?

Il est important pour vous d'y consacrer le temps suffisant, afin de répondre du mieux possible à ces questions, qui demandent une concentration toute particulière. Je vous conseille ainsi de vous isoler et d'y répondre à tête reposée, lorsque vous avez suffisamment de temps devant vous. Vos réponses vont vous permettre de passer à la phase 3 : la mise en place du plan d'action.

Dans cette avant-dernière étape, vous allez pouvoir planifier toutes les actions nécessaires afin de réduire votre stress quotidien. Ces actions sont là pour corriger les causes, donc les véritables sources de stress. Analysez-les une par une, et faites tout votre possible pour les améliorer voire même les supprimer. Laissez de côté celles qui ne sont pas de votre recours et qui seront gérer en utilisant les outils pratiques de relaxation, que je vais vous présenter par la suite. Établissez ensuite un planning précis qui ne demande qu'à être suivi sans réflexion, sinon vous ne parviendrez pas à agir. Soyez le plus précis possible et notez tout ce qui vous vient à l'esprit. Notez des choses précises, de vraies actions applicables et non pas des notions floues qui ne sont pas concrètes. Si nous revenons à l'exemple du bus que vous avez failli raté, il suffit de prévoir de mettre votre réveil 10 minutes plus tôt. Cette première action peut engendrer une seconde : se coucher 10 minutes plus tôt.

Enfin, vous allez pouvoir exécuter la dernière partie du processus, la phase 4 : l'action. Comme toujours, agir est la meilleure chose à faire pour progresser, résoudre ses problèmes et évoluer positivement. Pour vous motiver, dites- vous que si vous ne prenez pas les choses en main, personne ne le fera à votre place. Commencez par les actions les plus simples et continuez à remplir votre journal pour constater vos progrès. Ainsi, toutes les semaines, vous pourrez comparer l'évolution, ce qui vous récompensera dans vos efforts. Concentrez-vous également sur la manière dont vous vous sentez et votre niveau de bien-être. Le chapitre suivant va aussi vous aider pour réaliser cette étape. Les outils proposés vont vous permettre de diminuer encore plus votre stress. Pour le moment, je vous conseille de poursuivre la lecture de ce chapitre, et de tester les habitudes de vie facilitant la relaxation en premier. Au début, elles vont vous permettre de vous soulager plus rapidement. Le travail sur soi est plus long et se fera progressivement, vous permettant ainsi d'éliminer à nouveau de nombreuses sources de stress. Vous pourrez comprendre que, dans de nombreuses situations stressantes, ce n'est pas tant l'événement stressant lui-même qui pose problème, ce sont surtout les façons dont vous le gérez et vous réagissez face à lui qui déterminent grandement sa « nocivité ».

4 bonnes habitudes anti-stress

Après l'étape précédente, de nombreux événements stressants ont pu être éliminés, notamment grâce au journal du stress. Cela vous a permis de diminuer votre niveau global de stress. Pour ceux qui sont encore présents, qui font partis de la vie et sur lesquels vous n'avez pas ou peu de contrôle, il va être nécessaire de contrer leurs effets négatifs. Pour cela, il faut permettre au corps de disposer de la phase de retour au calme, nécessaire pour abaisser votre niveau de stress, et s'éloigner le plus possible du seuil maximal de tolérance. Le meilleur moyen d'y parvenir est d'utiliser les outils de relaxation que je vais vous présenter, et qui sont à la fois efficaces, faciles et surtout peu contraignants. Vous allez être surpris de constater que vous n'avez pas forcément besoin de 30 minutes de Yoga ou de méditation quotidienne pour vous relaxer.

Les bienfaits de la relaxation permettent donc de contrer la réponse au stress en combinant différentes approches qui déclenchent une réponse relaxante. Celles-ci incluent la respiration abdominale profonde, la méditation, la relaxation par la musique ou tout autre activité apaisante, le yoga ou le tai-chi, l'activité physique adaptée... L'objectif de toutes les astuces que nous allons découvrir est de stimuler le système nerveux parasympathique, recréant ainsi la phase de retour au calme, permettant de rééquilibrer le système nerveux autonome, et donc le fonctionnement de l'ensemble de l'organisme (9). Par cette action, la pratique des techniques de relaxation peut avoir de nombreux avantages :

Les effets des techniques de relaxation sur la santé :

- Ralentir le rythme cardiaque et la fréquence respiratoire.
- Abaisser la pression artérielle.
- Améliorer la digestion.

- Aider à équilibrer la régulation de la glycémie.
- Réduire l'activité des hormones du stress (cortisol).
- Augmenter l'afflux sanguin vers les principaux muscles.
- Réduire la tension musculaire et la douleur chronique.
- Améliorer la concentration et l'humeur.
- Améliorer la qualité du sommeil.
- Réduire la fatigue.
- Réduire la colère et la frustration.
- Renforcer la confiance en soi afin de mieux gérer les problèmes.

Alors comment pouvez-vous obtenir cette réponse relaxante pour bénéficier de tous ces avantages ? En réalité, il n'y a pas de méthode miracle qui fonctionne pour tout le monde, et cela peut prendre un certain temps avant de trouver la méthode qui vous convient. Toutes les techniques à suivre sont des habitudes à prendre et à mettre en place, très régulièrement. Notre société moderne nous inflige des niveaux de stress trop importants. Le stress ne part pas « en vacances », il est là tous les jours. Il est donc important d'agir quotidiennement. Ici encore, tout comme avec le sommeil ou les autres outils pratiques de ce livre, la consigne n'est pas de tout appliquer à la lettre. Je vous conseille de lire l'ensemble des outils et de choisir ceux qui vous attirent le plus et qui s'intègrent plus facilement dans votre quotidien. Ensuite, vous allez pouvoir les tester tous les jours, afin d'observer les résultats obtenus et en faire de nouvelles habitudes de vie. Elles ont toutes un objectif point : vous permettre de faire une pause pour ralentir le rythme, prendre du recul et vous retrouver avec vous-même.

15 minutes par jour pour penser à soi

Combien de temps par jour consacrez-vous pour vous et pour votre bien-être ? Pour beaucoup d'entre nous, la réponse est zéro, ou très peu de temps tout au mieux. Pourtant, pour votre équilibre, vous retrouver avec vous-même et au calme est un passage obligé. Par conséquent, l'objectif de cette habitude est de prendre tous les jours 15 minutes pour penser à soi. Ce n'est absolument pas égoïste de votre part, bien au contraire. En prenant ce temps nécessaire, au quotidien, vous offrirez aux autres le meilleur de vous-même.

Apprenez à appuyer sur le bouton « pause » et à vous retrouver avec vous-même. Cette habitude est la plus accessible et la plus simple à appliquer. L'objectif est de faire quelque chose que vous aimez, seulement pour vous, au moins 15 minutes tous les jours. C'est votre moment à vous, rien que pour vous. C'est le moment où vous allez vous relaxer et faire quelque chose que vous aimez. Pour cela, vous pouvez choisir parmi les exemples suivants :

- Prendre un bain.
- Écouter votre musique préférée, qui vous détend et vous fait vous sentir bien.
- Lire un livre.
- Sortir faire une marche.
- Jardiner ou s'allonger dans son jardin et écouter les bruits de la nature.
- Chanter, danser ou jouer d'un instrument de musique.
- Peindre, colorier ou dessiner.
- Jouer, rire, cuisiner...

Je vous précise qu'il s'agit d'activités calmes et relaxantes. Cette liste n'est qu'un exemple mais vous pouvez y ajouter de nombreuses autres activités. Choisissez celle qui vous permettent le plus de vous « couper du monde ». La seule obligation consiste à se tenir éloigné de votre téléphone, d'Internet, des tablettes et de la télévision. Tous ces supports vous empêchent de vous relaxer et de passer du temps avec vous-même. Ils volent votre attention et ne vous permettent pas d'abaisser votre niveau de stress. Au départ, si 15 minutes vous paraissent beaucoup, commencez par vous fixer un objectif « minime ». Pourquoi ne pas prévoir seulement 5 minutes tous les jours ? Nous pouvons toujours trouver 5 minutes pour nous faire du bien. Ces 5 minutes vont rapidement devenir 10 puis 15, au fur et à mesure que les résultats et les bienfaits vont se manifester.

Pratiquer une activité de relaxation 10 minutes par jour

Ici, le but de cette habitude est également de faire une pause pour se retrouver avec soi-même. L'autre intérêt majeur des activités dites de relaxation est de porter son attention sur son corps. Ceci est d'une grande utilité pour ceux qui ont tendance à être envahis par leurs pensées. Avoir constamment des pensées tout au long de la journée est quelque chose de normal. Notre cerveau humain est fait pour penser. En moyenne, il produit 50 000 à 70 000 pensées par jour. Mais lorsqu'elles deviennent trop envahissantes et qu'il devient difficile de se concentrer sur une tâche spécifique, elles peuvent provoquer un stress émotionnel important. Nous allons en reparler longuement dans le chapitre suivant, ce qui complètera le travail que vous allez pouvoir débuter ici grâce à cette habitude anti-stress.

Cette connexion corps-esprit, obtenue grâce aux techniques de relaxation, a été largement étudiée par les scientifiques. Aujourd'hui, celles-ci sont proposées dans de nombreux hôpitaux ou cliniques, notamment pour traiter les troubles du stress, l'anxiété mais aussi les douleurs chroniques. L'idée est simple : nos pensées, nos sentiments, nos croyances et nos attitudes peuvent affecter positivement ou négativement notre fonctionnement biologique. En d'autres termes, notre esprit peut affecter la santé de notre corps tout entier. D'un autre côté, ce que nous faisons avec notre corps physique (ce que nous mangeons, la quantité d'activité physique quotidienne et même notre posture) peut aussi avoir un impact sur notre état émotionnel, là aussi à la fois positivement ou négativement. Cela se traduit par cette connexion complexe entre l'esprit et le corps. D. James Gordon, le fondateur du centre pour la médecine corps-esprit, résume ce concept à la perfection : « *le cerveau et le système nerveux périphérique, le système endocrinien et immunitaire et, en fait, tous les organes de notre corps et toutes les réactions émotionnelles que nous avons, partagent un langage chimique commun et communiquent constamment entre eux* ».

Tous les outils de relaxation que je vais vous proposer ici vont agir sur cette connexion corps-esprit. Il existe différentes techniques, et celles décrites dans cette partie s'appliquent particulièrement à ceux qui se sentent envahis par leurs pensées. Ces techniques vont vous permettre de vous concentrer sur votre corps et vos sensations corporelles, dans le but d'agir sur le relâchement global et l'équilibre émotionnel. Elles utilisent donc principalement le corps pour agir sur l'esprit. La méditation, que nous allons aborder juste après, est davantage centrée sur l'esprit, même si certaines techniques s'orientent vers des pratiques de relaxation respiratoire.

Exercice de respiration abdominale apaisant

Le premier exercice est un exercice respiratoire. Il se concentre sur la respiration abdominale et permet de calmer le stress en rééquilibrant le système nerveux autonome (10). Aussi surprenant que cela puisse paraître, respirer est quelque chose qui s'apprend. Dans mon métier de kinésithérapeute et d'ostéopathe, je remarque régulièrement une chose intéressante : nombreux sont les patients qui viennent consulter pour se soigner et qui n'arrivent pas à respirer correctement. Je me suis longtemps demandé pourquoi ? Peut-être que le stress et le rythme soutenu du quotidien a-t-il déréglé le système qui régule le rythme respiratoire ? Peut-être également que les muscles respiratoires ne fonctionnent-ils pas normalement par manque d'activité physique et de sollicitation ? Il s'agit très probablement d'une combinaison des deux. J'ai tout de même constaté que les gens actifs et les sportifs ont beaucoup moins de problème à ce niveau.

Lorsque je dis qu'ils ne respirent pas correctement, je parle principalement d'une erreur fréquente : les mouvements abdominaux inappropriés pendant le cycle respiratoire. Physiologiquement, le ventre se gonfle à l'inspiration, afin de permettre la descente du muscle respiratoire (le diaphragme), provoquant ainsi l'expansion des poumons et l'augmentation du volume pulmonaire. Ensuite, lors de l'expiration, le diaphragme doit alors remonter pour compresser l'air présent dans les poumons afin de l'expulser. Il est aidé dans sa remontée par la contraction du ventre. Ce dernier, en se rentrant grâce à la contraction du muscle transverse (faisant parti des muscles abdominaux), vient pousser les viscères vers le haut, d'où la remontée naturelle du diaphragme (situé au-dessus). Ce schéma se répète alors à chaque cycle respiratoire et est encore plus actif lors d'un effort physique. Vous pouvez visualiser le mécanisme comme un accordéon orienté verticalement. La partie supérieure est alors fixe et c'est la partie inférieure qui est tractée vers le bas pour remplir l'instrument d'air (inspiration). Ensuite, le musicien pousse la partie inférieure à nouveau vers le haut, pour chasser l'air de son accordéon (expiration).

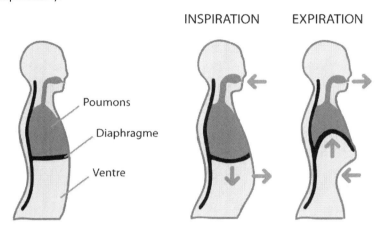

Schéma illustrant la mécanique respiratoire à l'inspiration et l'expiration.

En respirant de façon inverse, c'est à dire en contractant le ventre à l'inspiration et en le laissant se gonfler à l'expiration, la respiration n'est pas profonde ni complète. Elle devient plus saccadée, et la fréquence respiratoire augmente. De cette façon, nous entretenons un cercle vicieux qui a tendance à encourager le stress et les dérèglements du fonctionnement de l'organisme. Lorsque nous inspirons, nous activons principalement le système nerveux excitateur (orthosympathique). Inversement, lorsque nous expirons plus profondément, nous sollicitons la commande frénatrice (le système nerveux parasympathique). Cette dernière est aussi activée lorsque nous réduisons notre fréquence respiratoire, c'est à dire le nombre de cycles (inspiration et expiration) par minute. Dans le mauvais schéma de fonctionnement, avec une expiration courte et une fréquence augmentée, la commande excitatrice est sur-sollicitée. Pourtant, pour combattre le stress, nous souhaitons réaliser l'inverse, c'est-à-dire stimuler le système nerveux qui apaise (le parasympathique). Ce problème peut se régler facilement, simplement en pratiquant un exercice de respiration profonde 2, 3 ou 5 minutes plusieurs fois par jour pour réguler le système.

Cet exercice vous aidera à vous relaxer et à vous sentir mieux. Il vous fera aussi surement davantage prendre conscience qu'avec de petites choses vous pouvez avoir un réel impact sur votre santé et votre bien-être.

Consignes pour pratiquer l'exercice respiratoire :

• Trouvez un endroit confortable pour vous asseoir (il est aussi possible de réaliser l'exercice allongé sur un tapis, pieds au sol et genoux pliés).

• Asseyez-vous en position droite, le dos collé au dossier et les épaules relâchées.

• Détendez-vous et posez vos mains sur vos genoux. Vous pouvez aussi mettre une main sur votre ventre.

• Inspirez par le nez en laissant votre ventre se gonfler naturellement. Comptez mentalement normalement jusqu'à 3.

• Puis expirez par la bouche en rentrant le ventre et en comptant jusqu'à 6 (si 6 secondes sont trop pour vous, inspirez pendant 2 secondes et soufflez pendant 4 secondes).

• Répétez ce processus 15 fois ou plus.

NB : Si vous éprouvez des difficultés, n'hésitez pas à consulter ma vidéo explicative intitulée « Exercice de respiration abdominale : comment bien respirer pour se relâcher » sur ma chaîne YouTube (Alexandre Auffret).

Interrompez votre lecture et prenez 2 minutes pour le réaliser. Vous vous sentez apaisé n'est-ce pas ? Votre rythme respiratoire, qui est en moyenne de 15 respirations par minute, est descendu à 7. Le but est donc d'expirer deux fois plus longtemps que d'inspirer tout en vous concentrant sur le mouvement abdominal. Une fois que vous êtes habitué à réaliser l'exercice de respiration, il est préférable d'arrêter de compter et de simplement prendre des respirations lentes et profondes, en insistant sur votre temps expiratoire.

Pratiquez cet exercice 2 à 3 minutes, plusieurs fois par jour, pendant au moins une semaine, et profitez des bienfaits ressentis.

Exercice de relaxation « Scan du corps »

Ici, l'objectif est de vous concentrer sur les différentes parties de votre corps et votre relâchement. Grâce à cet effet relaxant, vous allez pouvoir agir sur le stress chronique, dans la même logique que précédemment. Vous pouvez réaliser cet exercice assis confortablement sur une chaise ou sur un canapé, ou encore allongé sur un tapis ou sur un lit. La priorité reste le confort. Pour des raisons pratiques, l'option assis sur une chaise est intéressante et je vous la conseille car elle peut être utilisée n'importe où. Cet exercice, tout comme le précédent, est réalisable à n'importe quel moment de la journée. Il est préférable de le faire dans un endroit calme.

Dans cet exercice, vous allez porter votre attention sur les différentes régions de votre corps, dans le but de les détendre. Il s'agit donc d'un scan de l'ensemble de votre corps, de la tête au pied. Pour chaque région du corps que je vais décrire, il est important de prendre le temps nécessaire, afin de ressentir le relâchement total avant de passer à la suivante. Ainsi, vous allez pouvoir suivre les consignes ci-après (ici, je considère que l'exercice est réalisé en position assise) :

Consignes pour réaliser l'exercice de relaxation :

- Commencez par vérifier que vous êtes installé confortablement puis fermez vos yeux et concentrez-vous sur votre respiration.

- Ressentez l'air entrant dans votre corps via votre nez, à mesure que votre ventre se gonfle. Puis ressentez l'air s'échapper de votre corps lorsque vous soufflez lentement, alors que votre ventre se rentre légèrement. Ne forcez pas les mouvements respiratoires, laissez-vous aller. Faites cela sur 5 à 10 cycles respiratoires.

- Maintenant, concentrez-vous sur votre visage. Sentez les muscles de votre visage se détendre totalement. Laissez les tensions s'échapper jusqu'à percevoir cet état de détente de vos paupières, de vos joues et de votre mâchoire.

- Puis descendez à hauteur de votre nuque et vos épaules. Laissez-les se relâcher totalement et descendre naturellement en direction du sol à mesure qu'elles se détendent.

- Continuez ainsi la descente en passant par votre poitrine, puis votre ventre. Laissez les mouvements se faire naturellement et concentrez-vous uniquement sur cet état de relâchement que vous recherchez.

- Ensuite, concentrez-vous sur votre bassin et vos hanches, qui au fur et à mesure du relâchement, viennent s'ancrer dans votre chaise. Faites-en de même avec vos cuisses qui se font de plus en plus lourdes au contact de l'assise de votre chaise.

- Descendez vers vos mollets, puis jusqu'à vos pieds. Sentez-les s'ancrer au sol à mesure que l'ensemble de vos jambes se détendent.

- Ressentez l'ensemble de votre corps totalement détendu, qui se fait de plus en plus lourd.

- Enfin, revenez à nouveau vers votre respiration en vous concentrant sur l'inspiration et l'expiration lente et profonde.

- Doucement, rouvrez-les yeux et reprenez le rythme normal de votre journée.

Cet exercice peut être réalisé parfaitement en 5 minutes. Toutefois, lorsque vous êtes chez vous, je vous conseille de le pratiquer sur 10 à 15 minutes, pourquoi pas en y ajoutant une musique douce de relaxation. Tout comme le précédent, n'hésitez pas à le pratiquer durant le déroulement de votre journée, lorsque vous vous sentez tendu ou stressé. Vous pouvez tout à fait utiliser les deux techniques dans la même journée ou alterner l'un et l'autre, s'ils sont efficaces sur vous.

Yoga, Tai Chi, Stretching…

En plus de ces exercices simples de relaxation, je vous recommande la pratique de thérapies telles que le yoga, le tai chi ou le stretching doux. Là aussi, il suffit de vous trouver un moment à vous, de vous isoler et de vous concentrer uniquement sur votre corps et son relâchement. Vous faites le vide et vous prenez du recul sur votre quotidien. Je ne vous recommanderai jamais assez de tester le yoga ou le tai chi, qui sont des pratiques ancestrales, avec un professeur ou dans un groupe de pratique. Ces techniques ont fait leur preuve en ce qui concerne la diminution du stress, mais aussi sur l'amélioration du bien-être général (11). L'aspect communautaire amplifie considérablement les effets positifs. Ce sont, de plus, des disciplines qui permettent aussi de travailler votre mobilité et votre flexibilité, deux notions fondamentales que nous aborderons dans le chapitre « Bouger ».

Se déconnecter des écrans tous les jours

Désormais, au moindre temps mort, nous nous jetons sur nos téléphones, nos ordinateurs ou nos tablettes pour surfer sur le web, lire ou répondre à nos mails, regarder notre mur Facebook, nos notifications Instagram… Ce comportement est devenu un réflexe addictif pour beaucoup d'entre nous. Ceci est logique puisque les réseaux sociaux sont conçus pour cela. Ils sont faits pour nous voler notre attention, nous couper de la réalité et influencer nos décisions et notre libre arbitre. Ils nous volent de notre temps, lui qui est devenu si précieux. Du temps qui, par la suite, ne peut être mis à profit pour notre bien-être. En 2018, un Français regardait son smartphone 23 fois par jour pour une durée total d'1h42 (12). Nous sommes accros aux écrans qui représentent les sources de stress les plus importantes et les moins considérées. Prendre de la distance avec eux est une véritable bouffée d'oxygène. Dans le chapitre suivant « Vivre », nous allons longuement traiter l'impact de cette hyper connexion et de cette dépendance aux médias et aux réseaux sociaux sur la santé.

Consignes pour se déconnecter :

- Tous les jours, au moins pendant 1 heure d'affilée, n'utilisez pas Internet, ne consultez pas vos mails, n'utilisez pas les réseaux sociaux et n'allumez pas votre télévision.

- Mettez votre téléphone en mode avion, déconnectez Internet à votre domicile si besoin pour le faire en famille, n'allumez pas votre téléviseur.

- A la place, passez du temps à discuter ou jouer avec vos enfants, vos parents, vos amis.

- Profitez-en au passage pour pratiquer une des activités de relaxation proposées ci-dessus.

En vous déconnectant, vous allez vous rendre compte à quel point vous allez vous sentir moins stressé et plus détendu. Vous pouvez, en plus, limitez votre utilisation quotidienne durant les autres moments de la journée. A chaque fois que vous avez le réflexe de sortir votre téléphone, demandez-vous si cela est par choix et nécessité, ou par ennui et habitude. Vous allez voir que la deuxième option est souvent la réponse qui revient le plus. En plus de diminuer votre stress, vous disposez davantage de temps pour vous et vous êtes plus productif, plus épanoui également. Pour aller plus loin, je vous conseille de réserver une journée entière par semaine sans écran ni Internet. Une journée entière vous semble trop longue ? Même le dimanche ? Alors faites-le simplement une demi-journée pour commencer. Vous allez redécouvrir les plaisirs simples de la vie, l'échange avec les autres et la complicité. Vous serez plus motivé pour passer du temps dans la nature, pour faire de l'activité physique et même pour cuisiner. L'impact est considérable et je vous recommande vivement de tester cela ne serait-ce qu'une fois pour vous en rendre compte.

Méditer 15 à 20 minutes par jour

De tous les outils de relaxation, la méditation est surement le plus efficace. C'est aussi celui qui a été le plus étudié dans les recherches scientifiques. Cette pratique ancestrale a pour but de permettre de se retrouver avec soi-même, face à ses pensées, et de les accepter sans les juger. Elle permet d'apprendre à mieux se connaître, chose essentielle à notre époque, où les nouvelles technologies sont de plus en plus capables d'influencer notre libre arbitre et de décoder nos comportements. La méditation a pour but de célébrer son esprit et non pas d'arrêter de penser. C'est une idée toute faite assez classique qui empêche de progresser, mais aussi de démarrer la pratique. Si vous faites partie de ceux qui se disent : « je ne peux pas méditer, je cogite constamment », c'est exactement la raison pour laquelle la méditation va vous faire le plus grand bien.

Les neuroscientifiques ont longuement étudié ce qu'il se passe dans notre cerveau pendant cette pratique, justifiant ainsi ces bienfaits. Ils ont notamment examiné le cerveau de moines bouddhistes volontaires en réalisant des IRM (Imagerie par Résonance Magnétique) durant leur pratique méditative. Matthieu Ricard, un moine bouddhiste et auteur de nombreux livres à succès sur le bonheur, la compassion et la méditation, a été sujet de la recherche. Comme il le précise dans son article « la science de l'esprit » : « Dans le bouddhisme, « méditer » signifie « se familiariser avec » ou « cultiver » (13). La méditation consiste à se familiariser avec une nouvelle manière d'être, de gérer nos pensées et la façon dont nous percevons le monde. Grâce aux progrès récents des neurosciences, il est désormais possible d'évaluer ces méthodes et de vérifier leur impact sur le cerveau et le corps ».

Les conclusions de ces études ont permis de comprendre comment la méditation parvient à agir sur le stress et l'ensemble du corps. De plus, elles ont abouti à une découverte surprenante : la pratique régulière de la méditation permet de changer la structure interne de notre cerveau, nous permettant ainsi de naviguer plus aisément dans la joie et la compassion au travers du quotidien (14). Les IRM réalisées montrent qu'après huit semaines de pratique de la méditation quotidienne, le centre du stress "combat ou fuite" du cerveau, l'amygdale, semble diminuer. Cette région est associée à la peur et aux émotions, et participe à l'initiation de la réponse du corps face au stress. Ce changement de structure de l'amygdale permettrait donc d'être moins sensible au stress, à l'angoisse et aux émotions négatives. De plus, la pratique de la méditation agit positivement sur les fonctions cérébrales supérieures telles que la concentration, la prise de décision, la conscience et le développement de pensées positives. Ce qui signifie que grâce à la méditation, non seulement nous abaissons l'intensité de la réponse face au stress, mais nous modifions également les structures du cerveau qui permettent de développer progressivement une sorte de protection contre les éléments stressants futurs. Bien évidemment, plus la pratique méditative est conséquente et prolongée, plus l'ampleur de ces changements est importante. Et grâce à la connexion corps-esprit qui existe, c'est ainsi l'ensemble de l'organisme qui devient plus efficace dans la gestion du stress.

Pour commencer la pratique de la méditation, il faut d'abord comprendre que le but n'est pas de faire taire son esprit et de ne plus penser à rien. Comme nous l'avons évoqué, le cerveau est conçu pour penser. Il faut surtout apprendre à s'en détacher. Lorsque vous fermez les yeux, vous êtes forcément envahi par vos pensées : un événement de votre journée, ce que vous allez préparer pour le dîner, la remarque désobligeante de votre collègue ce matin... Ceci est tout à fait normal. Vous devez simplement ne pas les juger, les observer telles qu'elles sont puis vous reconcentrer sur le moment présent, comme sur votre respiration ou le calme environnant ou encore la musique relaxante que vous écoutez.

Je n'ai pas la prétention de vous proposer ici un guide de méditation. C'est une pratique qui se doit d'être enseignée lorsque nous souhaitons aller plus loin et la maîtriser parfaitement. Cependant, la plupart d'entre nous préfère s'initier seul, chez soi, pour tester cette pratique et les bienfaits qui en découlent. J'en fais partie, et j'ai longtemps eu beaucoup de difficultés à réellement m'investir. J'ai eu la chance de tomber sur une autre méthode d'initiation à la méditation, beaucoup plus simple, et qui m'a totalement séduite. Depuis, je médite tous les jours et j'en ai besoin.

Dans son livre « Bliss more », le professeur de méditation Light Watkins développe une méthode simple et efficace pour débuter. Selon lui, il faut simplifier la pratique de la méditation et ne pas essayer de copier celle des moines bouddhistes. Comme il le précise dans son ouvrage, les moines bouddhistes peuvent être vus comme les « champions du monde » de la méditation et s'entraînent tous les jours de longues heures. En tant que débutant, vouloir copier leurs techniques est aussi inapproprié que de rêver de s'approcher du record du monde du marathon sans entraînement. Ainsi, la première chose conseillée par Watkins est de choisir une position confortable, celle de votre choix. La position du lotus, en tailleur, le dos droit, est tout simplement la pire des positions pour se relaxer. Certains s'y sentent très à l'aise, mais si vous êtes comme moi, vous allez rapidement avoir des douleurs qui vont totalement vous empêcher de vous concentrer sur votre pratique. C'est la raison principale qui explique pourquoi je ne parvenais pas à pratiquer lorsque j'ai souhaité m'initier à la méditation. Cette pratique était associée avec l'inconfort, à cause de la position déclenchant des douleurs. Il faut donc trouver la position de son choix, le mot d'ordre étant le confort. Watkins précise que la méditation doit être perçue comme un moment agréable afin de célébrer son esprit, et non pas porter toute son attention pour le faire taire et le juger. Il faut donc lâcher prise et ne pas contrôler ses pensées.

Consignes pour s'initier à la pratique de la méditation :

- Installez-vous dans la position de votre choix, la plus confortable possible (et non pas forcément en tailleur le dos droit).

- Gardez l'heure à portée de vue pour la consulter dès que l'envie survient pendant la séance.

- Commencez par fermer vos yeux et concentrez-vous uniquement sur votre respiration.

- Après une minute environ, pensez ou chuchotez le mantra « ahhhhhummm ».

- Répétez ce mantra tout le temps de méditation, ce qui va vous aider à atteindre le niveau de calme recherché.

- Dès que votre esprit s'égare dans une pensée et que vous en prenez conscience, ne le jugez pas, laissez aller totalement et revenez à votre mantra.

- Lâchez prise et ne contrôlez pas ce qui se passe dans votre tête. Ne vous blâmez pas.

- Une fois le temps écoulé (20 minutes par jour sont recommandées), dites-vous « la méditation est terminée » et prenez une minute pour vous concentrer sur votre respiration et votre détente.

Nb : Si l'idée du mantra ne vous convient pas, il est tout à fait possible de se concentrer uniquement sur sa respiration. Cependant, il faut veiller à ne pas la contrôler et laisser les choses aller naturellement.

Méditez tous les jours 20 minutes ou 2 fois 10 minutes, pendant 3 mois. Cette méthode est tout simplement géniale. Prenez cela comme un exercice ou un entraînement pour développer votre force intérieure. Rapidement, vous allez ressentir les bienfaits, notamment sur votre humeur et sur la qualité de votre sommeil. N'hésitez pas à vous rapprocher d'un professeur de méditation, ou des groupes de pratique si vous avez des difficultés, ou si vous voulez apprendre cette discipline. Mais cette méthode d'initiation vous aidera grandement dans vos débuts. Le plus important est de méditer tous les jours. Que votre esprit soit agité ou non, respectez votre temps de pratique sans vous critiquer ni vous juger. Certains jours seront meilleurs que d'autres, mais cela n'est pas important. Il n'y a pas de bonne ou de mauvaise méditation. Ce qui compte c'est la régularité, car comme vous l'avez compris, c'est grâce à la pratique quotidienne que les bienfaits apparaissent et surtout s'installeront sur du long terme. Si 20 minutes sont trop pour vous, commencez par 5 puis 10...

D'autres solutions anti-stress

Les outils précédents sont facilement applicables dans votre quotidien et ne prennent que très peu de temps. Ce sont ceux qui vous apporteront le plus de résultats. Cependant, il existe d'autres astuces anti-stress très efficaces que je souhaite partager avec vous. Cela vous permettra de faire vos choix et de tester différentes méthodes pour trouver celles qui vous correspondent.

Reprendre contact avec la nature et s'aérer

Vous vous sentez stressé ? Pourquoi ne pas sortir vous aérer et marcher dans le parc à côté de chez vous ? Le contact avec l'air extérieur et, encore mieux, la nature, est un moyen très efficace de gérer son stress. Il est aussi tout particulièrement important pour votre bien-être global et votre santé. Nous sommes faits pour bouger en plein air, chose que beaucoup d'entre nous ont totalement laissé de côté. Marcher dans la nature entraîne une baisse des niveaux de cortisol et améliore l'humeur (15). Alors si votre travail vous ronge ou votre collègue vous énerve, sortez-vous aérer 5 minutes. Naturellement, à l'extérieur, vous allez rapidement penser à autre chose. Si cela est compliqué, portez votre attention sur vos mouvements, vos pas, la chaleur dans vos muscles, les bruits extérieurs et surtout pensez à autre chose. Le contact avec l'air extérieur apaise et est ressourçant.

Utilisation des plantes médicinales et huiles essentielles

L'utilisation des plantes médicinales et les huiles essentielles peut vous aider à abaisser votre niveau de stress et vos tensions. Elles sont un parfait complément aux techniques que je vous ai proposées ici. Pour cela, vous pouvez utiliser les huiles essentielles ou infusions suivantes : le basilic, la mélisse, la lavande, la sauge, la valériane, la camomille ou encore le jasmin.

Si vous choisissez l'huile essentielle, placez une goutte sur votre poignet et frottez avec l'autre poignet 10 secondes puis respirez profondément vos poignets sur 15 secondes. Si vous choisissez l'infusion, il suffit de la boire lorsque vous vous sentez stressé. A noter que vous pouvez tout à fait les utiliser régulièrement en prévention, sans forcément attendre de vous sentir stressé. Si vous êtes intéressé par l'aromathérapie, je vous conseille de vous informer sur le sujet au travers de lectures, car elles sont utiles pour soulager de nombreux symptômes en lien avec notre état de santé.

L'utilisation des plantes, bien qu'elles soient naturelles, n'est pas sans risque. C'est pourquoi je vous recommande de vous rapprocher d'une personne qualifiée ou de développer suffisamment vos connaissances sur le sujet en vous formant.

Ostéopathie, Chiropraxie, Massothérapie, Reiki, Shiatsu...

N'hésitez pas à vous orienter vers ces thérapies qui vous seront d'une grande aide pour soulager votre stress. Bien évidemment, si vous ne faites rien de votre côté pour le gérer, l'effet ne sera que ponctuel. Mais toutes ces thérapies ont la particularité de libérer les tensions du corps afin de lui permettre de retrouver une fonction optimale.

Si je m'intéresse tout particulièrement à l'ostéopathie, cette pratique analyse l'ensemble de votre corps, de la tête au pied, à la recherche de pertes de mobilité. L'ostéopathe répertorie les différents troubles qu'il va s'efforcer de relier afin de comprendre le schéma de fonctionnement. Le but ultime est de libérer les zones clés en leur redonnant leur capacité de mouvement naturel. Une zone du corps qui « bouge bien » est une zone qui « vit bien » et inversement. Ainsi, l'ostéopathe agit aussi sur le système nerveux autonome en permettant à l'organisme de retrouver un certain équilibre (16). Ceci permet d'avoir un impact sur l'ensemble du bon fonctionnement de l'organisme, et non pas exclusivement sur le stress.

Je vous conseille de tester et de vous ouvrir à ces pratiques afin de trouver celles qui vous convient le mieux. Je ne conseille pas de consulter automatiquement, mais si vous avez le budget et l'envie, les effets ne seront que positifs. Pensez-y notamment dans les périodes de vie où le stress est très important. Voyez cela comme un suivi, au même titre qu'un sportif de haut niveau en phase de préparation d'un grand objectif. C'est aussi l'occasion de recevoir des conseils personnalisés car chaque thérapeute a un rôle d'éducateur santé qui ne pourra que vous être bénéfique.

Stress physique, stress psychologique, blessure et maladie

Pour conclure ce chapitre, je souhaite revenir sur un aspect du stress qui est souvent mal interprété : il peut être d'origine physique et/ou psychologique. Le stress d'origine physique peut résulter d'un surplus d'activité physique, d'un manque de sommeil, d'une mauvaise alimentation ou des effets d'une maladie. Un stress d'origine psychologique survient lorsque nous nous soucions de nos finances, de l'état de santé d'un être cher, de la retraite, de notre travail ou d'un événement émotionnellement dévastateur, comme la mort d'un conjoint ou le licenciement. Ces deux types de stress viennent s'additionner l'un avec l'autre et peuvent provoquer les mêmes effets négatifs sur le corps. Ce qui signifie qu'un stress physique ne déclenchera pas nécessairement un problème physique et un stress psychologique une réaction psychologique. Bien souvent c'est l'accumulation de ces deux états de stress qui est à prendre en considération. Pourtant, lorsque nous parlons de stress, les gens ont le réflexe de ne penser qu'au stress psychologique et oublient totalement le reste. En réalité, le stress global est bien la résultante d'une multitude d'événements stressants d'origine physiques et/ou psychologiques. Le corps et l'esprit ne peuvent pas être dissociés et isolés, comme si l'un fonctionnait séparément de l'autre. Dans l'organisme, tout est connecté. C'est donc par une approche via les 5 piliers de la santé que vous aurez le plus de résultats positifs, diminuant ainsi votre niveau de stress global.

Prenons un exemple pour vous aider à comprendre cet aspect que je juge primordial. Si nous nous intéressons à la course à pied (les sports de course en général), une blessure très courante qui touche de nombreux athlètes est la fracture de fatigue. Un os, du pied, de la jambe, de la cuisse, de la hanche ou du bassin, se fracture sans aucun traumatisme particulier ni accident. En anglais, cette fracture est appelé « stress fracture ». Ceci illustre parfaitement la cause de ce type de fracture. C'est l'accumulation de stress, à la fois physique et psychologique, qui conduit progressivement à provoquer une fracture de l'os. L'athlète n'a donc pas reçu un coup ou n'a pas subi une chute venant le briser. Il a accumulé du stress chronique via de multiples facteurs. La cause première pointée du doigt est l'entraînement. Trop fort, trop vite, le corps n'a pas pu encaisser les contraintes et la blessure est apparue. Mais à cela, s'ajoute un aspect multifactoriel que tous les praticiens ne prennent pas toujours en considération. La fracture de fatigue n'apparaît pas seulement chez les sportifs qui s'entraînent trop. Elle apparaît avant tout chez les sportifs qui stressent trop leurs organismes. Ainsi, il n'est pas rare de voir des fractures de fatigue chez des coureurs ne s'entraînant que deux fois par semaine, 20 kilomètres au total. Chez ce type de personnes, ce n'est donc probablement pas uniquement le volume d'entraînements qui peut à lui seul justifier le problème. Une mauvaise alimentation riche en sucre, en graisse animale et en produits industriels transformés, l'arrivée d'un bébé dans le foyer, qui a ajouté du stress et un manque de sommeil, la promotion au travail avec davantage de responsabilités : tous ces évènements sont autant de facteurs de stress qui peuvent justifier l'apparition de cette fracture. Le vase se remplit et accumule tout le stress chronique, qu'il soit physique ou mental, jusqu'à ce qu'une ultime goutte d'eau vienne le faire déborder…

Ainsi, une blessure ou une douleur non traumatique (il n'y a pas un accident précis qui l'a déclenchée) sont souvent provoquées l'accumulation de stress sur l'organisme. Nous avons du mal à comprendre cette approche car nous limitons souvent le stress à un seul aspect, en fonction de la situation. Si un sportif se blesse, nous nous cantonnons trop souvent au stress physique. Inversement, lorsqu'un individu est stressé par sa vie, nous pouvons négliger l'ajout d'un stress physique. C'est le cas lorsque vous augmentez le stress physique sur votre organisme, comme par exemple en démarrant une activité physique inhabituelle, ce qui vient s'additionner à votre niveau de stress global. Dans cette situation, c'est la progressivité dans l'entraînement qui va permettre d'éviter de franchir votre seuil de tolérance et donc de risquer la blessure ou tout autre douleur. Si, en plus, durant cette même période, vous ajoutez de mauvaises habitudes alimentaires, un surplus de stress émotionnel quotidien et un sommeil qui laisse à désirer, le seuil de tolérance peut rapidement être franchi. Combien de personnes sédentaires depuis des années, en surpoids à cause d'une mauvaise alimentation et stressé par leur rythme de vie, se mettent à faire du sport intensif en même temps qu'un régime strict ? Le trop plein de stress va être toléré quelques temps mais la situation va malheureusement souvent finir de la même façon : l'épuisement ou la blessure. A cela peuvent s'ajouter des comportements alimentaires devenant difficiles à contrôler qui conduisent à l'effet « yo-yo » et la prise de poids, sur le moyen et long terme. Ce type de situation, qui est souvent celle choisie pour « se reprendre en main », n'a aucun sens et ne fait qu'ajouter des problèmes et du stress à un corps qui lutte depuis des années. Restons logiques et faisons les choses dans l'ordre : une reprise progressive d'une activité physique adaptée, un changement d'habitude alimentaire couplée à la mise en place d'actions pour gérer le stress quotidien.

Cette notion ne se limite pas à la blessure chez le sportif. Nous pouvons également tenir le même raisonnement concernant les nombreuses maladies chroniques qui touchent notre société. Tout comme la blessure, c'est l'accumulation de mauvaises habitudes de vie qui vient stresser quotidiennement l'organisme, jusqu'à ce que la maladie finisse par se déclencher. Rappelez-vous que le stress quotidien, quel que soit son origine, provoque une inflammation chronique et cette inflammation se retrouve dans toutes les maladies dites de « civilisation ». Pour être efficace dans leur traitement, tout comme dans la prévention, il faut intégrer absolument cet aspect holistique via les 5 piliers de la santé qui regroupent l'ensemble des paramètres de vie susceptibles de provoquer du stress, physique comme psychologique.

Ainsi, pour prévenir ou soigner la blessure, la douleur et la maladie, prenons le réflexe d'utiliser le raisonnement par les 5 piliers de la santé, dont nous avons parlé : Où en suis-je dans mes 5 piliers actuellement ? Mon alimentation ? Mon sommeil ? Mon stress ? Mon bien-être ? Mon activité physique ? Corrigeons ce qui ne va pas dans les 5 piliers en priorité pour diminuer le stress global exercé sur notre corps afin de guérir plus rapidement, et surtout de prévenir les problèmes futurs. Car un corps qui fonctionne bien, qui n'est pas stressé et inflammé, est capable de se réparer seul et bien plus efficacement que ne le ferait n'importe quel traitement.

Tout ne peut pas être parfait et tous les piliers ne peuvent pas être gérés à la perfection. C'est l'équilibre de l'ensemble qui se doit d'être conservé. Vous êtes sportifs et vous avez eu une semaine festive durant laquelle le sommeil et l'alimentation ont été laissés de côté ? Levez le pied sur l'entraînement pendant quelques jours, le temps de rééquilibrer vos piliers. Vous avez une période très intense au travail avec beaucoup de stress qui s'annonce ? Portez alors une attention toute particulière à la qualité de votre alimentation, aux outils de relaxation, à votre sommeil et à une activité physique quotidienne, saine et sans surcharge. Essayez toujours de compenser les problèmes associés à un pilier par les autres lorsque vous ne pouvez pas agir directement sur celui-ci. C'est par ce raisonnement que vous maintiendrez l'équilibre permettant à votre corps d'être en bonne santé.

Chapitre 4 VIVRE

Cultiver son bien-être et le partager

« Même une vie heureuse ne peut exister sans des moments d'obscurité et le mot heureux perdrait son sens s'il n'était pas contrebalancé par la tristesse. Il est de loin préférable de prendre les choses à mesure qu'elles arrivent avec patience et sérénité »

- Carl Jung -

Nous allons aborder un autre pilier de la santé qui, avec le sommeil et le stress, est lui aussi très rarement abordé en profondeur : le bien-être. Pourtant, il est un élément primordial de notre santé, l'un n'allant pas sans l'autre. Rappelez-vous que la santé se définit comme un état de bien-être complet, comprenant l'état physique, mental, social, environnemental... Il est difficile de se sentir heureux et épanoui lorsque la santé n'est pas au rendez-vous. À l'inverse, il est tout aussi délicat d'être en bonne santé en étant malheureux. Je reste persuadé que quelqu'un qui est en meilleure santé vit plus heureux. Inversement, un individu plus heureux est en meilleure santé.

Le bien-être peut se définir comme un état agréable, d'une durée variable, procuré par la satisfaction des besoins du corps et par la tranquillité de l'esprit. Il est donc bel et bien interdépendant avec la santé physique, mentale, émotionnelle et sociale. Ainsi, le bien-être est lui aussi constitué d'un ensemble de paramètres et chaque aspect de la vie est susceptible de l'influencer. Principalement, nous pouvons mettre en avant les facteurs suivants :

- De bonnes relations humaines (avec notre partenaire, notre famille et nos amis).
- Une carrière agréable et épanouissante.
- Suffisamment d'argent pour vivre et répondre à ses besoins.
- La pratique régulière de l'exercice physique.
- Une alimentation saine et équilibrée.

- Un sommeil de qualité et suffisant.
- Des centres d'intérêts ou des loisirs qui procurent de l'amusement et de la satisfaction personnelle.
- Une estime de soi suffisante et « saine ».
- Des perspectives optimistes.
- Des objectifs réalistes et réalisables.
- Donner un sens à sa vie, avoir des buts.

Tous ces éléments sont interconnectés et s'influencent les uns les autres. Comme vous pouvez le constater, nous retrouvons ici l'ensemble des piliers de la santé. Il n'est donc pas étonnant de constater de nombreuses corrélations entre le bien-être et la santé physique, comme une meilleure réponse du système immunitaire, une tolérance accrue à la douleur, une plus longue espérance de vie, une meilleure santé cardiovasculaire, une progression plus lente de la maladie et une fertilité améliorée (1).

Ici, nous allons principalement nous intéresser à la composante psychologique du bien-être. L'objectif de ce chapitre est d'améliorer notre santé mentale qui, comme nous le dit la définition de l'Organisation Mondiale de la santé (OMS) : « se définit comme un état de bien-être dans lequel chaque individu réalise son propre potentiel, peut faire face au stress normal de la vie, peut travailler de manière productive et fructueuse et peut apporter sa contribution à sa communauté ». Pour cela, nous allons donc explorer les éléments du bien-être qui se doivent d'être cultivés quotidiennement, là aussi, grâce à des habitudes de vie et des réflexes à prendre. Ces leviers sont principalement internes et dépendent en grande partie du travail que vous pouvez faire sur vous-même.

Dans ce chapitre, je vais donc vous proposer ma méthode pour cultiver votre bien-être. Ainsi, avec les autres piliers de la santé, vous disposerez de tous les outils pour l'améliorer et le cultiver. Je vous précise également que tout le travail que vous effectuerez ici aura de nombreux effets positifs sur les autres piliers de la santé et tout particulièrement sur la gestion du stress, au quotidien. Vous aurez également plus de facilités dans la mise en place de vos nouvelles habitudes, notamment en ce qui concerne l'activité physique quotidienne ou encore l'alimentation. En travaillant votre bien-être vous allez pouvoir vous reconnecter avec vous-même et ainsi mieux vous connaître. Dans cette partie, vous allez donc apprendre à utiliser tout votre potentiel, c'est-à-dire le meilleur de vous-même.

Besoins fondamentaux, choix et distractions

A l'origine, cet état de bien-être est ce à quoi nous aspirons tous. Même si, par définition, il reste temporaire, nous souhaitons tous vivre une vie la plus agréable possible dans son ensemble. Chaque jour qui passe, nous sommes censés mettre tout en place en dirigeant nos actions, en définissant nos objectifs et en organisant notre vie dans ce seul but. Pourtant, beaucoup d'entre nous ont perdu l'habitude de le cultiver quotidiennement. Cet état de bien-être est un travail de tous les jours, qui est fortement perturbé par l'influence de notre vie moderne. Certes, depuis la révolution industrielle, nos conditions de vie se sont nettement améliorées, mais ont-elles permis d'améliorer notre niveau de bien-être global ? Lorsque nous observons le nombre de cas de dépressions monter en flèche, il y a de quoi se poser cette question. En France, 9 millions de personnes ont souffert, souffrent ou souffriront de dépression dans leur vie (2). Cette maladie a explosé ces dernières années, si bien qu'elle est désormais reconnue par l'OMS comme la maladie mentale la plus répandue dans le monde, avec 340 millions de personnes souffrantes. Entre 2005 et 2015, nous constatons une progression de cette maladie de 18%. Pourquoi la dépression progresse-t-elle ainsi de nos jours alors même que nos conditions de vie se sont tant améliorées ?

Tout d'abord, il faut préciser que cette maladie mentale n'est pas la conséquence unique d'un trouble psychologique. Ses origines sont multifactorielles et n'importe quel pilier de la santé peut être une des causes responsables et expliquer sa présence. Le stress, une mauvaise alimentation, un manque d'activité physique, une fatigue chronique, un niveau de bien-être insuffisant sont toutes des causes potentielles à analyser pour soigner les personnes souffrantes. Ainsi, notre mode de vie moderne étant globalement moins « sain », il n'est pas étonnant de voir progresser cette maladie. Certes, un facteur génétique pourrait entrer en jeu. Cependant, il n'explique pas la progression rapide de cette maladie qui devrait nous alarmer quelque peu, car elle révèle aussi un état de bien être mental qui peut être considéré comme en baisse de nos jours.

Le libéralisme, qui s'est imposé depuis 300 ans, a totalement remodelé la façon dont notre société s'organise. De nos jours, il nous offre tellement de libertés, de choix et de distractions, que nous nous éloignons un peu plus chaque jour de nos besoins fondamentaux. Il n'est pas rare de constater à quel point il est difficile de se satisfaire de ce que nous avons. Inversement, nous avons souvent envie de ce que nous n'avons pas. Tous ces choix et cette distraction permanente finissent par nous déconnecter de la réalité et nous faire vivre de plus en plus dans la fiction. Petit à petit, ils nous éloignent de cet état de bien-être que nous recherchons, qui peut être obtenu seulement en comblant nos vrais besoins profonds. Nous ne parvenons plus à profiter des moments de répits du quotidien qui nous permettent de nous recentrer sur nous-mêmes. Nous communiquons de moins en moins avec les gens autour de nous. A l'inverse, nous préférons nous plonger dans le virtuel, grâce à notre téléphone, afin de parcourir les fils d'actualités ou de tuer le temps avec des divertissements proposés sur Internet et les réseaux sociaux. L'ennui est un mot qui n'existe plus et ne rien faire est réservé uniquement aux vacances au bord de la mer, sur une île paradisiaque (encore faut-il qu'il n'y ait pas de réseau).

À force d'être constamment sollicités, nous finissons par ne plus prendre le temps de nous recentrer sur nous-même, chose essentielle pour être capables de prendre nos propres décisions et définir ce que nous voulons vraiment. Ceci nous conduit donc à subir de plus en plus notre quotidien, chose très paradoxale à l'heure où la liberté et les choix n'ont jamais été aussi importants. Toutefois, il ne faut pas oublier que nous vivons dans une époque formidable. L'objectif de mes propos n'est pas de rejeter la modernité et le progrès, mais principalement de prendre conscience qu'il est facile de s'éloigner de la réalité, et perdre le fil de la vie. Au 21ᵉᵐᵉ siècle, un de nos plus grands challenges est d'apprendre à gérer convenablement tant de nouveaux choix et de distractions, afin de garder cette lucidité nécessaire, dans le but de prendre les bonnes décisions et de vivre au plus proche de nos valeurs.

Maintenir cette lucidité n'est pas chose aisée. Par nature, l'être humain a évolué afin de conserver au maximum son énergie et ne pas la dépenser dans des choses superficielles. Chaque action a un but précis et n'est pas réalisée par hasard ou par futilité. C'est une caractéristique qui est d'ailleurs commune à toutes les autres espèces animales. Pendant des milliers d'années, nous avons vécu dans le seul but de nous fournir suffisamment d'énergie pour nous maintenir en vie et prospérer. C'est ainsi que nous nous levions tous les matins animés par notre besoin de trouver de quoi nous alimenter avant de manquer d'énergie et d'être vulnérables face aux autres espèces. Nos choix étaient donc très limités et nous ne pouvions pas nous permettre de tergiverser. L'homme de l'époque était obligé de marcher, chasser, cueillir, créer et agir pour survivre et faire vivre sa communauté. Impossible de penser à d'éventuelles vacances au bord de la mer pour faire un break ou à se connecter sur internet pour passer le temps. La nature étant souvent bien faite, ce mode de vie ancestral répondait aux besoins fondamentaux. À travers les siècles de l'évolution humaine, ces besoins ont quelque peu évolué mais restent basiques et non superflus. Selon Drew Eric Whitman, consultant américain en psychologie moderne, nous pouvons en dissocier 8 fondamentaux :

- La santé et le maintien de la vie,
- La nourriture,
- Le sommeil,
- L'argent et les biens qu'ils procurent,
- La sécurité dans notre avenir,
- Le sexe,
- La prospérité au sein de sa famille,
- La reconnaissance des autres membres de sa communauté.

Dans notre mode de vie moderne, la plupart de ces besoins peuvent être plus facilement satisfaits qu'au temps de nos ancêtres. Trop souvent, ils sont remplis de manière superficielle et inadaptée. En effet, il est de notre nature de choisir les options les plus simples et qui nous demandent le moins d'effort. Ainsi, nous pouvons rapidement faire des choix qui vont à l'encontre de notre bien-être. Par exemple, il est plus simple de ne pas réfléchir à ce que nous allons manger au dîner et de choisir l'option de facilité : sortir une pizza du congélateur. Il est plus facile de rester dans son canapé à regarder la télévision plutôt que d'aller à la salle de gym. De même, il est plus aisé de prendre un médicament pour faire baisser sa tension artérielle que de se reprendre en main. Malheureusement dans ce genre de situations, ce n'est pas souvent la solution la plus « économique » en terme d'énergie qui s'avère être la meilleure pour notre santé. En vivant dans un monde superficiel et matérialiste, il est donc facile de se perdre en pensant que nos besoins vitaux sont suffisamment comblés, alors qu'il n'en est rien.

De nos jours, nous devons donc souvent agir contre nature. Nous qui avons évolué dans le but de réaliser nos besoins fondamentaux sans grande réflexion et essentiellement par automatisme, il nous faut désormais réfléchir à la façon dont nous devons les combler pour ne pas nuire à notre bien-être et à notre santé. Pour ne pas tomber dans ce piège, il faut commencer par réussir à prendre le recul suffisant, afin de prendre les bonnes décisions, principalement en se détachant des distractions quotidiennes omniprésentes. Ce sont ces décisions qui vont nous permettre de profondément satisfaire nos besoins, nous fournissant ainsi le bien-être indispensable pour vivre mieux. Nous devons donc être capables de sortir de ce monde du superficiel pour nous reconnecter avec les choses simples de la vie, celles qui nous font nous sentir profondément bien.

En faisant cette démarche, c'est à dire en se reconnectant avec soi-même, il devient plus facile de prendre les bonnes décisions, d'adopter de bonnes habitudes de vie et d'être plus heureux et plus épanoui. C'est grâce à ce travail sur vous que l'ensemble des bonnes habitudes présentées dans ce livre peuvent être appliquées. C'est en profitant de ce travail que vous allez pouvoir apprendre sur vous-mêmes et faire le point sur vos envies, sur vos choix personnels et vos objectifs. Ainsi, vous parviendrez plus facilement à vivre mieux et à cultiver votre bien-être. Il faut donc reprendre le temps qui vous est volé pour le consacrer à votre développement personnel. Et dans cette démarche, quoi de mieux pour commencer que de s'intéresser à l'un des aspects qui a le plus d'impacts négatifs sur votre santé et votre bien-être : l'utilisation d'Internet et des réseaux sociaux.

Internet, réseaux sociaux et bien-être

Nous avons déjà rapidement évoqué d'internet et des réseaux sociaux dans les deux piliers précédents. Ils sont une source de stress et peuvent facilement détériorer la qualité de notre sommeil. Mais à cela, il faut ajouter un autre problème majeur : leur impact sur le bien-être. Internet et les réseaux sociaux se sont démocratisés si vite que nous n'avons pas eu le temps de nous préparer à leur arrivée. Il n'a pas non plus été possible de prendre assez de recul sur leur utilisation afin de déterminer des règles de bon usage. Ce n'est que depuis quelques années que les études sur le sujet se multiplient et commencent à nous apporter suffisamment de conclusions pour réfléchir à la façon dont nous utilisons ces outils.

Pour beaucoup d'entre nous, une mauvaise habitude s'est progressivement installée, principalement depuis l'arrivée des smartphones : combler tous les moments du quotidien où nous ne sommes pas occupés en surfant sur internet ou en faisant défiler le fil d'actualité des réseaux sociaux. Et comme vous le savez probablement, ce n'est pas la meilleure habitude pour votre bien-être et votre santé mentale. Je voudrais donc faire le point sur les effets négatifs, mais aussi positifs des médias sociaux, afin de vous permettre d'adapter leur utilisation et utiliser leurs bénéfices sans subir leurs effets secondaires et néfastes. Car désormais, les effets négatifs des médias sociaux ont été confirmés par les récentes études, mais aussi reconnus par les réseaux sociaux eux-mêmes, qui en font un sujet de préoccupation. Les smartphones redéfinissent totalement nos relations modernes et nous donnent l'impression d'être connectés et entourés alors que nous n'avons jamais été aussi seuls et isolés.

De nombreuses études ont établi un lien entre l'utilisation des réseaux sociaux et la dépression, l'anxiété, les problèmes de sommeil, les troubles alimentaires et le risque accru de suicide (3).

Dans la plus grande étude réalisée sur le sujet, des chercheurs de l'université de Glasgow ont analysé pas moins de 90 000 sujets dans le but de surveiller les perturbations éventuelles causées par l'utilisation des réseaux sociaux sur leurs horloges biologiques (le rythme circadien). Ils ont indiqué que ceux qui sont très actifs (en journée et tard le soir), non seulement perturbent la qualité de leur sommeil, mais augmentent leur risque de développer un trouble de l'humeur de 6 à 10% (4). Globalement, plus de temps passé sur ces réseaux est corrélé à une satisfaction moindre dans la vie et un niveau de bien-être plus faible.

50% des Français se connectent au moins une fois par jour sur au moins 1 réseau social (5). Paradoxalement, de nombreuses personnes interrogées indiquent clairement qu'elles considèrent les réseaux sociaux comme « la plus grande perte de temps » de leur quotidien. En plus de nous voler de notre temps si précieux, ils perturbent considérablement notre efficacité au travail et nos capacités de concentration. Lorsque nous sommes alertés d'une nouvelle activité via les notifications, comme un mail, un nouveau tweet ou un message Facebook, il nous faut en moyenne 20 à 25 minutes pour retourner à la tâche que nous faisions avant d'être dérangé (6). Et dans 30% des cas, nous avons besoin de deux heures pour nous replonger totalement dans notre tâche et retrouver le niveau initial de concentration. En utilisant de plus en plus Facebook, Twitter, Instagram, Snapchat ou autre réseau social, nous passons de moins en moins de temps à interagir en face à face les uns avec les autres. Certains utilisateurs avouent les utiliser souvent au lieu de parler à leur famille et leurs amis. Enfin, pour l'anecdote, 10% des utilisateurs de moins de 25 ans ne sont pas choqués à l'idée de répondre aux messages Facebook, Instagram ou aux SMS pendant les rapports sexuels (7). Ce résultat se passe de commentaire et montre à quel point il est facile de devenir dépendant de ces nouveaux outils de communication.

Accro à la dopamine

Cet effet addictif est au centre des débats et fait couler beaucoup d'encre. Les détracteurs des réseaux sociaux reprochent aux compagnies comme Facebook, Twitter, ou Instagram de l'utiliser pleinement afin de rendre les utilisateurs accros. Par exemple, je pense que vous avez déjà ressenti ce sentiment de dépendance lorsque vous recevez une nouvelle notification concernant un nouvel e-mail, un SMS ou un message Facebook. Il est difficile d'ignorer ce nouveau mail si vous le voyez apparaître dans votre icône de messagerie n'est-ce pas ?

La dopamine, considérée comme l'hormone de la récompense, est la coupable car c'est elle qui créée de la dépendance pour certaines choses ou activités (8). Grâce à elle, nous nous sentons heureux et satisfaits pleinement après un bon entraînement à la salle de sport ou encore lorsque nous faisons un travail de qualité reconnus par nos collègues. La dopamine est produite par le cerveau et joue un rôle essentiel dans toutes les fonctions cérébrales, y compris la pensée, le déplacement, le sommeil, l'humeur, l'attention, la motivation, la recherche et la récompense. Elle contrôle les systèmes du « plaisir » du cerveau et, indirectement, active également le comportement de recherche du plaisir. Elle nous pousse à agir, vouloir, désirer, rechercher. Tout comme le stress, ce système est très utile pour notre bon fonctionnement. Il nous donne la motivation pour agir au sein de notre environnement, apprendre ou encore dans le but de survivre. Cela ne concerne pas uniquement des besoins physiques tels que la nourriture ou encore le sexe, mais aussi des concepts plus abstraits comme la curiosité ou encore, l'envie d'apprendre et de rechercher de nouvelles informations.

Ces deux effets de la dopamine, c'est à dire le plaisir et l'envie d'en avoir davantage (la recherche du plaisir) interagissent l'un avec l'autre, rendant leurs actions plus puissantes. Ainsi, lorsque nous manquons de plaisir, nous sommes poussés à l'action afin de nous en procurer, ce qui nous satisfait temporairement. Mais ce système peut rapidement devenir incontrôlable car nous avons tendance à toujours chercher plus, même lorsque nous sommes satisfaits. C'est le cas lorsque le plaisir est très facilement accessible. Il se trouve que ce mécanisme est fortement sollicité pendant l'utilisation d'Internet et des réseaux sociaux (9). En effet, ils nous procurent facilement et quasi instantanément une récompense et du plaisir. Il est donc difficile d'aller contre nature, l'envie de « plaisir » nous poussant toujours davantage à nous en procurer. En entrant dans ce cercle vicieux induit par la dopamine, il est facile de rester absorbé par les fils d'actualités et les photos présentes sur ce type de support, qui activent le système de plaisir/récompense. C'est alors qu'il devient quasiment impossible pour nous de décrocher, et une simple connexion sur Facebook dans le but de consulter notre nouvelle notification peut se transformer en 15 minutes de temps de perdu, sans nous en rendre compte. Nous perdons totalement le contrôle de notre utilisation et c'est là que les effets négatifs se manifestent sur notre santé et notre bien-être.

Ce système de de régulation de la dopamine est particulièrement sensible à l'imprévu et aux signaux montrant une possible récompense. Ainsi, l'un des pires ennemis auquel nous devons faire face est la notification signalant qu'une nouvelle chose s'est produite sur notre compte Facebook ou qu'un e-mail ou un SMS vient d'arriver. Les notifications renforcent considérablement l'effet addictif. Cette stimulation constante du système de la dopamine épuise l'organisme et perturbe son bon fonctionnement. En plus de nous couper du monde et de nos proches, les réseaux sociaux nous volent notre attention et nous empêchent de nous consacrer pleinement à l'accomplissement d'une tâche, que cela soit au travail ou dans la réalisation d'un projet personnel. Nos capacités de concentration partent littéralement en fumée. De plus, c'est une source de stress chronique qu'il faut pouvoir diminuer. Finalement, lorsque nous utilisons Internet, non pas par choix et dans un but précis, mais par manque de contrôle ou pour passer le temps, les récompenses que nous obtenons ne sont que superficielles et ne s'apparentent en aucun cas au vrai sentiment profond de plaisir, pouvant améliorer le bonheur et le bien-être. Tout comme une drogue, notre dose de connexion nous fait nous sentir bien avant de nous faire nous sentir mal, et en manque... L'addiction aux réseaux sociaux provoquent des modifications similaires sur la structure du cerveau que les drogues ou l'usage des jeux d'argent (10).

Les éventuels effets positifs des réseaux sociaux, Internet et comment les obtenir

La manière dont nous utilisons les réseaux sociaux s'avère la clé du problème. Ainsi, même la société Facebook a étudié longuement le sujet et nous a livré ses conclusions à travers un article intitulé « *Passer du temps sur les réseaux sociaux est-il mauvais pour nous ?* » (11). La conclusion générale que nous offre la société de la Silicon Valley est la suivante : « *D'après les recherches, cela dépend vraiment de la façon dont vous utilisez la technologie. Par exemple, sur les réseaux sociaux, vous pouvez faire défiler passivement des messages sur les fils d'actualités, un peu comme lorsque vous regardez la télévision. Inversement, vous pouvez l'utiliser pour interagir activement avec vos amis : envoyer des messages et commenter les messages des uns et des autres. Tout comme dans la vraie vie, interagir avec les personnes qui vous sont chères peut être bénéfique, alors que le simple fait de regarder passivement des informations peut à l'inverse être délétère.* »

En général, les effets négatifs s'observent, lorsque les gens passent beaucoup de temps à « consommer » des informations de manière passive, c'est-à-dire à lire vaguement les fils d'actualité, surfer passivement sans but précis et sans interagir avec les autres. Les utilisateurs qui cliquent sur environ quatre fois plus de liens que la moyenne, ou qui aiment deux fois plus de « posts », ont été identifiés comme ayant une santé mentale inférieure à la moyenne (12). Bien que les causes ne soient pas clairement définies, les chercheurs émettent l'hypothèse que la lecture d'informations en ligne, à propos de personnes que nous ne connaissons pas dans la vraie vie, pourrait conduire à des comparaisons sociales négatives. Une autre explication repose sur le fait qu'Internet éloigne les personnes du réel engagement social.

Mais comme indiqué plus haut, ces outils technologiques n'ont pas que des effets négatifs. En effet, l'interaction active, en particulier le partage de messages, de publications et de commentaires avec des amis proches ou encore le partage de souvenirs sur les interactions passées, sont reliées à une amélioration du bien-être. Cette capacité à établir des liens avec des parents, des camarades de classe et des collègues est ce qui a attiré beaucoup d'entre nous sur Facebook en premier lieu. Une étude menée par cette compagnie, en partenariat avec l'Université Carnegie Mellon, a montré que les utilisateurs qui envoyaient ou recevaient le plus de messages, de commentaires et de publications rapportaient des bienfaits en termes de soutien social, moins de dépression et de sentiment de solitude (13). Les effets positifs sont encore plus forts lorsque ces personnes interagissent avec leurs amis proches en ligne. Pour que cela fonctionne, nous devons interagir individuellement avec les autres membres, et principalement avec les personnes que nous connaissons. Bien évidemment, l'étude étant réalisée par Facebook, il est important de prendre ce fait en considération. La société déclare cependant faire de la bonne utilisation une priorité, en mettant en place une stratégie basée sur la qualité des interactions sociales et non pas sur le temps passé. Mark Zuckerberg, le PDG et fondateur de Facebook, précise également la chose suivante : « Nous employons des psychologues sociaux, des spécialistes des sciences sociales et des sociologues, et nous collaborons avec les meilleurs chercheurs pour mieux comprendre la notion de « bien-être » et travailler à faire de Facebook un lieu qui y contribue de manière positive ». Ce discours est fortement critiqué. Ces mêmes spécialistes sont aussi tout à fait capables d'utiliser leurs connaissances et les études afin d'utiliser encore plus le phénomène d'addiction et nous voler ainsi encore plus notre attention pour nous maintenir connectés sur leur support, le plus longtemps possible. Les algorithmes utilisés étudient nos moindres mouvements de souris et parviennent à en savoir de plus en plus sur nous (nos habitudes de vie, nos achats, nos goûts, nos opinions politiques, notre sexualité…). Ainsi, ils influencent nos prises de décisions et notre libre arbitre en nous montrant les informations censées nous correspondre, ou les objets répondant à nos désirs. Cette technologie est à double tranchant, et la possibilité de pirater le cerveau humain est un sujet majeur de préoccupation du 21ᵉᵐᵉ siècle.

Quoiqu'il en soit, deux mots sont à retenir en ce qui concerne la bonne utilisation de cette technologie, que cela soit pour Internet ou les réseaux sociaux : actif versus passif. Si nous résumons la situation, utiliser ces outils de manière active, en recherchant des informations dont nous avons besoin par choix, ou encore en interagissant avec nos proches pour renforcer et faciliter l'échange dans la vraie vie, peut nous permettre d'améliorer notre bien-être. Par contre, si nous utilisons passivement cette technologie en surfant sans but sur Internet, en faisant défiler les fils d'actualités ou en regardant les profils Facebook d'inconnus sans objectif précis, alors nous nous exposons aux nombreux effets négatifs existants. Il faut donc être capable d'utiliser Internet et les réseaux sociaux par choix et dans un but précis, chose qui n'est pas simple. Vous pouvez dès à présent tester votre utilisation actuelle en vous posant les deux questions suivantes à chaque fois que vous vous connectez :

Tester sa bonne utilisation d'Internet et des réseaux sociaux :

- Quel est mon but ? Pourquoi suis-je connecté et pourquoi ai-je choisi d'utiliser Google, Facebook, Instagram, ma messagerie ou autre ? S'il n'y a pas de but précis et qu'il s'agit juste d'un moyen de s'occuper et de tuer le temps, ou même de se détendre, ce n'est pas la bonne solution.

- Pendant l'utilisation, est-ce que je suis actif en ne m'intéressant seulement à ce que je recherche ou à interagir avec des amis ou suis-je passif en subissant les informations qui me sont communiquées ?

Ces deux questions et leurs réponses vont vous permettre de vous rendre compte qu'il est très facile d'être happé par cette technologie et de perdre tout contrôle. Ceci est normal puisque cela active le système du plaisir et de la récompense qui ne cesse d'en demander plus. C'est pourquoi, il est difficile de garder le contrôle sur ces technologies.

Guide de bon usage « Internet et réseaux sociaux » :

- Première étape : retirez les notifications de vos applications. Retirer le bruit, le visuel ou le vibreur du nouveau mail reçu, du nouveau SMS, de la conversation Facebook qui vient de s'ouvrir… Gardez seulement votre sonnerie pour les appels.

- Fixez-vous des moments « avec » et des moments « sans ». Par exemple ne consultez jamais votre téléphone pour répondre aux mails, ou SMS durant les repas, encore moins pendant le sport ou vos moments à vous. N'hésitez pas à activer le mode avion dès que vous souhaitez vous déconnecter et que vous faites tout autre activité dans la vie réelle.

- Privilégiez l'usage de votre téléphone quand vous êtes seul et évitez de l'utiliser lorsque vous êtes avec vos amis ou votre famille. Préférez l'échange verbale et la communication réelle.

- N'utilisez pas votre smartphone dans les lieux où vous pouvez facilement communiquer avec les gens qui vous entourent : restaurants et cafés par exemple. Rétablissez les contacts et les échanges réels, ce qui est nettement plus enrichissant.

- Planifiez des heures, durant votre travail, afin de consulter vos e-mails, plutôt que de laisser la messagerie visible ou ouverte toute la journée. En plus d'être moins perturbé dès que vous recevez la notification du nouveau mail, vous allez nettement augmenter votre productivité et votre concentration.

- Une fois par semaine, réservez une demi-journée ou une journée sans connexion. Déconnectez-vous d'Internet totalement et recentrez-vous sur la vie réelle. Profitez-en pour passer du temps dehors, au contact de la nature.

Cette stratégie est la plus efficace pour reprendre le contrôle de son utilisation d'Internet et des réseaux sociaux, afin de les utiliser à bon escient. Ainsi, vous vous protégez des effets néfastes et, dans le meilleur des cas, vous pourrez profiter des effets positifs. Malgré cela, certains n'arriveront pas à se détacher de cette technologie qui est réellement très addictive. A l'image des personnes dépendantes des drogues, il est parfois bon de stopper tout contact avec l'objet de l'addiction pour ne pas être tenté. La volonté est une capacité qui est limitée, et son pouvoir n'est pas infini. Nous sommes tous humains et il est parfois préférable de ne pas s'exposer à la tentation. Pour cela, je vous conseille de tester le challenge « 30 jours sans ». Par exemple, si vous passez beaucoup de temps sur Facebook ou Instagram, il y a de fortes chances que votre utilisation soit addictive, passive et incontrôlable.

Le challenge « 30 jours sans les réseaux sociaux » :

- Stoppez complètement l'utilisation de ces outils pendant 30 jours.

- Ne prévenez pas vos amis, car vous risquez d'être tenté de vous connecter pour leur parler de votre expérience. S'ils doivent vraiment vous contacter, ils le feront par téléphone.

- Respectez cette période de 30 jours qui, au début, sera délicate car vous allez ressentir un manque. Cela prouve que vous êtes accro et vous fera prendre conscience de l'intérêt de l'expérience. Vous allez aussi prendre conscience que l'utilisation de ces outils fragmente votre temps et réduit vos capacités de concentration.

- A la fin des 30 jours, faites une liste des bénéfices que vous avez tirés de cette expérience et des points négatifs, donc ce qui a pu éventuellement vous manquer ou vous faire défaut.

- Enfin, mesurez les « pour » et les « contre » afin de déterminer si oui ou non vous souhaitez retourner sur le réseau social en question. A vous de vous poser les bonnes questions et d'agir en conséquence, par choix et non plus par automatisme.

Réapprendre à ne rien faire

L'ennui est un mot qui n'est plus employé dans notre vocabulaire. Avec nos iPhones collés à nos mains et notre téléviseur constamment allumé, nous sommes nombreux à admettre que nous ne nous ennuyons plus. Cela peut paraître être une bonne nouvelle au premier abord, mais les psychologues savent qu'une vie bien remplie par des choses futiles n'est pas forcément une vie productive ou heureuse. Sans instants oisifs permettant de se retrouver seul face à soi-même, nous pouvons finir par être totalement déconnectés de nous-même. Ce mauvais réflexe de combler tout moment d'ennui en sortant notre téléphone ou en regardant la TV peut réduire nos capacités de réflexion, de résolution de problèmes, de créativité et de connexion avec le monde qui nous entoure.

Nous n'aimons pas l'ennui car ce mot n'a pas une bonne connotation dans notre société, mais également parce que notre éducation nous en a donné une mauvaise image. Dès le plus jeune âge, la plupart d'entre nous ont reçu des messages définissant l'ennui comme « mauvais », l'oisiveté étant mal perçue. Désormais, à l'âge adulte, nos téléphones nous permettent d'éviter cet ennui. Nous détestons tellement l'ennui que certaines personnes préfèrent s'administrer un choc électrique douloureux en appuyant sur un bouton plutôt que de devoir rester assis 15 minutes dans une pièce à ne rien faire (14). Cet inconfort provoqué par l'ennui pourrait aussi provenir d'un manque de contrôle mental : il est difficile de dire à l'esprit de rester concentré sur une seule chose et de le rester pendant longtemps.

Comment réapprendre à « s'ennuyer » :

Le meilleur moyen d'y remédier est de profiter de chaque moment de calme dans votre quotidien pour vous retrouver avec vous-même.

Commencez par ne plus utiliser votre téléphone portable à chaque moment de calme, comme par exemple dans les transports ou dans les files d'attente.

Profitez de tous ces instants comme des moments pour vous, pour diminuer votre stress ou pour penser, méditer et rêver. C'est dans ce genre de moments que vous aurez les meilleures idées, que vous pourrez en apprendre plus sur vous et vos envies et que vous échapperez aux choses futiles et inutiles. Votre créativité va se réveiller et vous allez avoir envie de faire des choses qui ont du sens pour vous.

Notre société évolue vite, très vite, sûrement trop vite. Malgré nos capacités d'adaptations hors du commun, nous ne sommes pas capables de suivre cette cadence, et il faut prendre ainsi quelques précautions. Aujourd'hui, l'utilisation d'Internet et des réseaux sociaux est au centre des préoccupations concernant la santé, le développement et l'épanouissement de nos enfants. De nombreux spécialistes tirent la sonnette d'alarme et je vous recommande de ne pas vous cantonner à votre propre utilisation, mais à celle de toute votre famille. Mettez-en place des règles strictes et gardez toujours en tête cet effet addictif qui est difficilement contrôlable en l'absence d'un minimum de rigueur concernant l'utilisation de cette technologie. Vos enfants vous remercieront et sauront être reconnaissants.

Se reconnecter avec soi même

En se libérant du temps et en échappant aux éléments permanents de distraction, vous allez pouvoir vous retrouver avec vous-même. Le but est de réaliser un travail sur soi nécessaire et utile, afin de se reconnecter avec soi-même, être plus heureux et s'épanouir. Trop souvent, nous recherchons des moyens extérieurs et matériels pour améliorer notre bonheur et notre bien-être. En réalité, il n'en est rien. Ce matérialisme est un piège de notre société de consommation qui nous fait croire que les biens et les achats matériels suffisent à combler notre bonheur. L'effet n'est que temporaire et ne comble pas nos réels besoins. Le bien-être et le bonheur sont en nous et c'est ici que nous devons les cultiver.

Au commencement de ma vie active et après mes premiers salaires, je suis tombé dans le piège de cette société de consommation. J'ai rapidement voulu m'offrir les biens matériels que je pensais alors utiles à mon épanouissement et mon bonheur. Après la première télévision à écran plat, mon premier IPhone, l'iPad et de nombreux nouveaux vêtements pour remplir ma garde-robe, je me suis rendu compte que ce comportement matérialiste ne faisait que créer encore plus de besoins et déclencher l'envie d'en avoir toujours plus. C'est exactement le même principe qu'avec les réseaux sociaux et l'augmentation de la production de dopamine, activant toujours plus le circuit du plaisir et de la récompense. La recherche de l'épanouissement via des biens matériels extérieurs fût alors pour moi un échec. J'ai donc testé ensuite la solution opposée : partir vivre à l'autre bout du monde en me séparant de tous mes biens. Pendant ces quelques années à l'étranger, où je n'ai accumulé quasiment aucun bien matériel, je suis allé à l'essentiel. Je ne me suis pas encombré du superflu. Cette expérience a confirmé ce que j'avais à l'esprit : « se sentir bien, heureux et épanoui est quelque chose qui est présent en nous, chaque jour, et c'est à nous-mêmes d'apprendre à cultiver notre bonheur ».

En vous reconnectant avec vous-même, vous allez apprendre à mieux vous connaître. Vous allez également vous poser les bonnes questions, celles qui vous permettront d'obtenir les réponses nécessaires dans le but d'avancer et de progresser. Cette démarche n'est pas toujours évidente car la vie n'est pas simple. Il y a toujours des moments difficiles, des périodes de doute qui existent chez chacun d'entre nous. En essayant de se surpasser et de vivre dans le but d'être encore meilleurs aujourd'hui que nous l'avons été hier, il devient de plus en plus facile d'apprendre à mieux se connaître, et d'obtenir les réponses utiles à notre épanouissement.

Optimisme, émotions positives et bien-être

Vivre en étant plus positif n'offre que des avantages. Cela développe notre capacité à être optimiste et à se représenter le passé, le présent et le futur dans une perspective positive. L'optimisme ne veut pas dire qu'il faut faire totalement abstraction des moments difficiles. La vie est difficile et il est utile d'utiliser ces obstacles pour aller de l'avant. L'idée est de comprendre que dans chaque situation difficile, nous pouvons toujours trouver du positif et que celles-ci nous permettent d'avancer, de progresser et de grandir dans notre chemin de vie. De plus, rester focalisé sur le négatif nous fait totalement passer à côté de toutes les choses agréables qui font parties de notre quotidien et qui nous arrivent régulièrement. Bien évidemment, dans la vie de chacun, il y a des hauts et des bas. Mais se concentrer sur le négatif n'apporte aucune solution et ne fait qu'empirer les choses. Il est donc plus pertinent de se concentrer sur les aspects positifs du quotidien. En nous comportant de la sorte, nous influençons positivement notre santé. Cette façon de voir la vie peut nous aider dans toutes les situations qui la composent : nos relations, notre travail, nos activités, nos passions... Grâce à l'optimisme, nous sommes aussi plus créatifs et plus épanouis.

La puissance de nos pensées et leurs influences sur notre corps sont réelles. Bien souvent, nous n'en avons pas conscience. Un des exemples les plus connus est l'effet placebo observé en médecine et découvert par Émile Coué. Ce pharmacien de la fin du 19ème siècle avait pour habitude, lorsqu'il vendait ses remèdes, d'y ajouter des paroles encourageantes. Il s'est alors aperçu que de simples mots positifs, comme par exemple « Vous allez voir, avec ça vous irez tout de suite beaucoup mieux », amélioraient significativement l'efficacité du remède. Par la suite, il a décidé d'approfondir ce pouvoir des paroles de suggestion positive en s'intéressant à un domaine novateur à l'époque : l'autosuggestion de façon consciente. Le but est donc d'utiliser ce même principe, mais au lieu de recevoir des paroles positives encourageantes provenant de l'extérieur, vous pouvez tout simplement vous les auto-suggérer. Pour se faire, il est conseillé de commencer par se répéter à voix haute, 20 fois de suite, la phrase : « *Tous les jours, à tous points de vue, je vais de mieux en mieux* ». L'un des intérêts de l'autosuggestion utilisée par Emile Coué est donc de suggérer une idée à notre cerveau, quelle qu'elle soit, dans le but de modifier notre perception de la réalité, notre comportement et nos actions. En réalité, la méthode Coué représente les prémices de la pensée positive. Ainsi, en créant des pensées positives et en vivant des émotions positives, nous pouvons influencer positivement la façon dont nous percevons le monde extérieur et notre vie.

A l'inverse, les pensées négatives peuvent elles aussi influencer nos comportements et notre perception du monde extérieur. Forcément, l'influence est ici négative et il est facile de tomber dans le piège. Donc, pour utiliser correctement la pensée positive, il faut être capable de limiter ces pensées négatives, réussir à faire le tri et les combattre. Un des éléments qui peut vous empêcher de positiver afin d'améliorer votre quotidien est le manque d'estime de soi. Plus elle est faible, plus vos pensées négatives peuvent être importantes. Il est donc intéressant de commencer par travailler cet aspect avant de parvenir à positiver et à voir la vie du bon côté. Avant cette étape, vous pouvez déjà amené du positif dans votre vie en apprenant à remarquer les moments agréables du quotidien. C'est tout l'intérêt de l'exercice des 3 bonnes choses. Cette méthode est très connue dans le domaine de la psychologie positive et du bien-être car elle apporte de nombreux résultats significatifs sur notre humeur, notre bien-être et notre énergie quotidienne.

L'exercice des 3 bonnes choses :

Tous les jours, pendant une semaine, faites la liste de trois bonnes choses qui vous sont arrivées au cours de votre journée. Il peut s'agir de "grandes" ou "petites" choses, peu importe, du moment qu'elles ont été importantes à vos yeux et qu'elles vous ont apporté quelque chose de positif et d'agréable.

Ne cherchez pas des situations extraordinaires, notez les choses simples glanées tout au long de votre journée : le sourire d'un passant dans la rue, une musique que vous aimez entendue à la radio, un compliment reçu, la machine à café enfin réparée, un rayon de soleil à l'heure du déjeuner, l'odeur du plat qui mijote dans la cuisine... Cela permet de faire ressortir le positif déjà présent dans votre vie et d'en prendre conscience. Vous allez être surpris de constater à quel point il y a beaucoup de positif. Je vous conseille plutôt de le pratiquer le soir, avant de vous endormir. Finir sur une note positive la journée permet de diminuer votre niveau de stress, de mieux dormir et de démarrer la journée du lendemain d'une meilleure façon.

Estime de soi et croyances limitantes

Chez de nombreuses personnes, l'un des obstacles les plus durs à franchir et qui empêche réellement d'avancer et de s'épanouir est le manque d'estime de soi. Sans elle, nous ne pouvons pas prendre de bonnes décisions pour agir et améliorer notre quotidien. Nous n'arrivons pas à nous fixer des objectifs qui nous tiennent à cœur. Le manque d'estime de soi peut engendrer de la souffrance quotidienne dans de nombreuses actions, augmentant ainsi notre stress et ayant des impacts néfastes sur notre santé mentale comme physique. Il devient aussi plus difficile de prendre les bonnes décisions et d'agir en conséquence. Le manque d'estime de soi n'est absolument pas une fatalité et il est tout à fait possible de l'améliorer. Il ne s'agit pas de quelque chose d'innée, mais davantage quelque chose que nous devons apprendre à cultiver. Grâce à cette étape et ce travail, vous allez réussir à mieux vous apprécier, et à votre juste valeur !

Par défaut, nous passons trop souvent notre temps à nous dévaloriser. « Je ne suis pas capable de... », « C'est impossible... », « Je n'y arriverais jamais... », « Je n'ai jamais fait cela auparavant... ». Toutes ces phrases sont véritablement à supprimer de votre vocabulaire quotidien, d'autant plus que nous savons à quel point elles risquent d'influencer négativement vos comportements et votre perception du monde autour de vous. Ces phrases n'ont aucun intérêt et ne parviendront jamais à vous tirer vers le haut. De même, nous nous comparons trop souvent aux autres et pas assez à nous-même. Nous trouverons toujours des gens plus compétents que nous dans un domaine précis, plus talentueux, plus riche ou plus intelligent. Ce phénomène est amplifié avec l'arrivée d'Internet et des réseaux sociaux, où nous lisons chaque jour la réussite ou le bonheur des autres affichés clairement. En vous comparant avec les autres, vous ne faites que diminuer encore et toujours votre confiance et votre estime de vous.

Le manque d'estime de soi est aussi souvent relié à la peur de l'échec. Par nature, nous avons peur de l'inconnu et du changement. Nous sommes à l'aise dans les situations que nous connaissons et qui sont habituelles. Mais dès qu'il y a des changements dans notre quotidien, cette peur vient alors se manifester. Nous avons alors peur d'échouer et de nous décevoir. Nous nous forgeons une carapace pour nous protéger des éventuels échecs futurs. Ce n'est pas la solution car cette peur ne fait qu'influencer négativement ce que nous pensons de nous-même. À partir de là, un cercle vicieux peut rapidement s'installer, comme sur le schéma suivant :

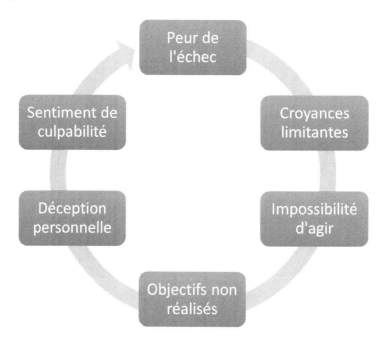

Schéma du manque d'estime de soi alimenté par la peur de l'échec

Ce mécanisme peut se répéter et se renforcer avec le temps. Cette peur nous empêche trop souvent d'agir et c'est elle qui provoque des regrets par la suite. Elle développe en nous ce que nous appelons des croyances limitantes, qui viennent de plus en plus affaiblir notre estime de soi. Le cercle vicieux des pensées négatives peut rapidement devenir problématique, notamment en influençant nos rapports avec les autres. Il crée des comportements de retraits et nous bloque dans notre communication de la façon suivante :

➢ Je n'exprime pas mes besoins ni mes désirs.

➢ Je ne m'exprime pas quand quelque chose me dérange.

➢ Je suis incapable de dire "non". (Nous verrons plus tard que savoir dire "non" est un des meilleurs moyens de vivre mieux, de s'affirmer et d'augmenter ainsi sa confiance.)

➢ Je ne me défends pas quand je suis attaqué, ou je ne défends pas mon opinion quand j'ai raison.

➢ Je suis incapable de mettre en valeur mes qualités.

Pour vous permettre de déterminer ce qui est susceptible de vous empêcher d'améliorer votre confiance en vous, je vais vous aider à identifier les pensées négatives habituelles qui font souvent parties du quotidien. Elles peuvent donc être classifiées en tant que croyances limitantes. Elles correspondent à tous les faux jugements que vous portez sur vous-même et qui sont infondés. A force d'avoir ce type de pensées négatives, il est difficile de prendre de bonnes décisions et d'agir plutôt que de subir. Il n'est pas rare de se rendre compte que ce type de pensées a pris naissance durant notre enfance ou notre adolescence. Elles résultent souvent des comportements de nos parents envers nous, ou de notre éducation. Quoi qu'il en soit, la première étape est d'identifier vos croyances limitantes, les plus communes :

1) Je ne suis pas capable de...

« Je ne m'en sens pas capable... », « Je suis incapable de faire cela... »

Il s'agit de la croyance limitante la plus courante et celle qui est souvent la moins fondée.

2) La recherche de l'approbation, le besoin de reconnaissances et d'être apprécié par les autres.

« Si je dis ou je fais cela, comment va-t-il réagir ? »
« Je n'ose pas la contredire, comment va-t-elle le prendre ? »
« Que puis-je faire pour être bien vu par mon entourage ? »

Ce type de croyances limitantes peut provenir d'un seul problème de fond : vivre uniquement à travers le regard des autres. Vous ne parvenez pas à vous focaliser sur ce que vous aimez, mais uniquement sur l'image que vous pouvez offrir aux autres dans le simple but d'être apprécié et aimé. Rechercher l'approbation des autres revient à ne plus être soi-même, chose qui va à l'encontre d'une bonne confiance en soi.

3) Je me sens dévalorisé dans tout ce que je fais.

« C'est fou comme je suis nulle, incapable d'aller lui parler »
« Je ne suis pas assez intelligent pour avoir une idée comme celle-ci »
« Je n'ai pas les capacités physiques pour me mette à faire du sport »

Cette dévalorisation vous ne permet pas d'avancer et encore moins d'essayer. Impossible, là encore, de vous lancer dans de nouveaux projets, de reprendre votre santé en main, d'essayer une nouvelle activité, même si cela fait des mois ou des années que vous en avez l'envie.

4) Je suis trop exigeant avec moi-même.

Je ne me réjouis jamais de mes réussites car je peux toujours mieux faire. Je passe mon temps à chercher la perfection. Par exemple, votre meilleur ami vous complimente pour votre chrono lors de votre premier marathon et vous lui répondez : *« Tu as vu ma vitesse ? Ce n'est pas extraordinaire non plus, n'importe qui peut le faire avec un peu d'entraînement »*. Si vous réagissez de la sorte pour juger tous vos accomplissements, il est clairement impossible de vous réjouir.

C'est une vision constamment négative de la réalité qui ne fait que rabaisser votre valeur et vos résultats.

5) Je suis constamment soucieux et anxieux.

Je vois le mal partout, j'ai peur de tout *:*
« Mon fils sort le soir pour la première fois, il va lui arriver quelque chose, avec tout ce nous voyons en ce moment... »
« Mon meilleur ami me propose des vacances de rêve au Cambodge, je refuse, il y a trop d'accidents d'avion ces derniers temps, et avec la chance que j'ai, ça va tomber sur moi ! »

Vous avez l'impression que tout est dangereux, tout vous angoisse. Tout ce qui peut s'avérer nouveau ou inhabituel vous fait peur. Par conséquent, vous finissez par ne plus rien faire et vous vous installez dans une routine qui finit par être inconfortable. Bien évidemment, il faut être en mesure de faire la part des choses, et il ne s'agit pas ici de ne plus voir le danger. Mais quand cela devient trop présent, cela ne permet pas d'agir, d'essayer et d'évoluer.

Reprendre confiance en soi

Lorsque vous aurez défini les principales croyances limitantes qui se manifestent régulièrement dans votre quotidien, il sera ensuite plus facile d'agir afin de les éliminer. En plus de ces croyances, il existe d'autres comportements susceptibles d'influencer négativement vos pensées et votre confiance. Il est bon d'adopter une stratégie qui permet d'identifier l'ensemble de ces comportements négatifs, dans le but de les modifier. Je vous propose ainsi de suivre la stratégie suivante qui permet progressivement de reprendre confiance en soi en limitant l'impact des faux jugements et des pensées négatives.

1) Identifier vos croyances limitantes

Prenez conscience des moments où vous êtes négatif. Ceux où vous n'osez pas agir, où vous allez chercher de fausses excuses qui vous empêchent de passer à l'action. Pensez à tous ces moments qui, par la suite, vont vous faire ressentir de la frustration et viendront affaiblir votre confiance. Les moments où vous ressentez du stress, de l'anxiété, où vous vous autocritiquez. Toutes les pensées négatives, totalement fausses et infondées, qui ont tendance à vous rabaisser et à vous faire perdre toute confiance en vous. Identifiez-les à chaque fois qu'elles se manifestent dans votre quotidien. Vous pouvez tout à fait commencer par faire une liste en utilisant les exemples de croyances limitantes précédents pour vous aider à mieux les repérer par la suite.

2) Prendre du recul

Désormais, à chaque fois que vous vous retrouverez en présence de ce genre de fausses croyances, prenez le temps de faire une pause et ne pas réagir immédiatement. Demandez-vous pourquoi vous pensez cela ? Vos pensées sont-elles vraies et justifiées ? Sur quoi sont-elles fondées ? Vous allez constater par vous-même à quel point il est difficile de trouver des raisons précises permettant de justifier vos pensées et vos croyances erronées. Très souvent, vous vous rendrez compte que cela est infondé.

3) Transposer la situation sur un ami

Parfois, il est difficile, lorsque cela nous concerne, de réussir à être le plus objectif possible. Une technique efficace consiste à transposer la situation sur quelqu'un de son entourage. Ainsi, demandez-vous comment vous jugeriez les faits qui vous préoccupent actuellement, si c'était votre meilleur ami qui tenait ce discours à votre place. Par exemple, vous n'osez pas vous inscrire à un cours de yoga parce que vous pensez ne pas être capable et que vos muscles sont trop raides. Imaginez que c'est votre meilleure amie qui vous tient ce genre de propos. Vous allez certainement de suite lui répondre que cela est stupide et que si elle a envie de s'y mettre, il ne faut pas réfléchir. En plus, tout le monde a débuté un jour ou l'autre et il existe des groupes spéciaux pour les débutants. Dès que cela ne vient pas de vous, tout devient différent alors que la situation est tout à fait la même. Il est facile de comprendre que votre pensée initiale était totalement infondée.

4) Pourquoi ?

Lorsque vous vous sentez angoissé et que vous vous répétez des pensées négatives, vous pouvez tout simplement vous demander pourquoi vous pensez ceci ? Bien souvent, vous ne pouvez pas trouver de réponses justifiant vos croyances limitantes. Si toutefois vous vous rendez compte qu'il existe une vraie raison, la meilleure réaction consiste à réfléchir aux solutions, afin de résoudre le problème de fond. Une fois les solutions trouvées, transformez-les en objectifs permettant de résoudre le problème. Il ne faut pas le laisser vous perturber ni le laisser trainer dans le temps au risque de renforcer l'angoisse et les pensées négatives.

5) Imaginer la pire situation possible

Lorsque vous n'êtes pas capable de prendre une décision et d'agir à cause de vos pensées négatives, imaginez la pire situation qu'il pourrait vous arriver si vous preniez cette décision. Si nous reprenons l'exemple du yoga, la pire situation peut correspondre à la suivante : « Je n'arrive pas du tout à suivre le cours, je suis incapable de réaliser les positions demandées et je ne prends aucun plaisir ». Grâce à cette technique simple et efficace, vous allez vous rendre compte que les risques sont minimes et que même le pire n'est vraiment pas bien « méchant ». Cette technique peut vous sauver également dans la situation inverse. Si vous vous rendez malgré tout compte que le pire est tout de même non négligeable, faites-vous alors une raison : le jeu n'en vaut pas la chandelle.

6) Dédramatiser l'échec

Sans échec, il n'y a pas de progrès. Tous les plus grands de ce monde ont passé leur vie à se tromper. C'est souvent d'ailleurs en multipliant les échecs que les plus grandes découvertes, qui ont révolutionné notre vie actuelle, ont vu le jour. Edison, par exemple, a cumulé les échecs et les erreurs avant de réussir. Cet homme a passé 3 mois à l'école avant d'être exclu par son professeur, qui le jugeait totalement stupide. Newton a également connu de nombreuses difficultés durant sa jeune scolarité. Sa mère lui a même imposé d'arrêter l'école pour travailler dans la ferme familiale. Plus récemment, Spielberg, qui a cumulé les films à grand succès, a été renvoyé 3 fois de l'université du cinéma en Californie.

En réalité, ce sont les échecs qui conduisent vers la réussite. Pour vous aider à les dédramatiser, réfléchissez aux échecs qui ont marqué votre vie jusqu'à aujourd'hui. Dès lors, vous allez sûrement constater que vous avez du mal à en trouver, ce qui prouve que ce ne sont pas les échecs qui marquent le plus notre existence. Une fois que vous aurez réussi à en trouver quelques-uns, demandez-vous s'ils ont rendu votre existence difficile ? Vous empêchent-ils de vivre normalement ? Vous reviennent-ils souvent à l'esprit ? C'est en échouant que vous pouvez tirer les conclusions de vos erreurs et ainsi les corriger pour progresser. Au moins, cela prouve que vous êtes passé à l'action et c'est le plus important.

7) Apprendre à dire « non »

Être trop gentil et dire « oui » à tout peut rapidement poser problème et vous attirer des situations délicates à gérer, sources de stress et d'angoisse. Par exemple, si vous êtes débordé en ce moment, épuisé et que cela perturbe votre qualité de vie, refuser l'invitation d'un ami pour sortir quelque part est sûrement la meilleure chose à faire. En acceptant son invitation par peur de le vexer, non seulement vous risquez de ne pas être de très bonne compagnie, mais en plus vous allez aggraver votre problème. C'est aussi le moment de se fixer des priorités et de faire preuve d'autodiscipline. Il est utile d'apprendre à se dire « non » à soi-même également. Se coucher tard le soir pour regarder un programme télévisuel sans grand intérêt ne sera pas non plus une bonne idée. Dans ce genre de situation, dire « non » est donc le meilleur réflexe à avoir. Vous devez prendre les bonnes décisions, celles qui sont importantes pour votre bien-être, votre avenir, votre santé, en définissant vos priorités.

8) Dire stop à la procrastination

La procrastination est sûrement l'un des mots qui résume le plus notre quotidien. Il s'agit de l'art exquis de toujours repousser au lendemain ce qui peut être fait dès à présent. Ce sont toutes nos petites actions et nos contraintes qui hantent notre esprit et nous effraient rien qu'à l'idée de s'y mettre, mais qui toutefois ne se feront pas toutes seules. Bien souvent, nous réagissons de la même façon lorsque nous avons des choses à faire et qui nous déplaisent : les repousser toujours à plus tard. Entre les factures à payer, les tâches quotidiennes, les courses à faire pour remplir son réfrigérateur ou encore reprendre sa santé en main, il est facile de se laisser aller et de repousser encore et toujours en trouvant de « fausses bonnes excuses ». Ce comportement est une source importante de stress et vient entacher fortement votre bien-être. En réalité, en repoussant le moment d'agir, vous ne faites que remettre le problème à plus tard, sans jamais agir pour le résoudre. Il devient alors très facile, voyant les tâches s'accumuler, de se sentir stressé et débordé. La procrastination est une des plus grandes sources de stress.

Le premier réflexe à prendre pour la combattre est de faire les choses le plus tôt possible. Ne réfléchissez pas et, si vous avez le temps, résolvez le problème dans l'instant. Pour les autres situations, voici la solution que j'utilise le plus pour être certain d'agir et de ne pas accumuler les contraintes : une « to-do-list », ou liste des choses à faire.

Planifier ses tâches grâce à la « to-do-list » :

Il suffit d'écrire, sur un post-it, ou de rédiger une note ou un rappel dans votre téléphone, ce que vous avez à faire les jours à venir. Vous pouvez aussi inscrire des choses que vous avez envie de faire durant votre semaine. Cela permet de ne pas oublier les idées d'activités en tout genre, que nous avons parfois, et que nous oublions aussi vite qu'elles nous sont apparues. Vous n'êtes pas obligé d'écrire uniquement des contraintes, bien au contraire. Par la suite, lorsque vous allez rayer petit à petit les tâches effectuées, vous ressentirez un sentiment de bien-être et vous renforcerez ainsi votre confiance en vous.

Exemple de "to do list" :

✓ Payer l'électricité avant mardi 5.
✓ Prendre rendez-vous avec mon banquier samedi.
✓ Révision de la voiture avant le 12 mars.

> ✓ Rechercher des livres pour mes futures lectures.
> ✓ Trouver une pièce de théâtre pour une sortie en couple.
> ✓ M'inscrire pour ma prochaine compétition.
> ✓ Trouver une destination pour les vacances en juillet.

Ne pas écrire sur papier les choses du quotidien que vous avez à faire perturbe également votre productivité et votre concentration. Elles occupent vos pensées et vous empêchent d'être efficace, sans parler du stress que cela engendre. Pour les personnes qui n'aime pas l'idée du post-it, je vous conseille d'utiliser Evernote®. C'est une application gratuite très pratique qui vous permet de stocker vos notes en ligne et les avoir à disposition quel que soit votre support (pc, tablette, portable…).

9) Agir

« J'aimerais vraiment partir m'aérer ce week-end… »
« Il faudrait que je me mette au sport. »
« J'aimerais apprendre à méditer »

Toutes ces phrases au conditionnel n'ont pas l'impact positif sur votre esprit car elles sous-entendent que le passage à l'action n'est pas certain. Il est nettement plus logique et pratique de transformer toutes ces phrases par des affirmations concrètes : « je vais partir m'aérer ce week-end » ou « je vais débuter la méditation dès aujourd'hui » ou « je me mets au sport dès ce week-end ». En transformant ainsi toutes les phrases offrant une porte de sortie et de fuite susceptibles de vous bloquer, vous vous engagez avec vous-même en affirmant vos objectifs futurs afin d'agir. Cela renforce votre confiance. Un petit détail comme celui-ci peut changer votre quotidien et stimuler votre motivation. Reformulez ainsi toutes vos pensées émises au conditionnel, en utilisant des verbes d'action, car le but reste d'agir.

De même, lorsque des problèmes récurrents se manifestent dans votre quotidien, il est important d'agir pour les résoudre. Il ne faut pas laisser les choses en l'état et ne rien faire. Il s'agit là aussi d'une forme de procrastination. Chez certains, ces problèmes remontent à des évènements traumatisants du passé et qui empêchent d'avancer. Dans ce cas, il ne faut pas essayer de les oublier, comme si de rien n'était. Il est préférable là aussi d'agir afin de trouver une solution. Dans certaines situations, il nous faut l'aide d'une personne extérieure pour nous permettre de les résoudre. C'est donc important de s'exprimer, de les extérioriser et de les comprendre. Pour ceux qui ont du mal à se livrer, l'écriture est un excellent moyen d'identifier ses problèmes. Le simple fait de les décrire puis de les comprendre peut parfois suffire à s'en libérer. N'hésitez pas non plus à vous orienter vers la psychologie et l'aide d'une personne extérieure pour affronter ce type de situations. Quoi qu'il en soit, la présence de problèmes récurrents, qui font régulièrement surface, vous empêchera d'aller de l'avant.

10) Prendre soin de soi

A l'image de ce dont nous avons discuté dans le chapitre « Se relaxer », prendre du temps pour soi est quelque chose de primordial. Que cela soit pour votre santé, pour votre bien-être ou pour votre épanouissement, il est important d'agir afin de prendre soin de vous. Personne ne peut faire ce travail à votre place. Se consacrer du temps pour soi est donc un passage obligé. Ceci n'a rien d'égoïste, dans la mesure où vous pourrez ainsi, en vous sentant mieux, être plus présent avec votre entourage et leur offrir le meilleur de vous-même. Donc libérez-vous du temps pour des moments à vous, le plus souvent possible, même seulement 10 minutes par jour. Par exemple si vous étiez habitué à aller à la piscine ou à la salle de gym 2 fois par semaine mais que vous avez sacrifié cette activité alors qu'elle vous apportait beaucoup de bien-être, prenez le temps nécessaire pour reprendre. Il y a toujours des moyens de s'organiser. Nous devons tous faire face aux contraintes quotidiennes, notamment avec le travail et la vie de famille, mais nous pouvons tous trouver des alternatives et des solutions pour notre bien-être. Tout est une question de priorité.

Il est toujours difficile de prendre soin de soi. A l'inverse, nombreuses sont les personnes qui sont capables de s'investir à 100% et de trouver l'énergie et le temps nécessaire afin d'aider un proche dans le besoin. Combien de personnes se laissent totalement aller sans jamais prendre le temps de se soigner mais pourront tout faire pour prendre soin de leur chat ou de leur chien. Alors la meilleure règle à suivre pour ne pas tomber dans ce piège est de toujours prendre soin de vous, autant que vous le feriez pour quelqu'un qui vous est cher.

11) Adopter la bonne posture

Aussi étonnant que cela puisse paraître, notre posture reflète notre moral et notre humeur du moment. Nous savons que les personnes anxieuses, déprimées ou ayant peu de confiance en soi ont tendance à adopter la même posture : affaissée, les épaules enroulées en avant, le regard vers le bas (15). A l'inverse, les personnes confiantes et ayant des pensées plus positives se tiennent plus droites, les épaules en arrière et regardent droit devant. Chose encore plus intéressante, lorsque nous modifions notre posture pour adopter celle qui est associée à la confiance et aux pensées positives, inconsciemment nous adoptons des comportements plus positifs et nous augmentons notre confiance (16). Cette position droite, les épaules en arrière et le regard devant se retrouve également dans le comportement animal et est synonyme de force et de pouvoir. La position inverse est reliée à la peur et au retrait. Ces différentes positions peuvent directement influencer la fonction dont le cerveau fonctionne, notamment via la production de sérotonine, connue pour être associée à la sensation de bonheur et de bien-être. En vous tenant droit, vous êtes plus confiant, plus positif et les autres vous jugent à votre juste valeur. En changeant votre posture et en vous redressant, en 2 minutes seulement, vous pouvez modifier la production des hormones de votre cerveau (16).

12) Arrêter de vous comparer aux autres

Comme nous l'avons vu précédemment, le réflexe de se comparer toujours aux autres ne fait qu'attirer les pensées négatives et affaiblit notre estime. Un des moyens de limiter le problème est d'éviter d'utiliser les réseaux sociaux et Internet passivement. Ils ne reflètent que les réussites et les bons moments des utilisateurs et en aucun cas la réalité de la vie. Les gens n'affichent que « leur hauts » et ne montrent jamais « leur bas ». Le bon réflèxe à prendre est de se comparer avec soi-même. Gardez comme objectif d'être toujours meilleur aujourd'hui que la veille. En adoptant cette philosophie, vous parviendrez à reprendre confiance en vous et à agir en gardant en tête vos objectifs, sans être influencé négativement par les autres.

Ces 12 règles sont pratiques, simples, efficaces et vous aideront à améliorer votre confiance en vous. Ce travail sur soi se fait progressivement et quotidiennement. Vos comportements habituels ne se changeront pas du jour au lendemain. Mais la prise de conscience puis l'action quotidienne permettent de progresser un peu plus chaque jour. Avec des réflexes simples, qui vous apprennent à vous reconnecter avec vous-même et à vous « écouter », vous pourrez facilement améliorer votre bien-être. De plus, cela vous permettra de prendre le réflexe d'agir par choix et par envie, plutôt que de subir par contraintes. Le bien-être, la vie et la santé sont des choses positives et agréables. Vous avez tout intérêt à tout faire pour les améliorer de la meilleure des manières possibles.

Poursuivre des objectifs qui ont du sens

Les moments de notre vie ne sont pas tous agréables ni faciles. La vie est parfois difficile, pour tout le monde. Les instants de doute, de stress, les conflits familiaux, les problèmes de santé ou financiers existent à un moment ou un autre de notre existence, et cela est tout à fait normal. Mais dans chacune de ces situations, il y a toujours une porte de sortie, un moyen de nous redonner espoir et envie d'avancer. Cette porte de sortie s'ouvre souvent lorsque nous avons un objectif qui compte à nos yeux.

Par nature, nous avons besoin d'objectifs pour avancer, trouver la motivation et l'énergie nécessaire chaque jour. Trop souvent, nous avançons quotidiennement sans objectif précis, telle une marionnette qui se laisse guidée par les aléas de la vie. Notre existence peut vite se caractériser par le laisser-aller et le laisser-vivre. Il est facile de tomber dans ce piège et de prendre les choses comme elles viennent, avec philosophie. Définir ses objectifs est un réel élément moteur du bien-être. Cette étape va avoir un double impact : donner un sens à votre quotidien et améliorer votre accomplissement personnel.

L'accomplissement personnel est un concept créé par le psychologue américain Abraham Maslow, célèbre pour sa théorie sur les besoins de l'homme qu'il a pu illustrer via la « pyramide de Maslow ». Elle permet de définir une hiérarchie des besoins, c'est-à-dire nos besoins de base comme la nourriture, l'eau, l'oxygène, le sommeil, un toit et une stabilité sociale ; et nos besoins psychologiques personnels. D'après Maslow, lorsque nous comblons nos besoins de base, nous pouvons alors atteindre l'accomplissement personnel en identifiant le sens ultime de notre vie et en faisant les efforts nécessaires pour y arriver. L'accomplissement personnel est un processus correspondant à la succession des étapes suivantes :

- Se connecter à soi-même,
- Vivre en suivant ses valeurs,
- Se fixer des objectifs,
- Les réaliser en suivant ses convictions personnelles.

Comme vous pouvez le constater, le travail effectué depuis le début de ce chapitre vous a permis de mettre en place les deux premières étapes. Ici, nous allons travailler à la définition d'objectifs. Les avantages de se fixer des objectifs pour notre bien-être et notre épanouissement sont nombreux :

- Se fixer des objectifs renforce l'estime de soi : nous nous sentons donc plus efficace et plus confiant.
- Avoir un but donne l'impression de mieux contrôler notre existence, donc d'être acteur de notre quotidien.
- La poursuite d'un objectif donne une structure et un sens à notre vie.
- La définition d'objectifs nous pousse à nous organiser et à classer nos actions par priorité.
- Les objectifs nous aident à surmonter les crises.
- Avoir un but nous permet d'améliorer nos relations avec les autres.

Bien souvent, la difficulté reste d'être en mesure de définir des objectifs en adéquation avec vos valeurs, car c'est le seul moyen d'améliorer votre bien-être et de passer à l'action. En agissant, vous prenez le contrôle de votre vie plutôt que de vous laisser guider par votre environnement extérieur. L'outil que je vais vous proposer ici est axé principalement sur l'amélioration de votre bien-être. Il se focalise donc sur la prise de conscience de vos envies profondes afin de les transformer en objectifs, puis en actions précises. Cette technique peut aussi tout à fait s'adapter au travail, pour ceux qui ont une certaine liberté d'actions et qui ont besoin de le structurer. Cet outil, que j'ai développé et que je conseille, s'appelle « la liste de mes envies ».

La liste de mes envies :

Pour réaliser cet exercice, vous devez trouver un endroit calme, disposer de suffisamment de temps devant vous et veillez à ne pas être dérangé. Je vous propose donc de procéder comme suit :

1) Prenez une feuille de papier en mode paysage, divisez là en 4 colonnes. Isolez-vous et assurez-vous de pouvoir consacrer au moins 30 minutes à la réalisation de ce petit exercice.

2) Sur cette feuille, dans la 1ère colonne de gauche, inscrivez tout ce qui vous fait envie dans la vie, ce que vous souhaitez accomplir. Dites-vous juste, « Avant de quitter cette Terre, qu'est-ce que je souhaite faire absolument » ? Ne vous fixez aucune limite, Ne vous demandez pas si cela est réalisable ou non pour le moment. Réfléchissez à tous les domaines qui vous passent par la tête (voyage, travail, famille, amis, sport, loisirs, spiritualité...). Lâchez-vous totalement. Dans l'idéal, inscrivez minimum 20 envies, maximum 50. Prenez votre temps, vous pouvez rédiger cette liste en plusieurs fois.

3) Dans la deuxième colonne, vous allez hiérarchiser cette liste en fonction du « degré d'envie », en allant de l'item qui vous fait le plus envie à celui qui vous plait le moins. Placez 1 numéro devant chaque envie, de 1 à X (1 correspond à l'action qui vous fait le plus envie, X la dernière de votre liste).

---

4) Dans la troisième colonne, vous allez classer vos items en fonction de leur « degré de réalisation ». Commencez par celui qui vous paraît le plus réalisable, en fonction de votre temps et de votre situation, jusqu'à celui qui sera le plus compliqué à réaliser. Soyez objectif. Placez des numéros devant chaque item, de 1 à X (1 correspond à l'action la plus facilement réalisable, X la moins réalisable).

5) Dans votre quatrième colonne, vous allez ensuite additionner les chiffres présents sur chaque ligne d'envie.

6) Prenez les 5 résultats qui affichent le nombre le plus faible de la quatrième colonne, c'est à dire qui sont les plus réalisables et les plus enviables. Isolez-les et affinez-les pour les rendre les plus précis possible.

7) Définissez un "objectif temps" réalisable pour chaque item, correspondant à une sorte d'engagement avec vous-même. Rédigez-le sur une feuille sous la forme d'une note afin de vous engager avec vous-même.

8) Pour chaque item, décrivez les étapes successives à mettre en place pour y arriver, les actions à prévoir. Identifiez ce que vous devez faire concrètement pour arriver à réaliser vos envies.

9) Enfin, relisez et actualisez votre liste régulièrement. Redéfinissez vos items si besoin, ajoutez de nouvelles envies, rayez les items accomplis...

10) Incorporez vos actions dans votre "to-do-list" pour être certain d'agir et de les garder en tête.

NB : Il est important de limiter les objectifs matériels et de privilégier les nouvelles expériences, les apprentissages, les échanges... Il faut réellement que l'envie soit profonde.

La liste de mes envies : Etape 1.

Mes envies	Classement « ce qui me fait le plus envie »	Classement « ce qui me paraît le plus réalisable »	Total

La liste de mes envies : Etape 2.

Mes envies	Classement « ce qui me fait le plus envie »	Classement « ce qui me paraît le plus réalisable »	Total
Sauter en parachute			
Voir une aurore boréale			
Faire de l'ULM			
Apprendre la méditation			
Voyager au Japon			
Voir les all-blacks (rugby)			
Ecrire un livre			
Apprendre l'Italien			
Faire de la plongée			
Faire un marathon			
Fonder une famille			
Apprendre tous les jours			
Aider les gens à vivre en bonne santé			
Vivre à l'étranger			
Faire du chien de traîneau			
Faire une randonnée au Kilimandjaro			

La liste de mes envies : Etape 3.

Mes envies	Classement « ce qui me fait le plus envie »	Classement « ce qui me paraît le plus réalisable »	Total
Sauter en parachute	9		
Voir une aurore boréale	13		
Faire de l'ULM	14		
Apprendre la méditation	5		
Partir au Japon	8		
Voir les all-blacks (rugby)	12		
Ecrire un livre	4		
Apprendre l'italien	16		
Faire de la plongée	10		
Faire un marathon	11		
Fonder une famille	15		
Apprendre tous les jours	1		
Aider les gens à vivre en bonne santé	3		
Vivre à l'étranger	2		
Faire du chien de traîneau	6		
Faire une randonnée au Kilimandjaro	7		

La liste de mes envies : Etape 4.

Mes envies	Classement « ce qui me fait le plus envie »	Classement « ce qui me paraît le plus réalisable »	Total
Sauter en parachute	9	8	
Voir une aurore boréale	13	12	
Faire de l'ULM	14	2	
Apprendre la méditation	5	5	
Partir au Japon	8	13	
Voir les all-blacks (rugby)	12	11	
Ecrire un livre	4	6	
Apprendre l'italien	16	16	
Faire de la plongée	10	3	
Faire un marathon	11	4	
Fonder une famille	15	15	
Apprendre tous les jours	1	7	
Aider les gens à vivre en bonne santé	3	1	
Vivre à l'étranger	2	10	
Faire du chien de traîneau	6	9	
Faire de la randonnée au Kilimandjaro	7	14	

La liste de mes envies : Etape 5.

Mes envies	Classement « ce qui me fait le plus envie »	Classement « ce qui me paraît le plus réalisable »	Total
Sauter en parachute	9	8	17
Voir une aurore boréale	13	12	25
Faire de l'ULM	14	2	16
Apprendre la méditation	5	5	10
Partir au Japon	8	13	21
Voir les all-blacks (rugby)	12	11	23
Ecrire un livre	4	6	10
Apprendre l'Italien	16	16	32
Faire de la plongée	10	3	13
Faire un marathon	11	4	15
Fonder une famille	15	15	30
Apprendre tous les jours	1	7	8
Aider les gens à vivre en bonne santé	3	1	4
Vivre à l'étranger	2	10	12
Faire du chien de traîneau	6	9	15
Faire une randonnée au Kilimandjaro	7	14	21

La liste de mes envies : Etape 6.

- *Aider les gens à vivre en bonne santé.*
  ⇒ **Partager mes connaissances au travers un blog, créer des vidéos et une chaîne YouTube, mettre en place des programmes en ligne, conseiller mes patients.**
- *Apprendre tous les jours.*
  ⇒ **Regarder des documentaires sur les sujets qui m'intéressent, lire un livre par semaine, regarder les nouvelles études scientifiques publiées.**
- *Ecrire un livre, à démarrer dès la semaine à venir.*
  ⇒ **Trouver un sujet qui me plaît et surtout en fonction de mes compétences et mes de savoirs, regarder les livres existants dans le domaine pour ne pas faire la même chose, trouver les domaines que je veux aborder.**
- *Partir vivre à l'étranger au moins un an, à réaliser dans les 3 ans à venir max.*
  ⇒ **Trouver une destination simple, dépaysante et qui m'attire, regarder les démarches administratives, prévoir un budget pour le départ (payer les charges, les billets et avoir de quoi vivre au moins 3 mois sur place).**
- *Apprendre la méditation*
  ⇒ **Lire plusieurs livres sur le sujet, commencer à pratiquer tous les jours, trouver un professeur et un groupe de méditation.**

Cette étape est indispensable pour définir vos envies, vos centres d'intérêts et les cultiver au travers d'objectifs et d'actions concrètes. Chaque objectif doit être divisé en succession d'étapes qui doivent être assez délicates à réaliser pour être perçues comme un challenge, ce qui vous permettra de renforcer votre motivation. Dans le même temps, elles doivent être assez simples pour que la probabilité de les réussir reste relativement élevée. Il faut donc trouver le compromis entre une difficulté suffisante et de grandes chances de réussite. Prenez vraiment le temps nécessaire pour le faire, cela ne doit pas vous effrayer. Appréciez la chance que vous avez de pouvoir profiter des progrès de notre société moderne qui peuvent vous permettre facilement d'apprendre, de découvrir et d'évoluer... Pour chaque objectif que vous vous fixez, il y a des critères importants à prendre en considération : Pourquoi avez-vous envie de le réaliser ? Qu'est-ce qui vous motive ? Pourquoi est-ce important pour vous ? Il faut que cela corresponde à vos valeurs et vos convictions personnelles et en aucun cas dans le simple but d'être apprécié par les autres. Vous devez poursuivre des objectifs qui ont du sens pour vous, et en aucun cas des choses futiles. Restez donc concentré sur vos centres d'intérêts et ne comparez pas votre vie à celle des autres.

Apprendre à vivre l'instant présent

Nous avons pu voir dans le chapitre précédent, lorsque nous avons abordé le sujet de la méditation, que notre cerveau est conçu pour penser. Si vous avez déjà mis en pratique les techniques de relaxation ou de méditation, vous avez surement pu constater à quel point votre esprit produit constamment des pensées. Si toutes ces idées circulent dans votre tête, ce n'est absolument pas par hasard. Comme nous l'avons précisé concernant la méditation, essayer d'arrêter de penser n'est pas quelque chose de possible. Dans les techniques méditatives ou relaxantes, il est recommandé de laisser son esprit aller là où il le souhaite, et de ne rien contrôler. Il ne faut en aucun cas porter un jugement, ni même y réfléchir. Dans le même temps, il est conseillé de se recentrer le plus possible sur l'instant présent, soit en récitant un mantra, ou simplement en se concentrant sur l'air qui va et vient dans notre corps. La méditation est un des nombreux moyens de lâcher prise et d'évacuer de nombreuses pensées inutiles qui circulent en vous. Cependant, nous constatons tous que certaines pensées reviennent régulièrement. Dans ce cas précis, il est utile de les prendre en considération et de réapprendre à les écouter. C'est tout l'intérêt des moments de calme que vous pouvez vous offrir dans votre quotidien. Les instants où vous vous retrouvez seul face à vous-même et face à vos pensées sont des moments importants qu'il faut apprendre à analyser pour mieux s'en servir.

Dans un premier temps, il est primordial pour vous de prendre tout simplement conscience des pensées qui reviennent sans cesse, et de réussir à prendre le recul nécessaire afin d'observer toute cette activité qui existe en vous. Si vous ne prenez pas le temps de prendre connaissance de ce qu'il se passe dans votre esprit, vous ne pourrez pas vous reconnecter réellement avec vous-même, ni savoir profondément ce que vous souhaitez et ce qui compte pour vous. En résumé, cette activité mentale peut s'apparenter à cette petite voix intérieure qui communique avec vous en permanence. Elle s'accompagne même parfois de scènes virtuelles, d'images… Nous allons voir comment en prendre conscience pour mieux vous comprendre vous-mêmes et évoluer vers un niveau de bien-être supérieur. Le second intérêt majeur est d'apprendre à vivre au moment présent. Combien de fois êtes-vous occupé à faire quelque chose, alors que votre esprit est totalement ailleurs. Ceci peut se manifester justement lorsque vous n'écoutez pas assez ce que votre esprit souhaite vous dire. Il est alors très difficile de se concentrer sur une tâche et d'être présent dans l'instant. Le travail qui suit va donc grandement vous aider à travailler cet aspect, source de bien-être. Une partie du travail est similaire à ce qui est appliqué pendant les séances de méditation. Si vous avez des difficultés, les conseils suivants vont vous aider à améliorer également votre pratique méditative.

1) Prendre conscience de votre voix intérieure

Pour commencer ce travail sur vous, vous devez apprendre à écouter ce qui se manifeste dans votre esprit. Tout comme pendant les temps de méditation ou de relaxation, vous allez pouvoir prendre conscience des pensées qui circulent en vous au quotidien. Le but n'est absolument pas d'essayer d'influencer quoi que ce soit ou de vous juger vous-mêmes, mais simplement d'écouter ce que votre esprit souhaite vous dire. Il est facile de ne plus prendre en considération ce qui se passe en nous, ce qui pose un réel problème car nous finissons par nous déconnecter de ce que nous sommes profondément. Dans les différents moments de la journée où vos pensées se manifestent, écoutez-les désormais avec attention et sans jugement, car certaines ont des informations très importantes à vous communiquer. L'enjeu essentiel est d'être à l'écoute de ce qui se passe dans votre esprit.

2) Se reconcentrer sur l'instant présent

Maintenant que vous avez pris conscience de tous ces moments de dialogue interne qui existe en vous, l'étape suivante sera de réussir à stopper toutes ces pensées pour se reconcentrer uniquement sur le moment présent. Je vous donne un exemple concret pour vous aider à comprendre la démarche :

Vous marchez un samedi après-midi dans le centre-ville. Vous vous rendez compte que vous n'êtes pas attentif à ce qui se passe autour de vous car vous êtes absorbé par vos pensées. Votre petite voix ne cesse de s'exprimer. Vous souhaitez donc la stopper, et le mieux est de vous concentrer uniquement sur ce qui se passe autour de vous : la foule de gens, le bruit de vos pas sur le sol... Concentrez-vous uniquement sur vos mouvements, sur le soleil qui réchauffe votre peau, sur les enseignes des boutiques. Visualisez toute la scène qui se déroule autour de vous, tout comme vous pourriez observer une scène d'un film au cinéma. Observez, ressentez, et vivez le moment présent. Votre objectif est de faire taire vos pensées et de ne vous préoccuper uniquement que de ce qu'il se passe autour de vous à cet instant.

Se détacher de vos pensées est une étape importante qui va beaucoup vous apporter. Nous les associons trop souvent à la réalité. En se reconcentrant sur le moment présent, vous pourrez comprendre qu'elles ne sont pas la réalité, mais de simples créations de l'esprit. Ainsi, cela va vous aider à prendre du recul et ne plus vous auto-juger ou encore ressentir de l'anxiété à cause de certaines pensées inappropriées et infondées.

3) Analyser vos pensées

A ce stade, il faudrait désormais être capable d'analyser ce qui se passe dans votre esprit. Au préalable, triez simplement vos pensées en deux catégories :

- Celles qui s'apparentent à quelque chose de négatif. Je ne me sens pas bien, cela me met dans une situation de stress, d'angoisse, je ressens une certaine souffrance, ou de la préoccupation. Elles m'empêchent de me sentir bien et de vivre ce qui se passe autour de moi.

- Inversement, celles qui sont positives, elles me font me sentir bien, je ressens quelque chose d'agréable, d'utile ou de constructif.

Ne cherchez surtout pas à les modifier, simplement à les écouter et déterminer leurs natures. Prenez-les telles qu'elles se présentent. Écoutez-les attentivement et faites juste cette simple analyse.

4) Traiter vos pensées négatives récurrentes

Ici, nous nous intéressons uniquement aux pensées négatives ou susceptibles de vous déclencher un stress, et qui reviennent régulièrement. Si elles sont présentes et se manifestent régulièrement, cela signifie que quelque chose en vous veut vous en faire prendre conscience. Si vous ne les prenez pas en considération, elles ne feront que s'accumuler encore et toujours. À la longue, les nouvelles pensées s'ajoutent aux anciennes et vous allez vous sentir de plus en plus étouffé et stressé. Ceci risque d'avoir des conséquences à moyen ou long terme sur votre bien-être, comme sur votre santé. Pour chaque pensée, déterminez les actions à réaliser tout de suite, et qui vont vous permettre de résoudre le problème à l'origine de ce sentiment négatif, de ce stress ou de cette angoisse. Posez-vous les questions suivantes : « Que puis-je faire maintenant pour résoudre le problème et chasser cette pensée négative ? Est-elle fondée ? ».

Prenons l'exemple suivant : vous êtes préoccupé(e) car vous devez aller chercher vos enfants dans deux heures, et vous avez peur d'être en retard car vous faites du shopping. Cependant, votre conjoint est à la maison et disponible. L'action à mettre en place immédiatement est simple et va vous permettre d'éliminer totalement cette préoccupation : demandez-lui d'aller chercher les enfants à votre place. Deuxième exemple de pensée toute simple qui peut vous gâcher le moment présent : vous avez oublié de vider la machine à laver et votre fils a besoin impérativement de sa tenue de sport pour demain. Vous n'êtes pas à la maison et vous avez peur d'oublier en rentrant. C'est donc le moment d'utiliser votre « to do list ». Notez-y : « vider la machine » avec un rappel et une alarme à l'heure de votre retour chez vous.

Quand ces pensées viennent perturber le moment présent, vous devez prendre le réflexe de vous demander ce que vous pouvez faire pour les chasser de votre esprit. La plupart du temps, il y a toujours quelque chose à faire sur le moment, qui permet de soulager cette préoccupation. Rechercher les solutions est le meilleur moyen de se sentir soulagé et mieux dans sa tête. Lorsqu'il s'agit de choses plus profondes, comme des pensées autocritiques qui ne sont pas justifiées, la solution reste de comprendre qu'elles ne reflètent pas la réalité. Reconcentrez-vous alors sur le moment présent. Souvent, lorsque vous ne parvenez pas à trouver les solutions par vous-même, n'hésitez pas à en parler autour de vous. Se livrer à quelqu'un de confiance est un des moyens les plus efficaces pour se sentir mieux et résoudre vos problèmes.

5) Faire une seule chose à la fois

Aujourd'hui, tout doit aller toujours plus vite. Nous voulons tout faire en même temps et nous sommes devenus multitâches. Faire sa pause du midi en consultant ses mails, envoyer un SMS en marchant, laisser sa page Facebook ouverte pendant le travail ou encore regarder la télévision en cuisinant. Avec ce genre de réflexes, nous perdons de notre efficacité. Le cerveau a un pouvoir de concentration limité. Par conséquent, il est particulièrement efficace à la résolution de problème lorsqu'il ne se focalise que sur une seule chose à la fois. Petit à petit, à force de nous éparpiller, nous perdons nos capacités de concentration et il devient de plus en plus difficile de se concentrer à 100% sur ce que nous faisons. Alors, nous réalisons beaucoup de choses superficiellement et très peu profondément. En prenant le réflexe de vous concentrer sur une seule chose à la fois, vous permettez à votre cerveau de se focaliser sur une seule et même tâche. Vous redevenez productif et vous éliminez une grande source de stress. De plus, en appliquant également mes conseils concernant l'utilisation d'Internet et des réseaux sociaux, vous allez réussir à éliminer de nombreuses sources de distractions. Lorsque vous effectuez un travail ou une tâche, investissez-vous à 100% en restant concentré uniquement sur l'instant présent.

Vivre et penser positif

Maintenant que nous avons progressé dans notre travail, nous pouvons revenir à l'optimisme et aux émotions positives. De nombreuses études ont prouvé qu'en pensant positif et en vivant des émotions positives, nous pouvons devenir plus flexibles, créatifs, ouverts, efficaces, sociables, attentifs, actifs et en meilleure santé. Dans une étude de l'université du Kentucky, trois psychologues ont analysé les Mémoires de religieuses catholiques, recueillies dans les années 1930, afin d'étudier le vieillissement et la maladie d'Alzheimer. Dans leurs récits, elles y évoquent les évènements marquants de leur enfance, les écoles qu'elles ont fréquentées, leurs expériences spirituelles et les influences qui les avaient poussées à entrer dans les ordres. Destinées à l'origine à évaluer le trajet de carrière de chacune d'elles, ces biographies finirent par être archivées, puis tombèrent dans l'oubli. Les psychologues ont alors analysé le contenu positif présent dans chaque récit et l'ont comparé à la longévité de ces religieuses. La découverte est stupéfiante : les sœurs qui ont exprimé le plus d'émotions positives ont vécu jusqu'à 10 ans de plus que celles qui en ont exprimé le moins (17). La conclusion de cette étude a depuis été confirmée par de nombreuses autres.

Vivre des émotions positives nous amène à nous sentir bien et à élargir notre esprit, nous permettant ainsi de voir notre vie avec davantage de recul, plutôt que de nous focaliser sur une seule chose. Par exemple, dans les moments de doute, les personnes positives arrivent plus facilement à prendre du recul, et ainsi de ne pas se focaliser uniquement sur le négatif. Adopter la « positive attitude » semble augmenter sensiblement la production de sérotonine dans le cerveau (18). Qui dit davantage de sérotonine dit meilleur moral, ce qui vient encore plus renforcer les émotions positives.

Plus nous développons un état d'esprit positif et plus nous augmentons nos chances d'attirer le positif dans notre vie. Il n'est pas rare de constater, par exemple, qu'une personne négative, qui se dit malchanceuse et malheureuse, ne fait qu'accumuler les échecs et les malheurs. Inversement, certaines personnes cumulent les succès et semblent chanceuses. En réalité, elles ont surtout un état d'esprit positif qui leur permet de voir la vie sous un autre angle, et de saisir toutes les bonnes occasions. Il est important de nous rappeler que nous percevons notre monde extérieur essentiellement par l'intermédiaire de nos sens. Ces sens recueillent les informations grâce à nos capteurs que sont nos yeux, nos oreilles, notre peau, notre langue et notre nez afin de les transmettre au cerveau qui en fait l'analyse. Et ce n'est qu'après cette analyse que nous percevons une scène du monde extérieur. Ainsi, cette perception peut être très différente en fonction de l'état d'esprit et des pensées de chacun. Le dicton populaire : « il vaut mieux voir le verre à moitié plein qu'à moitié vide » résume parfaitement l'effet du positif sur le bien-être. Plus nous pensons positif et plus nous percevons les éléments « positifs » de notre environnement extérieur. Le positif attire le positif et, à l'inverse, le négatif ne fera qu'amener plus de négatif.

Pour résumer, plus nous avons des pensées positives et meilleur est notre moral, notre bien-être et notre santé. Évidemment, l'inverse est également vrai. Un individu qui a tendance à être globalement négatif est moins heureux et a plus de risque de souffrir de problèmes de santé. Il est donc important de cultiver ses propres émotions positives. La question qui se pose ici est donc la suivante : « Quels sont les meilleurs moyens de renforcer ces pensées et émotions positives au quotidien ? ». Pour cela, il existe plusieurs activités possibles.

1) Communiquer avec les autres

L'échange et les interactions sociales sont des éléments clés du bien-être. Interagir et communiquer avec les autres est aussi une bonne façon d'améliorer son humeur et d'augmenter la probabilité de ressentir des émotions positives. L'université d'Harvard, qui a mené la plus longue étude de population à ce jour (75 ans de recueils d'informations sur la santé physique et mentale), a fait ressortir l'impact positif du contact humain (19). D'après les résultats, ce qui compte plus que tout, plus que la richesse, le travail ou la célébrité, ce sont les relations profondes que nous entretenons avec notre conjoint(e), notre famille, nos collègues de travail, nos amis, notre communauté. Le fait d'entretenir des relations saines est non seulement un bon indicateur de satisfaction personnelle, mais aussi professionnelle. Cette conclusion est la même que celles des études menées sur la « zone bleue », c'est-à-dire les populations dont la longévité est nettement supérieure à la moyenne.

Il faut préciser que seules les vraies relations, profondes et qui ont du sens pour nous, procurent ce bien-être et cet effet positif sur la santé. Celles qui restent superficielles n'ont aucun intérêt. Par exemple, ce ne sont pas les contacts échangés sur Internet ou les réseaux sociaux avec des inconnus qui vont vous permettre d'aller mieux. Il faut faire le tri et vous reconcentrez sur les personnes qui sont chères à vos yeux, tout en restant ouverts à de nouvelles rencontres. Il est donc important de cultiver vos relations sociales proches en multipliant les occasions d'échanger dans la vraie vie : inviter votre famille ou vos amis, proposer des sorties, partager des passions communes…

2) Pratiquer la gratitude

L'un des moyens les plus rapides de détourner votre attention de la négativité, du jugement et de la déception est d'énumérer les choses dans votre vie pour lesquelles vous êtes reconnaissant. La gratitude se définit comme « la reconnaissance pour un service, pour un bienfait reçu ; un sentiment affectueux envers un bienfaiteur ». En plus d'être une émotion positive, la gratitude peut se manifester sous une forme physique, au travers des actes de gratitude. Ainsi, ils peuvent vous permettent de former de nouvelles relations sociales ou encore de développer ou d'améliorer vos relations existantes.

Pour pratiquer la gratitude, commencez par être reconnaissant de toutes les choses simples qui vous paraissent normales au quotidien mais qui pourtant vous apportent tant de satisfactions. Ainsi soyez reconnaissants d'avoir un emploi rémunéré et plaisant, de dormir dans un lit confortable chaque soir, de profiter du soleil qui se lève chaque matin, d'avoir une douche chaude tous les jours. Mais la gratitude ne s'arrête pas là, elle est aussi valable envers les autres, comme pour le serveur qui vous accueille avec le sourire au restaurant, pour les personnes qui vous aiment et prennent soin de vous, ou encore envers votre corps qui vous permet tous les jours de profiter de la vie. Pour faciliter cette pratique, vous pouvez utiliser un « journal de la gratitude ». Qu'il soit sous forme papier ou sous forme numérique, il peut vous aider à garder à l'esprit les bons moments de la vie. Certaines recherches intéressantes ont permis de montrer que les personnes qui pratiquent la gratitude sont plus actives physiquement, ont moins de douleurs, sont plus sociables, plus positives et ont un niveau de bien-être supérieur à celles qui n'en ont pas (20). De plus, l'écriture d'un journal de gratitude pourrait diminuer l'inflammation et stimuler le système nerveux parasympathique, si utile pour la bonne santé (21). Il est vrai que nous sommes facilement enclins à nous lamenter sur ce qui ne va pas et cette attitude est forcément négative. Pour contrer ce phénomène, l'idée première est de s'habituer à remarquer ce qui va bien. C'est exactement le but du journal de gratitude.

Le journal de gratitude :

Chaque jour, sur votre journal, relevez la date et notez par exemple :

- Ce qui vous est arrivé de bien.

- Ce qui vous a procuré une émotion positive : de la joie, de l'étonnement, de la détente...

- Ce que vous avez réalisé et qui vous procure un sentiment d'accomplissement, de fierté...

- La manière dont vous vous êtes fait plaisir en faisant plaisir à quelqu'un.

- Les choses agréables que vous avez vues, entendues, goûtées, touchées ou senties.

- Tout le bien-être que vous pouvez ressentir.

Une autre stratégie consiste à avoir un « partenaire de gratitude », un ami proche qui peut vous soutenir dans votre cheminement vers une pensée plus positive. Chaque jour, envoyez-lui un message ou un e-mail pour lui communiquer trois choses pour lesquelles vous êtes reconnaissant. Il est encore plus intéressant de réaliser cela en famille, en prenant le réflexe, à chaque dîner, d'exprimer trois choses agréables, utiles et qui vous ont fait du bien. Cela peut être vu comme un rituel de famille où chaque membre se livre aux autres. Vous pouvez aussi utiliser des questions simples comme « qu'avez-vous fait aujourd'hui pour aider quelqu'un d'autre ou le rendre heureux ? », « qu'avez-vous appris de nouveau et dont vous êtes fier ? » ou encore « qu'est-ce qui vous a rendu heureux aujourd'hui ? »

3) Aider les autres

L'aide est une des meilleures activités pour vous procurer des émotions positives. Il existe de multiples façons de faire du bénévolat pour venir en aide aux autres. Vous pouvez être volontaire dans de nombreux domaines, que cela soit pour les gens sans-abri, ceux qui vivent dans la précarité, pour les personnes âgées et également dans les clubs sportifs ou les évènements. Les recherches en psychologie démontrent que le partage et les actes gratuits de bonté sont deux des ingrédients importants pour être heureux. Ces actes permettraient de provoquer la sécrétion d'endorphines, non seulement chez la personne qui aide, mais aussi chez celle qui reçoit. Le bénévolat a aussi un impact sur le bien-être général et sur la santé. Il permet entre autre, de sortir de chez soi, d'être plus actif physiquement et d'améliorer ses interactions sociales. C'est quelque chose d'important notamment pour les personnes isolées ou les personnes plus âgées, comme les retraités qui deviennent inactifs. Cette inactivité physique et cet isolement sont deux éléments impactant négativement la santé et la longévité.

4) Jouer, rire et s'amuser

Enfant, nous passons notre temps à jouer, seul ou avec les autres. Cette activité fait partie de notre équilibre et nous permet d'évoluer et d'apprendre. Le plus souvent, en arrivant à l'âge adulte, les moments de jeu, de rire et d'amusement se font de plus en plus rares. Pourtant, nous en avons besoin pour notre équilibre, et ces activités représentent une source d'énergie qui alimente notre santé mentale et notre créativité. Le jeu est lui aussi associé à une meilleure santé et un niveau de bonheur accru (19). C'est un excellent moyen de sortir de son quotidien, d'oublier ses soucis, de se changer les idées et bien évidemment ressentir des émotions positives. Que cela soit pour le jeu ou pour le rire, l'idéal est de réaliser ces activités dans la vie réelle avec de vrais échanges. Il existe de multiples activités ludiques qui peuvent répondre à vos goûts. Les jeux vidéo ou de société, partagés en famille ou avec des amis sont un excellent moyen de cultiver l'amusement et le rire. Retombez en enfance et prenez plaisir à lâcher prise et à vous amuser.

5) Méditer

Les personnes qui méditent quotidiennement affichent plus d'émotions positives que celles qui ne pratiquent pas. De plus, elles peuvent acquérir plus facilement de précieuses compétences à long terme. Par exemple, trois mois après le début d'un entraînement de méditation, les personnes qui méditent quotidiennement continuent d'être plus conscientes, plus motivées dans leur vie, de bénéficier d'un plus grand soutien social et souffrent moins de maladies (22). Comme nous l'avons vu dans le chapitre précédent, la méditation agit directement sur la structure du cerveau, ce qui permet de bénéficier de ses bienfaits sur le long terme. Cette activité est sans aucun doute l'un des meilleurs outils pour allier amélioration du bien-être, diminution du stress et meilleure santé.

6) Pratiquer une activité physique

Nous l'aborderons plus en détails dans le chapitre dédié à ce sujet, mais vous devez comprendre que l'exercice physique ne se cantonne pas à faire travailler ses muscles et à perdre du poids. L'impact de l'activité physique est très vaste. Par exemple, certains psychothérapeutes, comme William Pullen, traite les cas de dépression et d'anxiété en incluant la marche et la course à pied en nature (trail running). L'activité physique est indispensable à notre bien-être psychologique et notamment pour la confiance en soi et l'estime de soi. De plus, elle procure du plaisir, de la satisfaction grâce à cette sensation d'accomplissement. L'exercice physique libère des opiacés naturels (endorphines) et stimule la production de sérotonine, permettant ainsi de diminuer les symptômes d'anxiété et de dépression ainsi que le vieillissement cérébral (23). Pour l'aspect pratique, je vous guiderai en détails dans le chapitre qui lui est consacré. Vous pouvez déjà retenir que l'objectif est de bouger le plus possible dans votre quotidien, quel que soit le type d'activité. Il est plus efficace de privilégier des exercices qui vous procurent du plaisir plutôt que de choisir les plus contraignants, et surtout de passer du temps à l'extérieur et au contact de la nature. L'exposition à la lumière naturelle est un autre moyen d'améliorer son bien-être grâce à son effet positif sur la production de sérotonine (23).

7) Développer des centres d'intérêt et les cultiver

L'une des plus belles choses que notre société moderne nous offre est la liberté de pouvoir pratiquer des activités par pur plaisir. En vous reconnectant avec vous-même, vous allez pouvoir développer des idées et des envies qui vous tiennent à cœur. Il est vrai que nous sommes tous limités par le temps, mais il est toujours possible de se fixer des priorités, principalement lorsque cela concerne notre bien-être. En remplaçant vos nombreux instants de distraction et de futilité du quotidien, vous allez vous dégager le temps nécessaire pour faire les choses que vous aimez. Participer à des activités qui vous intéressent vous aidera à être en meilleure santé, à vous sentir plus énergique, moins stressé et plus heureux (24). Certes tout le monde n'a pas forcément une passion et ce n'est pas une obligation de vie. Mais nous avons tous des centres d'intérêt ou des passe-temps. Le but est de trouver une activité, et la pratiquer régulièrement en dehors du travail, uniquement pour le plaisir et la détente. Le résultat de cette activité n'importe peu tant que vous l'apprécierez. Vous pouvez aussi vous épanouir grâce à la lecture ou l'apprentissage.

Une passion ne s'adopte pas parce qu'elle est populaire mais parce qu'elle compte pour vous. Certaines personnes sont attirées par le sport, d'autres vont vouloir apprendre la cosmologie ou à jouer du piano. Certains vont préférer s'intéresser à la cuisine, à la peinture ou à la photographie. Poursuivez avant tout ce qui vous intéresse et vous donne envie. Lorsque vous vous lancez dans ce type d'activité, il est toutefois important de se limiter pour ne pas s'ajouter des contraintes. La curiosité étant aussi une de nos principales qualités, nous pouvons rapidement nous éparpiller et vouloir en faire trop à la fois. Je vous conseille donc de cibler un centre d'intérêt à la fois et de vous y investir à fond, tant que l'envie d'apprendre et de progresser est présente.

8) Savoir s'entourer des bonnes personnes

Nous savons que les liens sociaux sont extrêmement importants pour notre bien-être. Cependant, ils peuvent aussi avoir un impact négatif et poser un véritable problème. Certaines personnes ont une mauvaise influence et nous amènent à penser négativement, en déclenchant du stress ou en perturbant notre motivation. Tant que possible, prenez du recul avec ce genre de relations qui ne vous apportent rien de bon. Il en est de même concernant les personnes qui ne vous écoutent pas. Il est parfois bon de « faire le tri » au sein de son cercle d'amis et de sa propre famille. Un vrai ami est quelqu'un capable de vous écouter et de se réjouir de votre réussite personnelle sans jalousie.

Cependant, ce n'est pas toujours possible d'éviter les relations nocives. Cela peut être le cas sur votre lieu de travail ou avec les ami(e)s de votre conjoint(e). Il faut alors apprendre à se détacher de l'opinion des autres pour ne pas se laisser polluer. Vous ne devez pas vous laisser influencer par ces personnes négatives, qui parfois ne vont pas toujours vous soutenir ou vous encourager. Il est nécessaire de ne pas toujours écouter les autres, particulièrement lorsque cela concerne des jugements personnels, des critiques non-constructives ou des remarques désobligeantes. Ne vous laissez pas influencer et gardez-en tête vos valeurs, vos objectifs et vos convictions, en faisant abstraction du reste. Vous ne pouvez pas plaire à tout le monde et la critique ne peut être constamment évitée. Il est donc logique de s'éloigner au maximum des personnes qui ont une influence négative ou qui sont pessimistes, pour se rapprocher de celles qui vous aident à aller de l'avant et qui vous soutiennent. C'est en travaillant certains aspects de votre communication que vous allez pouvoir apprendre à gérer plus facilement vos relations. C'est l'objet de la dernière partie de ce chapitre.

Construire de vraies relations sociales

Dans l'étude d'Harvard qui a suivi des milliers de personnes sur 75 ans, les chercheurs ont étudié les trajectoires de santé des participants et leur vie au sens large, y compris leurs succès et leurs échecs dans leurs carrières et leurs mariages (19). Après analyse, ils en ont conclu que nos relations et notre satisfaction dans ces relations ont une influence considérable sur notre santé et notre espérance de vie. Prendre soin de son corps est important, mais entretenir ses relations sociales au sens large est également un autre moyen de prendre soin de soi.

Cette étude nous révèle que nos relations sociales nous rendent plus heureux tout au long de notre vie, plus que l'argent ou la célébrité. Ces liens nous protègent des mécontentements de la vie, nous aident à retarder le déclin mental et physique, et sont de meilleurs prédicteurs d'une vie longue et heureuse que notre classe sociale, notre QI (Quotient Intellectuel) ou même nos gènes. J'aime tout particulièrement citer Robert Waldinger, directeur de cette étude, qui résume parfaitement les conclusions de son analyse : « Premièrement, la solitude tue. C'est aussi puissant que le tabagisme ou l'alcoolisme. Deuxièmement, le vieillissement est un processus continu. Nous pouvons voir, au travers de l'étude, comment les gens peuvent commencer à différer dans leur trajectoire de santé à la trentaine. En prenant soin de nous relativement tôt dans notre vie, nous pouvons mieux vieillir et bien vieillir. Le meilleur conseil que je puisse donner est de prendre soin de votre corps comme si vous alliez en avoir besoin pendant 100 ans ».

Ici, les relations sociales correspondent essentiellement à de vrais échanges, profonds et sincères avec sa famille, ses amis ou son entourage proche. Ce type d'interactions génère des émotions positives qui perdurent au-delà du temps de la conversation. Ce n'est pas le nombre qui compte, mais principalement la qualité. Il n'est pas nécessaire d'avoir une multitude d'amis pour se sentir bien, au contraire. Pour se créer ou développer des relations sociales saines et profondes, il est utile de connaître des outils permettant d'améliorer notre communication avec les autres. La manière dont nous nous exprimons est l'élément qui nous permet de nous connecter les uns avec les autres. Une mauvaise communication peut s'avérer un véritable frein à notre bien-être. Mieux communiquer avec sa famille, ses amis, ses collègues de travail, mais aussi les personnes que nous rencontrons au quotidien, permet de changer totalement la qualité de nos relations. Les quelques outils simples que je vais vous décrire ici vont vous aider à améliorer vos échanges et à vous ouvrir aux autres. Grâce à eux, vous allez construire des relations sociales plus saines, plus profondes et plus proches de vos valeurs. Ces règles de communication communes à la majorité des individus sont de bons réflexes à prendre. Elles sont simples à appliquer et n'ont en aucun cas pour objectif de changer votre personnalité ou encore de manipuler votre interlocuteur. Au contraire, en les utilisant avec bonne intention, vous pourrez constater de nettes améliorations dans la qualité de vos échanges. Nous sommes tous différents, nous pensons différemment, et pour mieux nous comprendre et échanger, il est préférable de s'appuyer sur des outils communs qui facilitent la façon dont nous interagissons les uns avec les autres. Il y a selon moi une phrase qui résume à elle seule le comportement que nous devons adopter au quotidien : *« J'agis envers les autres comme je voudrais qu'ils agissent envers moi-même ».*

1) Apprendre à écouter vraiment

Durant une conversation, beaucoup de personnes ont le réflexe de parler d'eux sans s'intéresser à leur interlocuteur, sans même lui poser une seule question. On n'appelle pas cela une conversation, puisqu'il n'y a pas d'échange, mais plutôt un monologue. Si vous y prêtez attention, c'est beaucoup plus courant que vous ne l'imaginez. Pour ne pas se comporter de la sorte, prenez le réflexe de vous intéresser aux autres de façon sincère. Pensez aux autres et soyez aimable envers eux. Ceci devient beaucoup plus facile lorsque vous avez rétablit une connexion avec vous-même et un niveau de bien-être et d'épanouissement supérieur. Prenez donc le réflexe de poser des questions pour en apprendre davantage sur votre interlocuteur. En adoptant ce réflexe, vous allez voir à quel point vous allez être perçu comme quelqu'un de sympathique, de bienveillant et appréciable. Il s'agit de vraies questions, précises, qui montrent que vous vous intéressez vraiment à la vie de votre interlocuteur :

- *« Ton week-end s'est bien passé ? Qu'as-tu fait réellement, explique-moi un peu ! »*
- *« Comment s'est passé votre entretien de lundi concernant votre nouvel emploi ? »*
- *« Ton fils a-t-il encore gagné sa compétition dimanche ? »*

Le « bonjour, ça va ? » est superficiel et impersonnel. A la place il est préférable de poser de vraies questions et d'écouter attentivement les réponses. Parlez aux autres de ce qui les intéresse, de leurs passions, leur travail, leurs enfants, leur maison, de tout ce qu'ils sont susceptibles d'aimer dans la vie. Portez à votre interlocuteur l'attention qu'il mérite, et n'attendez rien en retour, les choses se feront naturellement. Apprenez à écouter les autres. Intéressez-vous à leur discours et soyez attentifs afin de mieux retenir les informations qu'ils vous livrent.

L'inverse est aussi vrai. Si vous ne vous sentez pas écouté, ne perdez pas votre énergie et passez votre chemin. Une conversation sans échange est une véritable perte de temps. Si cela concerne un ami ou quelqu'un de proche, il est préférable de lui en faire part en lui expliquant simplement la vérité : « Vous avez l'impression de ne pas être écouté ». Il est primordial de créer des liens avec les gens qui vous veulent du bien et qui peuvent se réjouir de votre réussite, sans aucune jalousie. Si ce n'est pas le cas, ne perdez pas votre temps avec ce genre de personnes.

2) Dire la vérité

Être vrai et sincère est la priorité en ce qui concerne vos échanges avec les autres. Et lorsque la vérité n'est pas bonne à dire, même avec la manière, alors au moins ne mentez pas. Le mensonge est le pire ennemi d'une bonne communication, tout comme la critique gratuite. C'est en disant la vérité que vous aiderez le plus les gens autour de vous. Il est important de dire la vérité mais aussi de voir la vérité telle qu'elle est, sans se mentir à soi-même. C'est le meilleur moyen de rester en phase avec la réalité des choses, avec vos objectifs personnels et vos proches. Le mensonge fait partie de la fiction et vous déconnecte de la réalité. Il vous éloigne de ce que vous êtes et ne permet pas d'aider les gens autour de vous à évoluer dans le bon sens.

Il est très facile de se mentir à soi-même, notamment par peur de décevoir ou encore de devoir faire face à la situation telle qu'elle est. Il est tout aussi facile de mentir à l'autre, pour ne pas le blesser, pour ne pas assumer ses actes ou encore pour tourner une situation à son avantage. Bien évidemment, la vérité est souvent subjective et chacun peut la voir différemment. Mais votre vérité à vous est précieuse. Elle reflète qui vous êtes, vos valeurs et votre personnalité. Il faut donc la livrer aux autres, en faisant attention à la communiquer de la bonne façon. Vous allez pouvoir utiliser les autres outils de communication pour y arriver et vous assurez de faire passer votre message sans que votre interlocuteur ne se ferme. Grâce à cette attitude, vous allez vous reconnecter avec vous-même et vous connecter avec les autres d'une manière plus profonde et plus vraie. Un vrai ami se doit de dire la vérité. Vous aimez aussi que l'on vous dise la vérité. Alors comportez-vous toujours de la sorte avec les autres.

3) Complimenter pour aider et encourager

En chaque humain réside un désir commun qui nous fait avancer, qui nous guide dans nos paroles et nos actes : la reconnaissance sociale. Ainsi, nous aimons être appréciés par les autres et voir que nous comptons à leurs yeux. Un compliment reçu est la meilleure preuve pour se sentir apprécié à sa juste valeur. C'est également un bon moyen d'objectiver notre valeur sociale. Il n'y a pas meilleure méthode pour encourager et faire plaisir un proche que de lui offrir un compliment sincère. En faisant remarquer les efforts réalisés et les bons comportements de votre entourage, vous allez lui apporter tellement de positif. C'est en encourageant vos proches, vos amis et vos collègues que vous allez révéler leurs qualités et ainsi les aider à les développer. Alors, plutôt que de critiquer ce qui vous déplaît chez les uns ou les autres, de vous plaindre, de faire des reproches, et finalement de perdre votre temps et votre énergie si précieuse, vous allez pouvoir complimenter, remercier et souligner les choses bien faites. Concentrez-vous sur leurs qualités, exprimez-les de manière sincère. J'insiste sur la notion de sincérité, logique à mon sens. Si vous ne faites pas de remarques vraies, sincères, cela ne fonctionne pas, pas plus que la critique.

Voici les comportements que vous pouvez tout de suite adopter : félicitez votre entourage quand cela est justifié, pour ses bonnes actions, ses bons comportements ou attitudes. Vous allez voir à quel point les gens vont vous voir différemment. Tous auront à cœur de se sublimer et auront envie de continuer leurs efforts. Ils ne voudront surtout pas vous décevoir. Vous seriez tellement heureux que l'on vous complimente, que l'on vous félicite sur votre travail, que l'on remarque les trois kilos que vous avez perdus grâce à votre nouvelle hygiène de vie plus saine. Savoir dire merci en exprimant simplement à l'autre pourquoi vous êtes reconnaissant est aussi un réflexe à adopter.

Je vous propose un petit exercice pratique pour votre journée de demain. Complimentez de manière sincère votre conjoint, un de vos meilleurs amis, un collègue de travail et un commerçant ou un vendeur que vous allez croiser. Cela vous fait 4 vrais compliments minimum à offrir par jour.

4) La critique gratuite ne sert à rien

En critiquant les gens autour de vous, vous n'obtiendrez jamais de changement de leur part. La critique infondée n'est absolument pas constructive et elle ne mène nulle part. Elle est pourtant trop souvent utilisée dans les échanges. En adressant un reproche, vous mettez votre interlocuteur sur la défensive, en position de fermeture. Cela blesse son amour-propre, et la personne finit, la plupart du temps, par vous en vouloir en le prenant mal. Pourtant, le but premier de la critique, lorsqu'elle se veut constructive, est de souligner quelque chose de particulier dans le but d'aider la personne à changer dans le bon sens. Pour réaliser cela, notamment avec les personnes de votre entourage, il est préférable de critiquer tout en apportant des suggestions et surtout, en expliquant que vous leurs souhaitez du bien. Ainsi, votre critique se transformera davantage comme l'expression d'une vérité personnelle que vous partagerez avec votre interlocuteur. Cette façon d'agir n'a pas pour but de stopper tout regard critique ou de jugement. La critique constructive et fondée est utile, notamment pour aider votre entourage. C'est aussi en agissant ainsi que vous pouvez améliorer le développement d'une idée ou d'un projet. C'est en utilisant les différentes règles, que nous allons voir pour aborder les sujets de désaccord et les différences de point de vue, que vous pourrez critiquer d'une manière plus utile et constructive.

5) Sourire

Le sourire est un des meilleurs moyens de ressentir une émotion positive mais aussi de la transmettre. Cela paraît si simple et pourtant l'impact sur vous-même et sur les autres est considérable. Un simple sourire accompagnant un "bonjour" signifie bien plus aux yeux des autres et change totalement la tournure de la conversation. Il sous-entend : « *Je suis heureux, je suis content de vous voir, vous me plaisez.* » Bien évidemment, le sourire doit être sincère et être le plus spontané possible. Il véhicule votre joie et votre bien-être, et devient communicatif, au même titre que le rire. Toutes les personnes que vous croisez doivent pouvoir en profiter. En souriant à votre interlocuteur, vous lui permettez de s'ouvrir plus facilement à vous et d'avoir une conversation plus profonde, plus intéressante et plus constructive.

6) Respecter les différences d'opinion

Nous sommes tous différents et nous avons tous nos opinions personnelles qui ne sont pas forcément partagées par les autres. Ainsi, ce n'est pas parce que vous pensez détenir la vérité que celle-ci est aussi valable pour votre interlocuteur. Commencez toujours par dire ce que vous pensez vraiment, en expliquant vos raisons de la meilleure des manières possibles. N'oubliez pas de vous remettre toujours en question, de vous demander si vous n'avez pas tout simplement tort. Gardez un esprit ouvert et acceptez d'avoir tort. C'est le meilleur moyen de rester vrai mais aussi de vous améliorer. Si toutefois votre interlocuteur ne souhaite pas changer son point de vue, il est inutile d'aller plus loin. Cela signifie qu'il ne partage pas votre opinion, et vous devez le respecter. Beaucoup de gens n'acceptent pas de renier leurs opinions ou, d'avoir tout simplement tort. Vous perdrez votre énergie à essayer de les convaincre et cela ne vous apportera strictement rien.

Il ne faut pas non plus oublier que nous percevons le monde autour de nous via nos sens qui sont interprétés par notre cerveau. Par conséquent, nous avons tous une perception de la réalité qui peut être différente, et chaque évènement du quotidien est propre à chacun. Demandez à deux individus de décrire la scène qui se déroule sous leurs yeux et vous verrez à quel point cela se vérifie facilement. De plus, la personne en face de vous ne peut pas s'avoir ce que vous avez en tête et n'a en aucun cas le réflexe de se mettre à votre place. Ainsi, ne rentrez pas dans les conflits et éviter les querelles avec votre entourage lorsque cela n'est pas utile ou constructif pour les 2 parties.

7) Mieux gérer les désaccords

Lorsque vous pensez que votre interlocuteur a tort, il faut être capable de lui exprimer votre point de vue de la bonne manière. N'essayez plus en premier lieu de lui prouver que vous avez raison, même si vous en êtes certain, et encore moins sur un ton agressif. Vous allez vous heurter à un dialogue de sourd. Personne n'apprécie d'avoir tort ni de se tromper. Et même si vous lui prouvez qu'il a tort, vous n'y gagnerez rien car il se sentira inférieur à vous et réagira en se protégeant. Nous n'aimons pas avoir tort et cela est ancré dans la nature humaine. Je vous recommande quelques moyens simples pour gérer au mieux les situations susceptibles de vous énerver :

- Ne cédez pas à votre première impulsion, laissez filer ce petit temps d'énervement, qui souvent vous emporte, avant de commencer à vous exprimer. Maîtrisez votre colère, sinon vous n'obtiendrez rien de constructif.
- Laissez s'exprimer votre interlocuteur en premier. Laissez-le vous exposer ses problèmes, ses reproches ou ses opinions sans l'interrompre.
- Cherchez les points de la discussion pour lesquels vous pouvez trouver un terrain d'entente, retenez votre attention que sur ces points.
- Soyez honnête, sachez souligner vos torts et reconnaissez clairement vos erreurs. Votre interlocuteur sera étonné car peu de personnes ne réagissent ainsi et il appréciera.
- Dites à votre interlocuteur que vous allez faire ce qu'il faut pour qu'il n'ait plus tous ces reproches à vous faire et faites-le réellement.

- Ensuite, exprimez votre point de vue sans pour autant blâmer votre interlocuteur.
-

Bien évidemment, dans certains cas, il est important d'essayer de modifier les opinions et visions des autres, au travail par exemple ou envers les personnes de votre entourage dans le but de les aider. Il existe une démarche simple à suivre :

- Démarrez la conversation en précisant que vous n'êtes pas d'accord. Vous vous trompez peut-être mais, quoi qu'il arrive, comme vous appréciez cette personne, vous voulez absolument lui en parler : « *Désolé mais je ne suis pas tout à fait d'accord, j'aimerais prendre le temps de t'expliquer pourquoi et tu me donneras ton opinion* »
- Insistez sur le fait que vous pouvez vous tromper. Cela permet d'éviter à votre interlocuteur de se placer sur la défensive et de se fermer à la discussion. L'objectif est de l'amener à se remettre en question. Si cela vient de lui, il pensera qu'il est à l'origine de la démarche et il acceptera mieux la situation.
- Ne jamais lui dire, ouvertement et directement, que vous pensez qu'il a tort.

Ne commencez pas par les points de discorde. Oubliez les questions sur lesquelles vous n'êtes pas d'accord. Concentrez-vous d'abord sur les points où vous êtes en accord, du même avis que lui. Montrez-lui que le problème ne réside pas sur le fond mais plus dans la forme. Arrangez-vous pour que votre première phrase déclenche une réponse positive de votre interlocuteur. Un point commun est le meilleur moyen de trouver un terrain d'entente. En justifiant calmement votre démarche, en demandant à la personne de se mettre à votre place et en lui faisant part de votre reconnaissance à l'avance, vous optimisez vos chances d'obtenir le résultat souhaité. Lorsque que vous avez tort, excusez-vous directement de manière sincère et reconnaissez tout de suite vos erreurs, en expliquant que vous les avez bien comprises. Oubliez ce vieux réflexe que nous avons tous de vouloir à tout prix nous justifier. Cela va détériorer l'échange, il n'y aura pas de résultat positif. Il faut savoir accepter la vérité, telle qu'elle est.

8) Aider un proche à se remettre en question

Lorsque vous voulez aider un proche à s'ouvrir et à percevoir un autre point de vue sur un sujet, ou encore à reconnaître une erreur, plutôt que de lui montrer qu'il a tort, il est plus pertinent de commencer votre discussion de deux manières, en fonction de la situation :

- Commencez par un compliment sincère puis enchaînez sur ce que vous lui reprochez.

« Je sais que tu es une personne intelligente et que tu tout à fait peux comprendre ce que je souhaite te dire. Je sais aussi que je peux compter sur toi pour m'écouter et accepter d'écouter mon opinion, je n'en doute pas une minute »

- Commencez par vous autocritiquer avant d'exprimer votre reproche.

« Tu sais, moi le premier lorsque je suis fatigué, je ne te parle pas toujours très bien, et j'ai bien vu à quel point cela pouvait te blesser. C'est pour ça que je peux me permettre de te dire que tu m'as déçu en me parlant de la sorte. Mais je sais que tu t'es rendu compte de la situation et qu'à l'avenir tu essaieras de te contrôler ».

Cette démarche permet d'empêcher votre interlocuteur de se fermer totalement et de ne plus écouter quoique ce soit. Vous ne parviendrez pas à faire changer quelque chose si l'autre ne le souhaite pas, et il faut l'accepter. Le mieux reste toujours de dire la vérité puis d'accepter la réaction de l'autre, sans jugement.

Ces outils simples sont d'une aide précieuse. Bien entendu nous sommes humains et nous vivons au travers de nos émotions. Il n'est pas toujours facile de garder le contrôle. Mais prenez le réflexe d'adopter ces nouveaux principes pour mieux communiquer avec votre entourage, puis observez simplement les effets sur leurs attitudes et leurs comportements. Comme toujours, à force de pratiquer ces règles simples de bonnes communications, vous finirez par réagir automatiquement de la bonne façon et vous n'aurez plus besoin d'y penser. Progressivement, la qualité de vos relations sociales va s'améliorer. Elles deviendront plus profondes et plus sincères. Vous serez également moins « pollué » par les différences d'opinions et de comportements. De nos jours, il est de plus en plus difficile de pouvoir réellement converser et échanger avec quelqu'un. Malgré le fait que nous soyons au contact d'un grand nombre de personnes chaque jour, nous nous isolons de plus en plus les uns des autres, et la qualité de nos échanges est altérée. L'écoute attentive se fait de plus en plus rare, notamment à cause de la distraction qui pollue le quotidien. Nos relations sociales et nos échanges doivent passer avant les technologies car elles contribuent à notre bonheur et à celui de tous. Chaque personne a quelque chose d'intéressant et de constructif à apporter. En cultivant notre ouverture d'esprit et notre envie d'échanger, nous pouvons réellement impacter positivement notre bonheur, celui des autres, et aussi notre santé.

Ce chapitre est riche d'enseignements et demande certainement plusieurs lectures pour s'en imprégner et assimiler ainsi l'ensemble des informations. Comme je vous l'ai précisé au début, il doit être abordé différemment des précédents. Le travail sur soi et sur ses relations sociales demandent un investissement quotidien qui doit être envisagé sur du plus long terme. Cependant, je vous conseille de garder le réflexe d'être progressif et de commencer par des choses simples, comme pour tout changement dans votre vie. Là encore, il s'agit avant tout de modifier vos habitudes et d'adopter de nouveaux réflexes afin de les automatiser. Ce chapitre est, selon moi, la clé de voûte qui soutiendra tous les progrès que vous souhaiterez obtenir dans votre vie. En apprenant à vous écouter, à vous aimer, à comprendre vos valeurs et à agir, vous parviendrez à progresser dans n'importe quel domaine de votre vie. Ce chapitre vous permettra de redevenir acteur de votre vie et de votre santé, car ce n'est pas dans l'attente et dans la passivité que les choses changeront ou s'amélioreront. Grâce à vos actions, vous provoquerez le changement qui vous apportera du positif, du bien-être et une meilleure santé.

Chapitre 5 MANGER

Donner à son corps le bon carburant

« Mangez de la vraie nourriture, principalement des végétaux, sans excès »

- Michael Pollan -

J'aime tout particulièrement cette citation du journaliste et écrivain américain Michael Pollan qui résume parfaitement à quel point bien manger est en réalité quelque chose de simple. Donner au corps les bons aliments revient à suivre ce conseil, si trivial, qu'il paraît presque inapproprié. Aujourd'hui pourtant, la confusion qui existe autour de nos habitudes alimentaires et des conséquences sur notre santé peut nous rendre totalement paranoïaque. Il est devenu de plus en plus difficile de savoir quoi manger, ce qu'il faut éviter et qui croire ou écouter. Lorsque que nous nous penchons en profondeur sur le sujet, en évitant de se cantonner à la simple lecture des gros titres lus furtivement dans les médias ou sur Internet, une règle commune ressort : *manger des aliments naturels, non transformés et les plus variés possible*. Pour citer à nouveau Michael Pollan, nous devons manger des aliments que notre arrière-grand-mère pourrait reconnaître et les qualifier comme « de la nourriture ». Tous les régimes actuels, aussi divers soient-ils, ont un mot d'ordre en commun : fuir les produits industriels transformés et chimiques et revenir à une alimentation simple, riche en aliments naturels, que nous devons préparer et cuisiner par nos soins.

Dans notre environnement moderne, un des gros challenges auquel nous devons faire face est la quantité d'informations et de conseils contradictoires qui circulent au sujet de notre alimentation. Entre les régimes hyper protéinés (Atkins), la méthode paléo, le « sans gluten », le pauvre en matière grasse, le jeûne, les jus détox, le crudivorisme (tout cru), la chrono-nutrition, le végétarisme ou encore le véganisme, il y a de quoi s'arracher les cheveux. Les médias et le business de l'agro-alimentaire ont rendu ces méthodes d'amaigrissement populaires dans le but de répondre à un des plus gros problèmes de notre société moderne : l'obésité. Elles ont toutes le mérite de vouloir répondre aux effets néfastes de notre nouveau mode d'alimentation sur notre ligne. Il est vrai que, dans la majorité des cas, la raison principale qui nous pousse à nous intéresser à l'alimentation reste le combat contre nos kilos superflus. Prendre du poids et voir le « gras » s'accumuler année après année ne plaît à personne.

Depuis la seconde guerre mondiale, les données relatives à l'obésité et le surpoids ne cessent d'augmenter et ont atteint des chiffres alarmants, principalement depuis une vingtaine d'années. D'après les derniers résultats de l'OMS, l'obésité dans le monde a presque triplé depuis 1975. En 2016, plus de 1,9 milliards d'adultes de 18 ans et plus sont en surpoids, soit 39% des adultes et dont 13% sont obèses. Le surpoids et l'obésité sont définis comme l'accumulation anormale et excessive de graisse pouvant nuire à la santé. La classification « surpoids » ou « obèse » reste basée à ce jour sur l'IMC (Indice de Masse Corporel) qui est un outil très limité et peu fiable. Cet indice se calcule par la formule suivante : IMC = (masse en kilogramme) / (taille en mètres)^2. Pour être considéré comme en surpoids, l'IMC doit être compris en 25 et 30. Pour être obèse, celui-ci doit être supérieur à 30. Cet outil de mesure ne prend pas en compte notre composition corporelle, à savoir notre masse maigre (nos muscles par exemple) et notre masse grasse. Ce qui signifie qu'un rugbyman professionnel, dont la masse musculaire est souvent hors norme, peut se retrouver dans la catégorie obèse. Malgré cette limite d'utilisation, nous ne pouvons pas considérer qu'un pourcentage important des personnes considérées en surpoids ou obèses le sont à cause de leur masse musculaire trop importante…. La quantité d'athlètes dans notre société est plus qu'infime. Donc même si l'utilisation de l'IMC a ses limites, les chiffres parlent ici d'eux-mêmes. En France, nous n'échappons pas à la tendance actuelle, avec pas moins d'un adulte français sur 2 en surpoids ou obèse (chiffre Santé Publique France, 2015). Enfin, cette tendance n'est pas prête de s'inverser, si nous en croyons les données concernant les plus jeunes. Dans le monde, le nombre d'enfants et d'adolescents obèses (âgés de 5 à 19 ans) a été multiplié par dix au cours des quatre dernières décennies. Si la tendance actuelle se poursuit, ce fléau risque de devenir la norme…

Malheureusement, l'obésité ou le surpoids ne sont souvent que de simples symptômes qui reflètent un problème bien plus profond : notre environnement alimentaire actuel nous rend malade. Pour lutter contre ce fléau, notre premier réflexe reste souvent la perte de poids via un régime restrictif qui, malheureusement, ne rime pas forcément avec meilleure santé. Nous savons que la plupart des méthodes actuelles pour perdre du poids, basées sur la restriction calorique ou la privation de certaines catégories d'aliments, sont pour la plupart vouées à l'échec sur le long terme. Cependant, à court terme, les kilos peuvent être perdus rapidement. Malheureusement ils reviennent vite à la charge quelques mois plus tard. Peut-être que ceci s'explique par un manque de motivation de notre part ?

Notre corps n'est pas conçu pour perdre du poids aisément et l'évolution nous a conduit à stocker des réserves d'énergie sous forme de graisse pour survivre. Il n'aime donc pas la privation et rapidement, après quelques semaines, notre système semble s'adapter à la restriction calorique en abaissant notre métabolisme énergétique au repos (la quantité de calories consommée par jour) et en conservant nos réserves de graisses. Ainsi, lorsque quelqu'un a été en surpoids ou obèse depuis plusieurs années, une série de changements biologiques se manifeste conduisant à maintenir ou augmenter les réserves de graisses, la faim et les mécanismes de récompenses du cerveau relatifs à la nourriture (1). De plus, la restriction calorique et la privation de certains aliments exposent à l'apparition de carences en nutriments qui empêchent le corps de fonctionner normalement, pouvant avoir de lourdes conséquences sur la santé.

Au-delà de l'impact négatif sur notre ligne, désormais nous savons que l'alimentation n'est pas simplement une source d'énergie qui nous permet de vivre au quotidien. En effet, nos aliments ne contiennent pas uniquement des calories. Cette vision réductionniste de l'alimentation a fortement contribué aux dérives des régimes et à l'épidémie des kilos en trop. L'ensemble du fonctionnement de l'organisme est dépendant de ce que nous mettons chaque jour dans notre assiette. Ainsi, une mauvaise alimentation, riche en produits industriels transformés, en sucres et céréales raffinés et en graisses animales, a de lourdes conséquences sur notre santé. Nos aliments peuvent affaiblir notre système cardiovasculaire au point de mourir d'une crise cardiaque, perturber l'équilibre de notre cerveau, jusqu'à développer une dépression ou d'autres troubles mentaux, ou encore provoquer une inflammation déclenchant des douleurs articulaires et musculaires. L'ensemble des fonctions de l'organisme peut souffrir d'un déséquilibre alimentaire.

Dans son livre « Comment ne pas mourir », le nutritionniste et docteur Greger analyse de multiples études prouvant l'impact de l'alimentation sur le développement des maladies chroniques courantes dont nous souffrons tant actuellement. Dans son ouvrage, il nous précise que « *la plupart des décès sont évitables et peuvent être liés à ce que nous mangeons. Notre régime alimentaire est la première cause de décès prématuré et la première cause d'invalidité* ». La clé, pour améliorer notre alimentation, est de ne pas l'associer uniquement avec la prise ou la perte de poids mais avant toute chose de comprendre qu'elle guide en grande partie notre état de santé, tout comme les autres piliers traités dans ce livre. Ainsi, quatre simples facteurs reliés à un mode de vie sain peuvent avoir un impact important sur la prévention des maladies chroniques : *ne pas fumer, ne pas être obèse, faire une demi-heure d'exercice par jour et manger plus sainement*. À eux seuls, ces quatre causes peuvent justifier 78% des risques de souffrir de maladies chroniques. Si vous partez de zéro (fumeur, obèse, malbouffe, sédentaire) et que vous parvenez à corriger ces quatre facteurs de risque, vous pourrez éliminer vos risques de développer un diabète de plus de 90%, vos risques de crise cardiaque de plus de 80%, diminuer de moitié vos risques d'avoir un AVC et réduire votre risque global de cancer de plus d'un tiers (2). Il s'agit là de résultats plutôt convaincants prouvant à quel point notre mode de vie influence notre état de santé.

Tout l'objet de ce chapitre sera de vous donner les bonnes informations permettant d'adopter une alimentation saine et équilibrée. C'est aussi le moment de comprendre que nos aliments sont de véritables médicaments naturels, nettement plus puissants que n'importe quel traitement médical. Ainsi, en apprenant à savoir quoi mettre dans votre assiette, et ce qui est vrai et ne l'est pas en termes d'alimentation, vous serez en mesure de changer vos propres habitudes alimentaires actuelles afin de développer les bons réflexes adaptés à votre situation. En effet, il n'existe pas un seul mode d'alimentation adapté à l'ensemble de la population. Ce qui fonctionne chez l'un peut ne pas donner les mêmes résultats chez un autre. C'est pourquoi, je souhaite vous communiquer les règles de base ainsi que les bonnes habitudes alimentaires qui sont reliées à une meilleure santé et un poids revu à la baisse. Vous pourrez ainsi faire vos propres choix afin de trouver l'équilibre qui vous convient. De cette façon, je souhaite vous réconcilier avec l'alimentation, qui doit rester pour vous un plaisir. Bien manger est quelque chose de simple, de bon et qui rime avec plaisir avant tout.

Pourquoi sommes-nous plus gros que nos grands-parents ?

Avant les années 1980, en France, l'obésité était une maladie rare. Aujourd'hui, il s'agit d'un des plus gros problèmes de santé publique. Nous pouvons donc nous poser la question suivante : « Que s'est-il passé en 40 ans dans notre société pour en arriver là ? »

Premièrement, nous pouvons blâmer l'arrivée et l'explosion des supermarchés et des produits industriels transformés. Ces produits sont contenus dans des emballages qui contiennent des slogans publicitaires ayant pour but de nous tenter et mettre en avant d'hypothétiques atouts nutritionnels afin de nous pousser à l'achat. A cela, nous pouvons ajouter la création et l'expansion des fast food, des lieux où nous pouvons consommer de la nourriture rapidement et à moindre coût pour notre porte-monnaie (mais pas pour notre santé). De plus, nous avons constaté l'apparition des premiers régimes et des recommandations nutritionnelles conduisant à un changement dans le vocabulaire employé en lien avec l'alimentation. Pour manger sainement, depuis le développement de la science de la nutrition, nous ne parlons plus de vrais aliments mais de protéines, de glucides, de lipides, de vitamines… Ceci a créé une confusion générale et a rendu l'alimentation et le « bien manger » nettement plus compliqués qu'ils n'y paraissent. Cet ensemble d'innovations a changé totalement nos habitudes alimentaires qui se sont éloignées de celles que nos grands-parents ont connues et qui les ont protégés contre de nombreuses maladies actuelles. Il est également vrai qu'au cours des dernières décennies, la transmission des bonnes conduites alimentaires, qui étaient autrefois une question d'éducation transmise de génération en génération, est désormais du ressort des scientifiques, de l'industrie agroalimentaire et des gouvernements qui dictent des directives alimentaires, des règles d'étiquetage et des recommandations nutritionnelles.

Depuis l'histoire de l'homme, jamais nos habitudes alimentaires n'ont évolué si rapidement dans un si court laps de temps. Ce mode d'alimentation, qui a conduit à nous rendre « gros et malade », peut-être décrit par les habitudes suivantes :

- Une consommation très importante d'aliments industriels transformés, contenant principalement des graisses ajoutées et du sucre raffiné, beaucoup d'additifs alimentaires… Ils ont la particularité d'être riche en calories et pauvres en nutriments.

- Peu d'aliments sous leur forme naturelle tels que les légumes, les fruits, les graines entières, complètes et non raffinées, les légumineuses, les oléagineux et les herbes. A l'inverse des produits transformés, ceux-ci sont riches en nutriments, comme les vitamines, les minéraux ou encore les fibres.

- Une alimentation peu diversifiée. Les produits transformés sont souvent fabriqués à partir de 3 principaux ingrédients de base : du blé, du soja, du maïs.

- Une faible consommation d'eau et de boissons non sucrées qui sont remplacées par des sodas, des jus de fruits, des boissons zéro, ou de l'alcool…

- Moins de vrais repas et plus de repas « sur le pouce », devant la télévision, l'ordinateur ou le smartphone, mais aussi davantage de grignotage durant la journée.

En plus de tout cela, les modes de production de la nourriture ont été totalement bouleversés. L'utilisation massive de pesticides et la monoculture ont appauvri considérablement la valeur nutritionnelle des aliments. Les élevages animaux se sont intensifiés, rendant les conditions d'exploitation non adaptées à la bonne santé des bovins, des poules, des moutons, des poissons… Les antibiotiques sont utilisés massivement pour les maintenir en vie. Leur nourriture n'est plus adaptée, et est souvent composée de soja ou de maïs génétiquement modifiés. Cet ensemble a conduit de nombreuses personnes à penser que bien manger relève plus de la fiction que de la réalité. Heureusement, elles se trompent et il y a une solution au problème : revenir à une nourriture simple et naturelle.

Certaines personnes pensent que leurs soucis de poids et santé sont la conséquence de problèmes génétiques. Ils se cachent derrière leur « malchance » et blâment les mauvais gènes responsables de leur prise de poids ou de leur maladie. Même s'ils ont une influence significative, cette idée semble erronée. En effet, la recherche nous a montré que des vrais jumeaux, séparés à la naissance, peuvent développer différentes maladies en fonction de leur mode de vie, alors qu'ils ont exactement le même bagage génétique. Une étude récente a comparé les modes de vie et l'état des artères de près de 500 vrais jumeaux, qui partagent strictement le même bagage génétique. Elle a permis de constater que l'influence des facteurs liés au régime alimentaire et au mode de vie l'emportait clairement sur les gènes (3). Même parmi les vrais jumeaux, en fonction du mode de vie adopté, l'un peut mourir prématurément d'une crise cardiaque et l'autre peut vivre longtemps et en bonne santé avec des artères saines. Ce qui signifie que même si nos deux parents sont décédés d'une maladie cardiaque, nous avons la possibilité d'agir pour maintenir notre cœur en bonne santé. Ce n'est donc pas parce que nous sommes nés avec de mauvais gènes que nous ne pouvons pas les « désactiver ». En effet, nous savons que nos gènes peuvent s'exprimer différemment dans une cellule en fonction de son environnement. Par exemple, une cellule de notre peau, ou une cellule de notre cerveau, a le même bagage génétique alors qu'elles ne sont pas du tout identiques dans leur fonctionnement ou dans leur forme. Elles agissent différemment parce qu'elles ont chacune des gènes différents activés ou désactivés. Cette influence de notre environnement sur l'expression de nos gènes est désormais bien connue des scientifiques qui étudient l'épigénétique. Cette nouvelle discipline scientifique permet de comprendre pourquoi deux ADN identiques peuvent donner des résultats très différents.

Il s'agit là d'une excellente nouvelle. Vous avez le pouvoir d'agir dans le but de construire un environnement alimentaire propice à votre bonne santé. Les changements que vous allez mettre grâce à ce chapitre vont avoir des résultats insoupçonnés. En plus de l'épigénétique, une autre découverte récente nous permet de mieux comprendre l'influence de notre alimentation sur le fonctionnement de notre corps : les microbes qui vivent dans notre système digestif.

Nourrir les microbes qui sommeillent en nous

Au sein de notre organisme, nous hébergeons de nombreuses créatures vivantes qui partagent avec nous la nourriture que nous consommons et nos habitudes de vie. Ces créatures, indispensables à notre bonne santé, ont cependant très mauvaise réputation : ce sont les bactéries. Pourtant, elles sont présentes sur Terre depuis bien plus longtemps que l'être humain et ont une influence considérable sur le fonctionnement de notre organisme tout entier. Chez un homme de 70 kg, 38 000 milliards de microbes vivent avec lui et partagent son quotidien. Nous avons environ autant de microbes que de cellules dans notre corps (4). Dès les premiers instants de notre vie, ils nous envahissent et ne nous quittent plus. Durant l'accouchement, nous héritons des bactéries de notre mère, notamment au contact de l'utérus et du vagin. Ces microbes nous pénètrent via nos yeux, nos oreilles, notre bouche ou encore notre nez et vont devenir nos meilleurs amis. Dès le premier repas (le lait maternel), ils descendent dans l'estomac et seuls les plus résistants et les plus adaptés vont pouvoir accéder aux intestins pour s'installer et se reproduire. En se divisant toutes les heures, la communauté s'agrandit rapidement jusqu'à atteindre ce chiffre impressionnant de 38 000 milliards.

Ces microbes sont tout particulièrement adaptés à l'être humain et sont faits pour vivre avec nous. Ils vivent principalement dans le côlon, la partie finale du tube digestif faisant la jonction avec le rectum. La partie située avant celui-ci, l'intestin, est celle où la majorité de nos aliments sont absorbés pour rejoindre la circulation sanguine. Classiquement, nos aliments sont prédigérés avant d'arriver à ce niveau, en étant mâchés dans notre bouche puis au contact de nos enzymes digestives présentes dans l'estomac. Les fibres, dont nous reparlerons par la suite et qui sont contenues dans de nombreux aliments naturels, ne peuvent être digérées et absorbées. Elles finissent ainsi dans le côlon afin de réguler le transit et surtout pour servir de nourriture à nos amies les bactéries.

Pendant longtemps, toute cette vie présente à l'intérieur de notre corps était totalement méconnue et ignorée par les scientifiques. Ce n'est que depuis une dizaine d'années que nous avons compris que nos bactéries n'étaient pas là juste pour profiter d'un toit et d'une température agréable. Elles sont là pour nous protéger et nous aider à maintenir un état de santé optimal. Nous pouvons faire la même remarque concernant les fibres qui ont longtemps été considérées comme de simples déchets présents dans notre nourriture et sans intérêt pour notre corps. En réalité, sans fibre, notre état de santé se dégrade considérablement car la diversité de nos bactéries diminue rapidement. Globalement, plus notre flore intestinale est riche et variée et meilleure est notre santé.

Dans son livre « Le mythe de l'alimentation » (Diet Myth), le professeur Tim Spector affirme que nos nouvelles habitudes alimentaires sont venues perturber l'équilibre de notre flore intestinale, appelée notre microbiome. En effet, nous savons désormais que sa composition influence considérablement notre état de santé et des déséquilibres dans la composition de celui-ci sont associés à de nombreux troubles comme l'obésité, le surpoids et les maladies chroniques. Par exemple, de nombreuses similitudes sont retrouvées dans la composition de la flore intestinale d'individus obèses, avec la prédominance de certains types de bactéries. A l'inverse, d'autres types de bactéries vont être retrouvées chez les individus qui ont tendance à garder la ligne, sans forcément suivre un régime restrictif. Au final, l'examen de la composition des bactéries présentes dans l'intestin est un meilleur prédicteur de la quantité de graisse qu'un individu est susceptible de stocker que l'information contenue au sein de ses 20 000 gènes. Ces différences de microbiome permettent aussi de justifier les raisons pour lesquelles un régime ou une méthode alimentaire ne donneront pas les mêmes résultats d'un individu à l'autre. Par exemple, pourquoi un régime pauvre en graisses fonctionne chez certaines personnes, alors qu'un régime riche en graisses sera efficace pour certaines et dangereux pour d'autres, ou encore pourquoi certaines personnes peuvent manger beaucoup de glucides ou de viande rouge sans problème apparent, alors que d'autres vont grossir et souffrir de troubles cardiaques ?

Les scientifiques ont donc désormais compris que la composition de notre microbiome est révélateur de notre état de santé général. Cependant, il n'existe pas un microbiome idéal adapté à tous les individus. En effet, même si certaines catégories de bactéries ont des effets importants sur la prise de poids, les choix alimentaires et la santé, toutes les personnes qui ont la ligne et sont en pleine forme n'ont pas la même composition bactérienne. Chaque individu possède donc une flore intestinale qui lui est propre, en fonction de son mode d'alimentation, de son mode de vie et de ses gènes. Ainsi, il faut voir votre microbiome comme votre propre jardin intérieur. Vous devez le nourrir avec les meilleurs aliments et lui fournir une diversité suffisante pour lui permettre de faire pousser la plus grande variété possible de bonnes bactéries et, par conséquent, développer votre propre « meilleure » flore intestinale. Plus cette dernière est variée et équilibrée et meilleur est l'impact sur votre santé.

Les mécanismes qui expliquent l'impact de la flore intestinale sur la santé sont actuellement encore abstraits. Cependant, nous savons que nos microbes sont en constante communication avec notre corps. Premièrement, certaines bactéries peuvent affecter les centres clés du cerveau via l'axe cerveau-intestin. En effet, l'intestin est le deuxième plus grand réseau de neurones à l'extérieur de notre cerveau. Voilà pourquoi aujourd'hui nous l'appelons notre deuxième cerveau. Un système complexe de signaux relaie les informations entre le cerveau et l'intestin. Ces connexions contrôlent de nombreuses fonctions, en particulier l'alimentation, la digestion des aliments, et d'autres comme l'humeur. Par exemple, lorsque nous avons mal au ventre, nous n'avons pas faim, nous nous sentons fatigués et déprimés, ce qui nous permet de garder de l'énergie pour laisser le corps résoudre le problème. En plus de la communication via les neurones, des hormones produites dans les intestins sont libérées dans la circulation sanguine. Ces hormones envoient des signaux au cerveau afin de réguler la faim, la satiété et les choix alimentaires. Ces mécanismes sont fortement influencés par ce que nous mangeons, mais aussi par le stress, le sommeil ou l'activité physique.

Deuxièmement, le microbiome communique aussi avec le système immunitaire de telle sorte que ce dernier puisse accepter ou non la présence de certaines bactéries. Il modifie également l'immunité en influençant la production de certains types de molécules participant à la réponse immunitaire pour nous protéger. Ainsi, certaines bactéries qui sont associées à la prise de poids produisent des molécules qui viennent créer une inflammation de la paroi intestinale, et peuvent ainsi atteindre la circulation sanguine. Considérées comme étrangères et toxiques, ces toxines viennent déclencher une réaction immunitaire qui provoque une inflammation. A la longue, cet état inflammatoire devient chronique. Nous en revenons ici aussi à l'inflammation chronique et ses conséquences sur la maladie et les problèmes de santé. Une étude récente a prouvé que, quel que soit le poids d'un individu, une alimentation riche en produits transformés de type « fast food » et pauvres en légumes, conduit à un appauvrissement du microbiome et a une augmentation des marqueurs sanguins inflammatoires (5). Cette inflammation chronique crée un stress important qui vient perturber la reproduction cellulaire, pouvant potentiellement raccourcir l'espérance de vie et augmenter le risque de cancer. De plus, elle perturbe le métabolisme en augmentant la sécrétion d'insuline ce qui pousse le glucose à être stocké dans les cellules graisseuses. En plus de nous faire prendre du poids, elle nous fait manger davantage et influence nos choix alimentaires vers des aliments très gras et sucrés.

Désormais, il est clair que nos nouvelles habitudes alimentaires ont appauvri la qualité et la diversité de notre nourriture, ce qui a pour conséquence de diminuer fortement la qualité de notre flore intestinale. En effet, plus notre alimentation comporte une grande variété de produits naturels non transformés et peu de produits industriels, meilleure est la diversité de notre microbiome. Là où nos ancêtres mangeaient plus de 150 ingrédients différents et non transformés par semaine, bon nombre d'entre nous n'en consomment qu'une vingtaine, et principalement artificiellement raffinés. De plus, la plupart des régimes, qui excluent souvent certaines catégories d'aliments, nous privant de nutriments précieux, ont eux aussi pour conséquence d'appauvrir la diversité de notre assiette. Certaines de nos bactéries n'ont plus de quoi « se nourrir » et finissent par mourir, avec de lourdes conséquences sur notre poids et notre santé. Ici, la diversité de votre flore intestinale est la clé, et ceci est tout aussi vrai concernant votre alimentation. En fournissant à votre ventre les bons aliments, vous donnez à votre flore intestinale l'opportunité de se développer, de se diversifier et de protéger votre santé. A noter également que l'activité physique a un impact positif sur votre microbiome. Plus vous êtes actifs et plus sa richesse est importante. Mais pour le moment, concentrons-nous sur ce que nous mettons dans notre assiette.

Produits transformés, calories et nutriments

Désormais, ce n'est plus un scoop : plus nous mangeons des produits transformés et ultra-transformés, plus notre état de santé se détériore, et plus nous grossissons. De plus en plus, nous entendons parler de ces « aliments » sans vraiment savoir à quoi ils correspondent. La classification NOVA, établie par l'Association mondiale de nutrition pour la santé publique (World Public Health Nutrition Association), a désormais défini officiellement les différentes catégories d'aliments que nous pouvons consommer quotidiennement. Ainsi, les aliments ultra-transformés sont définis comme « *des formulations industrielles réalisées à partir de cinq ingrédients ou plus, le plus souvent très nombreux, et incluant souvent ceux aussi utilisés dans les aliments transformés : le sucre, les huiles, les autres matières grasses (notamment animales), le sel, des antioxydants, des stabilisants et des conservateurs. Les ingrédients retrouvés dans ces produits ultra-transformés incluent des substances non communément utilisées dans les préparations culinaires et des additifs dont le but est d'imiter les qualités sensorielles des aliments naturels non transformés et des préparations culinaires réalisées à partir de ces aliments, ou de masquer les qualités sensorielles indésirables des produits finaux* ». La plupart de ces ajouts sont chimiques et toxiques pour l'organisme. Pour résumer, les aliments ultra transformés correspondent à tous les produits que nous pouvons acheter et qui ont plus de 5 ingrédients dans leur composition : les plats cuisinés (*en conserve ou surgelés*), les pizzas, les barres chocolatées, les biscuits, les pains industriels, les céréales du petit-déjeuner, les gâteaux apéritifs, les desserts préparés, les sauces, les confiseries, les préparations industrielles à base de viande, certaines charcuteries... Ils contiennent très peu voire pas d'aliments non transformés naturels, que j'aime appeler des « vrais » aliments. Plus la part de nos calories quotidiennes provenant de produits ultra-transformés est conséquente, plus le risque de devenir obèse augmente (6).

Les aliments transformés, quant à eux, sont relativement simples. Ils sont fabriqués avec l'ajout de sel, de sucre, d'huile ou de vinaigre à un aliment non transformé, donc naturel. Ils sont constitués d'un ou deux ingrédients. Nous pouvons citer le pain traditionnel, le fromage artisanal, certaines conserves d'aliments non cuisinés... Ils peuvent contenir des additifs qui ont pour but d'allonger la durée de vie des aliments naturels. Cette catégorie pose moins de problèmes pour votre santé, principalement si votre alimentation est majoritairement composée d'aliments naturels non transformés.

Lorsque je parle de produits transformés, il s'agit donc des deux catégories mais surtout des aliments ultra-transformés, qui restent réellement les produits à fuir car « ils sont tout sauf de la vraie nourriture ».

Consommons-nous réellement davantage ce type de produits qu'il y a 50 ans ? La réponse est oui ! « *Au fil des décennies, les ménages consomment de plus en plus de plats préparés et de produits transformés. Depuis 1960, la consommation de plats préparés s'accroît de 4,4 % par an en volume par habitant. Les changements de modes de vie s'accompagnent d'une réduction du temps de préparation des repas à domicile (- 25 % entre 1986 et 2010) et profitent à des produits faciles d'emploi, tels que les pizzas ou les desserts lactés frais* »(7). Pourtant, les campagnes de recommandations nutritionnelles n'ont jamais été aussi présentes dans notre quotidien, dans le but d'améliorer la qualité de notre alimentation. C'est le cas du programme « Manger au moins 5 fruits et légumes par jour » lancé en 2007. Quelques mois après le lancement de cette campagne, 93 % des Français déclaraient avoir eu connaissance de ce message, mais seulement 3 % d'entre eux ont changé d'alimentation volontairement.

Finalement, pourquoi ces produits transformés et ultra-transformés sont-ils reliés à une prise de poids et une mauvaise santé ? Il faut savoir que plus il y a d'étapes dans la fabrication du produit et plus la valeur nutritionnelle devient faible. Ce qui signifie que les ingrédients utilisés perdent une grande partie de leurs nutriments. Ces derniers correspondent à toutes les substances contenues dans un aliment et qui sont utilisées pour couvrir les besoins physiologiques du corps, notamment son développement, sa croissance et sa réparation. Par contre, les aliments transformés conservent leur valeur énergétique, avec souvent une quantité de calories fournies trop importante. C'est donc ici que le problème réside. Lorsque nous mangeons ce type de produits, nous avalons des calories, souvent trop, et peu de nutriments dont notre organisme a besoin pour vivre. Voilà pourquoi je les définis comme « n'étant pas de la vraie nourriture ». Le corps, étant privé de nutriments essentiels, réclame toujours plus pour pallier les carences qui s'installent. Ainsi, nous finissons par ingurgiter toujours plus de calories. Au fur et à mesure, ces calories supplémentaires, dont nous n'avons pas besoin, sont stockées dans notre tissu adipeux et nos kilos en trop s'accumulent. Voilà pourquoi nous parlons souvent d'aliments à « calories vides ». Cet effet pourrait expliquer en partie pourquoi la consommation calorique journalière moyenne dans le monde a augmenté de 600 calories depuis les années 1960 (chiffre de l'OMS). Pour éliminer ce surplus de calories, un homme d'1m80, pesant 80 kilos, doit marcher d'un bon pas pendant un peu plus de 2 heures chaque jour, ce qui est très souvent loin de la réalité…

La solution est donc limpide : vous devez consommer le plus possible d'aliments naturels non transformés, c'est à dire de la vraie nourriture. En suivant ce principe simple, vous donnez à votre corps les nutriments dont il a besoin ainsi que les calories, sans surplus. En plus des nutriments, vous nourrissez votre microbiome afin de lui permettre de se développer et de se diversifier.

Les 10 commandements d'une alimentation saine et équilibrée

De nos jours, bien manger n'est pas quelque chose d'innée. Auparavant, avant notre période industrielle et l'explosion de l'industrie agroalimentaire, personne ne se posait réellement la question de savoir quels aliments mettre dans son assiette. Les gens faisaient avec les produits disponibles dans leurs villes ou leurs villages. Les gens n'avaient pas autant de choix, et encore moins l'option des produits ultra-transformés, avec des plats préparés qui font gagner du temps. Ils devaient donc cuisiner, chose qui n'est plus obligatoire pour s'alimenter de nos jours. Avec l'alimentation aussi, nous souffrons de notre trop grande liberté. Désormais, nous avons le choix, trop de choix. Et en choisissant les options de facilité, en désertant totalement notre cuisine et en ne consacrant pas un minimum d'énergie afin de prendre les bonnes décisions, améliorer sa santé et perdre du poids sont deux objectifs qui relèvent de l'utopie.

Lorsque nous nous intéressons aux recommandations nutritionnelles, que cela soit au travers des différentes organisations nationales ou mondiales, ou encore via les médecins nutritionnistes experts ayant étudié les recherches scientifiques, toujours plus nombreuses de nos jours, il y a matière pour apprendre à bien manger. Malgré tout, il ne faut pas se le cacher, cela demande un investissement considérable que tout le monde n'est pas prêt à réaliser. C'est pourquoi je souhaite vous transmettre les bases d'une alimentation équilibrée et surtout vous montrer qu'il y a une solution. Elle est simple, logique et tout à fait réalisable au quotidien. En suivant les « 10 commandements » que j'ai regroupé ici, vous pourrez retrouver enfin le plaisir de manger de vrais aliments, qui vont nourrir à la perfection votre corps et votre flore intestinale. Depuis trop longtemps, nous avons « sur-compliqué » l'alimentation, ce qui a créé beaucoup de confusion. En réalité, bien manger est quelque chose de simple et remplie de bon sens.

1) Manger le moins possible de produits ultra-transformés et transformés

Les nouvelles recommandations nutritionnelles ont changé dans la façon dont elles sont proposées au grand public. Aujourd'hui, elles tendent à évoluer et ne correspondent plus à une certaine quantité de calories journalières avec un pourcentage pour chaque nutriment (apport journalier recommandé). Ce ne sont pas des notions parlantes pour les gens qui, lorsqu'ils achètent leurs produits alimentaires, se retrouvent face à de vrais produits ou aliments. C'est pourquoi ces nouvelles recommandations sont basées sur des vrais aliments et ont quelque peu laissé de côté les pourcentages en lipides, glucides et protéines. Cette approche n'est pas populaire auprès de l'industrie alimentaire, qui s'oppose aux suggestions et préfère améliorer la « qualité » de l'alimentation en ajoutant des nutriments dans leur préparation. Ainsi, ils veulent répondre aux problèmes des calories vides contenues dans les produits ultra-transformés. Il en résulte une gamme croissante d'aliments hautement transformés contenant des vitamines, des minéraux, des concentrés de protéines, des acides gras oméga-3, des prébiotiques et des probiotiques, ainsi que divers phytonutriments, qui sont tous ajoutés dans les préparations. Est-ce la bonne solution pour le consommateur ?

Une approche centrée sur les nutriments plutôt que sur un aliment entier convient surtout au business de l'industrie agro-alimentaire, mais également aux fabricants de suppléments. Des rayons de supermarchés entiers sont maintenant remplis de pilules et de poudres contenant des nutriments et des compositions à base de plantes, avec différentes combinaisons pour différents âges et stades de la vie. Pourtant, les aliments enrichis en nutriments ne résoudront pas notre problème de poids et de santé. Ajouter des vitamines et des minéraux aux céréales sucrées ou aux poudres au chocolat du petit déjeuner pour les incorporer au lait ou saupoudrer sur la crème glacée est un non-sens total. Ce message subtil qui accompagne ces produits pousse à les surconsommer en pensant qu'ils sont bons pour la santé. De plus, cet ajout de nutriments ne fonctionne absolument pas car notre corps n'absorbe pas du tout de la même façon un nutriment ajouté à un produit et un nutriment contenu naturellement dans un aliment non transformé. Prenons l'exemple du brocoli. Il est une excellente source de polyphénols, une substance qui nourrit nos bonnes bactéries et ainsi permet d'obtenir un puissant effet antioxydant sur notre corps. L'absorption de brocoli sous sa forme naturelle ne donne pas les mêmes résultats que l'ingestion de gélules contenant de l'extrait de brocoli (de la poudre). L'aliment naturel permet de produire quatre fois plus de polyphénols (mesurés dans le sang et l'urine) que les gélules (8). Les aliments naturels, comme les légumes, les fruits, les céréales complètes, les légumineuses, les graines, les noix ou encore les herbes contiennent une multitude de substances qui interagissent les unes avec les autres. En isoler une pour l'extraire et l'introduire dans un produit transformé, ou un complément nutritionnel, n'a pas du tout le même effet. Nous n'avons pas encore trouvé de moyen de contourner les pouvoirs de la Nature, malgré nos progrès technologiques. Notre alimentation n'échappe pas à la règle et nous devons rester logiques.

Cette première règle n'est donc pas une surprise. Limiter au maximum les produits transformés permet de limiter significativement l'absorption de calories vides, de sucres raffinés, d'additifs, de colorants, de sel... C'est le meilleur moyen de donner à votre corps assez de nutriments, sans avoir besoin de compter tout ce que vous mettez dans votre assiette. Mais combien de produits ultra-transformés par jour pouvons-nous consommer ? Il n'y a pas de consensus à ce sujet, mais toutes les chercheurs s'accordent à dire que moins nous en consommons, mieux c'est. Je conseille souvent le chiffre maximum de 20% de son alimentation quotidienne provenant de ce type de produits. Cela me paraît être un objectif totalement réalisable sans tomber dans l'extrême et ne plus rien consommer sous emballage. Personnellement, je ne consomme quasiment aucun produit ultra-transformé. A vous de trouver votre équilibre.

2) Consommer un maximum d'aliments naturels

Si vous réduisez considérablement votre consommation de produits transformés, cela laisse la part belle aux vrais aliments. Il est logique de revenir vers ce type d'alimentation qui a fait ses preuves depuis des générations, et qui continue de prouver ses bienfaits de nos jours. Une étude australienne, réalisée en 1984, a permis de tester l'effet d'une alimentation naturelle et sans produits transformés chez une population d'aborigènes (9). Ce peuple, qui vivait en Australie avant l'arrivée des Britanniques, fait partie de la population qui souffre le plus d'obésité et de problèmes de santé. Beaucoup d'entre eux ont laissé leur mode de vie naturel à la campagne pour s'installer en ville, et adopter le mode d'alimentation moderne riche en produits transformés et en boissons sucrés. Les participants recrutés étaient tous diabétiques et obèses. Ils ont accepté de retourner à une alimentation plus naturelle en vivant 7 semaines dans leur environnement ancestral, loin de la ville. Ce nouveau mode d'alimentation comprenait essentiellement des animaux sauvages (poisson, kangourou, oiseaux...), des végétaux et du miel sauvage. Malgré une quantité de nourriture largement suffisante et disponible sans restriction, ces 10 Aborigènes ont considérablement diminué leur consommation calorique journalière. En 7 semaines, ils ont perdu en moyenne 8 kilos. De plus, leur glycémie s'est régularisée au point de ne plus être considérés comme diabétiques et leurs niveaux sanguins de « mauvaises graisses » et de triglycérides a diminué significativement. L'effet d'une alimentation naturelle sur la santé n'est donc pas une nouveauté, comme nous pouvons le constater ici.

Soyez rassurés, pour vivre en bonne santé vous n'avez pas besoin de vous isoler dans le désert australien et revêtir votre habit de chasseur pour vous nourrir. Il suffit juste de consommer le plus possible d'aliments naturels, non transformés à savoir :

Liste des catégories d'aliments non transformés conseillés :

♦ Les légumes verts à feuille : roquette, céleri, coriandre, fenouil, kalé, pissenlit, persil, brocoli, épinard, choux, choux de Bruxelles, asperge, artichaut, oignon vert, poireau, salades, endive, pousses de betterave, mâche.

♦ Les autres légumes : tomate, avocat, concombre, aubergine, olive, courgette, potiron, courges, butternut, betteraves, carottes, radis, rutabaga, navet, patate douce, haricot vert, pois jaune, petit pois, champignons… (Oignons, ail, poireaux, échalotes en accompagnement).

♦ Les fruits et les baies : pommes, abricots, bananes, clémentines, dattes, figues sèches, pamplemousses, kiwis, citron, litchis, mangues, nectarines, oranges, papaye, fruits de la passion, pêches, poires, ananas, prunes, pastèques, mûres, myrtilles, cerises, raisins, framboises et fraises.

♦ Les céréales complètes : riz brun, riz rouge, riz noir, riz sauvage, sarrasin, millet, avoine, quinoa, seigle, teff, orge, blé, kamut.

♦ Les légumineuses : haricots noirs, haricots rouges, haricots azukis, haricots blancs, pois chiches, pois cassés, lentilles, lentilles corail, soja (miso ou tempeh ou tofu), haricots pinto, fèves…

♦ Les oléagineux et les graines : amandes, noix, noix du Brésil, noix de cajou, noisettes, cacahuètes, graines de chia, graines de chanvre, noix de macadamia, noix de pécan, pistaches, graines de courge, graines de sésame, graines de tournesol, graines de lin.

♦ Les viandes blanches, les poissons ou les œufs (code 0 ou 1).

◆ Les huiles et vinaigres : huile d'olive, huile de colza, vinaigre de cidre, huile de noix, huile de sésame, huile d'avocat, huile de lin, vinaigre de framboise, vinaigre de xérès.

◆ Les boissons : eau, thé vert, thé chai, infusions, café, thé noir, thé au jasmin, thé matcha, thé rooibos, kombucha.

◆ Les épices et les herbes : curcuma, basilic, feuilles de laurier, piment en poudre, coriandre, cannelle, clous de girofle, cumin, curry, aneth, ail, gingembre, noix de muscade, origan, paprika, persil, poivre, menthe poivrée, romarin, safran, sauge, thym et vanille.

Tous ces aliments naturels ont la particularité de contenir une multitude de nutriments qui aident à diversifier votre flore intestinale. Nous pouvons citer les prébiotiques, qui correspondent à un certain type de fibres et sont les fertiliseurs de votre jardin intérieur. Les nutriments contenus dans les fruits, légumes, noix, légumineuses ou céréales complètes sont aussi nettement mieux absorbés par votre organisme, comme nous avons pu le constater. Ils sont moins denses en calories à volume égal, comparativement aux produits transformés. Plus vous vous rapprochez d'une alimentation 100% naturelle, plus vous favorisez le bon fonctionnement de votre organisme.

3) Manger des repas équilibrés grâce à l'assiette santé

Comme dans toute situation, l'excès n'est jamais bon. Même avec les produits naturels, il n'est pas pertinent de se focaliser sur une catégorie d'aliments en laissant de côté une ou plusieurs autres. Au même titre qu'il n'**est** pas conseillé de manger de la viande rouge à tous les repas, il n'est pas forcément plus intelligent de manger 1 kilo de carottes ou de bananes tous les jours. En effet, la diversité et l'équilibre sont les deux piliers d'une alimentation saine et équilibrée. Se priver d'une catégorie d'aliments, c'est risquer de manquer de quelque chose de crucial pour votre santé. Ainsi, pour vous assurer un équilibre idéal et avoir une guidance suffisante afin de ne pas vous exposer à d'éventuels déséquilibres nutritionnels, vous allez pouvoir utiliser l'assiette santé suivante :

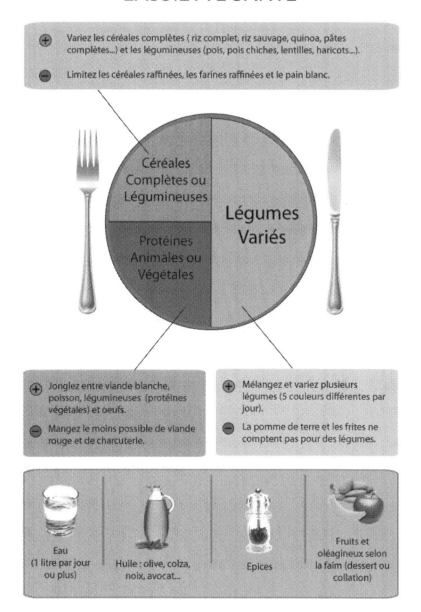

L'ASSIETTE SANTÉ

⊕ Variez les céréales complètes (riz complet, riz sauvage, quinoa, pâtes complètes...) et les légumineuses (pois, pois chiches, lentilles, haricots...).

⊖ Limitez les céréales raffinées, les farines raffinées et le pain blanc.

Céréales Complètes ou Légumineuses

Légumes Variés

Protéines Animales ou Végétales

⊕ Jonglez entre viande blanche, poisson, légumineuses (protéines végétales) et oeufs.

⊖ Mangez le moins possible de viande rouge et de charcuterie.

⊕ Mélangez et variez plusieurs légumes (5 couleurs différentes par jour).

⊖ La pomme de terre et les frites ne comptent pas pour des légumes.

Eau (1 litre par jour ou plus)

Huile : olive, colza, noix, avocat...

Epices

Fruits et oléagineux selon la faim (dessert ou collation)

Cette assiette permet de vous aider à piocher parmi les aliments naturels afin de confectionner vos propres repas équilibrés. Ainsi, vous pouvez respecter les proportions conseillées pour chaque catégorie. Cet équilibre doit être considéré comme une ligne de conduite. Ne soyez cependant pas trop rigide. Cela signifie que vous devez le respecter sur l'ensemble de votre alimentation, et non pas forcément à chaque repas. Afin de respecter cet équilibre, il est aussi possible de composer une assiette moitié légumes et moitié céréales, ou moitié légumes et moitié légumineuses, les deux étant des sources de protéines végétales et de glucides. Par exemple, vous pouvez prévoir une assiette moitié riz complet/moitié légumes ou moitié lentilles/moitié légumes.

Le plus important est de varier les sources et de ne pas préparer exactement toujours la même assiette avec seulement 2 ou 3 ingrédients. Il est souvent conseillé d'utiliser de 20 jusqu'à 30 ingrédients différents par semaine. Bien entendu, je ne pourrais jamais assez vous conseiller de privilégier les produits locaux et de saison, qui restent meilleurs pour votre santé, tout comme pour celle de la Planète. A ces aliments naturels, il est aussi intéressant d'y ajouter, régulièrement, des probiotiques naturels, contenus dans certains aliments fermentés comme les produits laitiers (yaourts et fromages non pasteurisés), la choucroute, le kombucha ou encore le miso. Ils contiennent des bonnes bactéries susceptibles de venir diversifier votre microbiome. Il faut bien évidemment se méfier de la qualité du produit. Il est conseillé de ne pas s'orienter vers les probiotiques en compléments alimentaires sans l'avis d'un médecin, car la qualité du produit laisse souvent à désirer et la diversité des bactéries qu'ils contiennent peut s'avérer insuffisante.

Utiliser des aliments non transformés et naturels sous-entend passer un minimum de temps dans sa cuisine. Vous devez vous réapproprier ce lieu et l'associer à un moment utile pour prendre soin de vous et de votre santé. Cela ne signifie pas que vous devez forcément y passer des heures, bien au contraire. Avec de l'organisation et un peu de bon sens, il est simple de préparer son dîner en moins de 30 minutes et de stocker le surplus pour son repas du lendemain midi par exemple. Faites donc de votre cuisine un endroit agréable, convivial, et qui doit être une véritable pièce de vie.

Cuisinez en famille est le meilleur moyen d'améliorer les relations au sein de son foyer et de transmettre les bons réflexes aux futures générations.

4) Diminuer au maximum sa consommation de sucre raffiné

Le sucre est « *la drogue addictive la plus dangereuse de notre époque. Tout comme l'alcool et le tabac, le sucre est en réalité une drogue* ». Cette déclaration choc de Paul van der Velpen, chef du service de santé de l'hôpital d'Amsterdam, a fait le gros titre d'un article du Journal « The Telegraph » en 2013 (10). Le sucre, contrairement au gras ou à d'autres aliments, interfère avec la régulation de l'appétit, créant un désir insatiable de continuer à manger. De nombreux nutritionnistes accusent l'industrie alimentaire de l'utiliser pour augmenter la consommation de leurs produits. Le sucre appelle le sucre et nous en voulons de plus en plus, même quand nous n'avons plus faim. « *Donnez à manger des œufs à quelqu'un et il arrêtera rapidement de manger. Donnez-lui des biscuits sucrés et il en mangera jusqu'à ce que son estomac soit douloureux* ». La perception de la faim et de la satiété, deux mécanismes naturels réglés par le système hormonal, sont donc totalement perturbés. Pour ces raisons, les sucres libres sont pointés du doigt comme parmi les responsables de nos problèmes de poids et de santé.

De nombreuses personnes ont ressenti cette envie irrépressible de sucré et cette sensation d'en vouloir toujours plus. L'OMS est là aussi très claire dans ses recommandations sur le sujet (11). Les données indiquent que, chez les adultes et les enfants, la consommation de sucres libres devrait être réduite à moins de 10% de l'apport énergétique total et qu'une réduction à moins de 5% de l'apport énergétique total apporte des avantages supplémentaires pour la santé. Les sucres libres sont tous les sucres ajoutés aux aliments ou aux boissons par le fabricant, le cuisinier ou le consommateur, ainsi que les sucres naturellement présents dans le miel, les sirops, les jus de fruits et les concentrés de jus de fruits.

La solution est donc de fuir le sucre, mais pas n'importe lequel : le sucre raffiné et libre, celui ajouté dans les aliments transformés ou les boissons. En effet, entre 65 et 75% des produits industriels contiennent du sucre dans leur composition. Les industriels l'utilisent presque partout et même avec de bonnes intentions, nous pouvons facilement atteindre une consommation bien trop importante. Si nous suivons les recommandations, 5% de notre apport énergétique total correspond à environ 6 morceaux de sucre par jour, sachant qu'un morceau de sucre équivaut à environ 4 grammes de sucre. Si vous commencez votre journée par un muesli du petit-déjeuner du commerce contenant de l'avoine, des graines et des noix, vendus comme « sain », il est facile de cumuler déjà 5 morceaux de sucre. Ajoutez à ce muesli un lait de soja et vous ajoutez un nouveau morceau sucre. Dans l'idée, il faudrait s'arrêter là... Sauf que si vous décidez de consommer des pâtes avec une sauce tomate industrielle et que vous ne faites pas attention à sa composition, vous pouvez ici aussi ajouter 2 morceaux de sucre (contenus dans la sauce tomate) à votre journée... Le problème du sucre nous concerne tous, voilà une raison essentielle qui doit nous faire éviter les produits ultra-transformés.

Le sucre ne se résume pas aujourd'hui aux simples morceaux de couleur blanche que nous ajoutions autrefois dans les boissons chaudes et les desserts. Les sucres libres, massivement utilisés par l'industrie alimentaire, sont présents sous de multiples formes, ce qui empêche le consommateur mal informé de s'y retrouver. Les sucres libres correspondent en réalité à la liste suivante : *le glucose, le fructose, le sucre de canne, le sirop de maïs, le sirop de riz, la mélasse, le sirop d'agave ou encore le sirop d'érable.* La plupart de ces produits sont utilisés pour 2 raisons essentielles : ils abaissent le coût de fabrication du produit et augmentent les ventes. En effet, l'industrie du sucre et de ses dérivés est massivement subventionnée par l'Union Européenne, grâce bien entendu à l'argent du contribuable. Enfin, la plupart des produits industriels font l'objet de tests afin de déterminer quelle composition permettra le plus de ventes, et non pas laquelle sera la meilleure pour notre santé. Ils ajoutent donc délibérément du sucre libre (et aussi du sel et des additifs) jusqu'à obtenir les meilleurs résultats en termes de goût sur un panel de consommateurs testés. Nous trouvons du sucre « caché » dans la plupart des plats préparés ou surgelés, les soupes, les haricots en conserve, les lasagnes, les sauces pour pâtes, les saucisses, le saumon fumé et les bâtonnets de surimi, les salades diététiques, les barres de muesli, les céréales du petit-déjeuner et même certains mélanges d'épices.

Les consommateurs tombent souvent dans le panneau des jus de fruits et des smoothies. En effet, le sucre contenu dans les fruits (le fructose), n'est pas associé à la prise de poids et aux problèmes de santé. Le fructose isolé est donc souvent étiqueté « sain » et ajouté dans les préparations comme « sucre venant des fruits ». Malheureusement, lorsque qu'il est sous sa forme isolée, il est tout aussi dangereux que n'importe quel sucre libre. Mais pourquoi ne pose-t-il pas de problème lorsqu'il est contenu dans le fruit ? L'explication la plus probante serait la présence des fibres. Les fruits contiennent des fibres qui modifient totalement la façon dont le fructose est absorbé par l'organisme. Consommer une substance isolée de son aliment reproduit rarement les effets obtenus via l'aliment entier. Les jus de fruits ou les smoothies ne sont donc pas une bonne alternative santé car une grande partie des fibres sont détruites. Ils doivent être consommés occasionnellement et non pas quotidiennement ou en substitut de repas.

Les sucres liquides ou sous forme non naturelle sont à éviter le plus possible car ils perturbent également la diversité du microbiome. Ainsi, lorsque nous buvons une grande boisson sucrée, ou même des pâtes raffinées préparées (les « pasta-box ») nécessitant un minimum de mastication, notre corps n'a pas le temps d'envoyer les bons signaux à l'estomac pour qu'il puisse se préparer à les digérer. La mastication et la production de l'enzyme amylase contenue dans la salive est une étape importante. Lorsque la charge en sucre atteint l'estomac, elle pénètre alors rapidement dans l'intestin grêle où la majeure partie du sucre est absorbée. Le système digestif n'est pas prêt à gérer tout ce sucre et ce sont nos bactéries qui prennent le relais. Malheureusement, la flore intestinale finit par se déséquilibrer à cause de la prolifération d'espèces dites « malsaines » qui se nourrissent des restes de sucre. Ce sont ces mêmes espèces qui sont reliées à la prise de poids et à la mauvaise santé.

5) Consommer les bons glucides

Le problème du sucre a fini par alarmer de nombreux experts en nutrition, au point de conseiller des régimes faibles en glucides. Les glucides sont divisés en glucides dits simples, souvent appelés « sucres rapides », mais aussi des glucides dits complexes, appelés « sucres lents ». Ces derniers sont plus long à digérer et sont présents dans la plupart des végétaux : les légumes, les fruits, les céréales, les graines, les légumineuses… Ils sont considérés comme sains car ils ont un effet positif sur notre santé et notre ligne. Les termes « sucre rapide » et « sucre lent » ne sont plus réellement utilisés car ils portent à confusion quant à leur effet sur la glycémie.

Les régimes qui préconisent de limiter le plus possible tous les glucides ont longtemps été admis comme une solution efficace pour la perte de poids. Malheureusement, ils excluent de nombreux aliments naturels très importants pour la santé et pour la diversité de la flore intestinale, comme les céréales complètes ou les légumineuses. Ainsi, les régimes contenant des pourcentages trop faibles de glucides sont associés à une mortalité accrue. Une consommation de glucides à hauteur de 50 à 55% de l'apport énergétique total semble être celle recommandée pour la santé. Les régimes alimentaires pauvres en glucides favorisent une augmentation de de la consommation de protéines et de graisses d'origine animale, telles que l'agneau, le bœuf, le porc et le poulet. C'est pourquoi ils sont associés à une mortalité plus élevée (12).

Les glucides contenus dans les aliments naturels et non transformés, particulièrement dans les légumineuses, les légumes et les céréales complètes doivent faire partie de notre mode d'alimentation. Ils ont l'avantage de contenir des fibres, ce qui leur donnent un atout santé indéniable. Par contre, les céréales raffinées, que nous retrouvons sous forme de farine blanche, de pain blanc, de pâtes, de biscottes, de galettes diététiques, de brioches, de céréales du petit déjeuner, ou dans de nombreux plats préparés sont à éviter car ils sont pauvres en nutriments. A l'inverse, les céréales complètes sont riches en nutriments et sont à inclure dans son quotidien alimentaire.

La mode du sans gluten a elle aussi conduit fortement à limiter la consommation de glucides. En effet, le gluten est un type de protéine que l'on retrouve dans les céréales, comme le blé, l'orge et le seigle, et qui est responsable de l'élasticité des aliments et de leur texture moelleuse. Il est également souvent ajouté à d'autres aliments pour modifier la stabilité et la structure des produits, tels que les vinaigrettes, les condiments et les charcuteries. Désormais, il existe des options sans gluten dans tous les restaurants et des rayons entiers de produits transformés sans gluten. Devons-nous tous éviter le gluten pour notre santé ? La réponse est non. L'intolérance stricte au gluten, connue sous le nom de maladie cœliaque, est rare. Moins d'1% de la population mondiale souffre de cette maladie. Seul un test médical pourra vous dire si oui ou non vous êtes allergique au gluten et donc que vous souffrez de la maladie cœliaque. Dans ce cas précis, le régime sans gluten est un traitement médical prouvé. Si le régime est suivi à la lettre, il résout les symptômes et reconstruit la porosité de la paroi intestinale (les trous formés dans l'intestin à cause de l'inflammation chronique déclenché par le gluten). Il est également possible de souffrir d'une hypersensibilité au gluten. Ce qui signifie que le test médical de la maladie cœliaque est négatif mais la personne ressent malgré tous les mêmes symptômes. Dans ce cas, le sans gluten se justifie et améliore la santé des personnes intolérantes. Pour le reste, soit pour environ 98% de la population il n'y a aucune évidence suggérant que suivre un régime sans gluten offre des bénéfices santé (13).

Certains spécialistes pensent que les réactions au gluten, qui sont malgré tout de plus en plus nombreuses, sont dues à une surconsommation de produits contenant du gluten et riche en additifs. Le simple fait de manger beaucoup de produits transformés augmente fortement notre consommation de gluten, qui se retrouve partout. En diminuant au maximum ces produits, nous limitons notre apport en gluten, ce qui peut déjà soulager de nombreux troubles qui pourraient faire penser à une intolérance au gluten. Le meilleur conseil que je puisse vous donner sur le sujet est de faire les choses dans l'ordre. Si vous n'avez pas été diagnostiqué comme étant allergique, commencez par vous forger de bonnes habitudes alimentaires et analysez les résultats. Si vous sentez toujours des symptômes et un inconfort, testez alors un mois sans gluten et voyez ce que cela peut vous apporter. Si vous faites cela, ne remplacez pas vos produits par des produits transformés sans gluten disponibles dans les rayons diététiques, et qui sont très mauvais pour votre santé et votre ligne. Et avant toute chose, parlez-en à votre médecin pour établir un vrai diagnostic.

Il faut ici retenir que vous ne devez pas tomber dans le panneau et éviter coûte que coûte les glucides, pensant qu'il s'agit de sucre et qu'ils vont vous faire « grossir ». Faire du cas des sucres libres et raffinés une généralité n'est pas une bonne idée. Il ne faut pas tout confondre et tomber dans l'extrême. Cette erreur a été faite il y a des dizaines d'années concernant les graisses. Toutes les graisses ont été mises dans le même panier car elles étaient considérées comme responsables des problèmes cardiovasculaires, conduisant ainsi les recommandations nutritionnelles à conseiller une alimentation très faible en matière grasse. Cette époque a eu pour conséquence de pousser les industriels à ajouter du sucre dans tous leurs produits pour les estampiller « sans matière grasse ». Le résultat est celui que nous connaissons désormais.

6) Consommer davantage de protéines végétales

Pour perdre du poids, beaucoup de personnes ont tenté ou suivent actuellement un régime « hyper protéiné ». C'est le cas notamment de la méthode paléo ou du régime Atkins qui font la part belle aux protéines d'origine animale. Les protéines sont essentielles à la fonction normale de l'organisme, mais une consommation importante de protéines, en particulier celles provenant de la viande rouge et d'autres sources animales, a été associée à l'apparition de nombreuses maladies et à l'accélération du vieillissement cellulaire. En plus de ces résultats, la consommation de viande, qui a explosé depuis une cinquantaine d'années, pose problème également pour la santé de notre Planète, contribuant massivement à la pollution, sans parler de la maltraitance animale et des conditions d'élevages de plus en plus préoccupantes.

Le professeur Valter Longo, spécialiste dans la recherche sur la longévité et le renouvellement cellulaire, établit le lien entre surconsommation de protéines animales et problèmes de santé : « *la consommation d'un régime riche en protéines est associée à une augmentation du taux de production du facteur de croissance « pro-vieillissement », un risque de mortalité globale augmenté de 75% et un risque de mortalité par cancer 3 à 4 fois plus élevé, comparativement à la consommation d'un régime alimentaire à faible teneur en protéines et à base de plantes* »(14). Même constat dans la célèbre enquête Campbell où le Docteur Colin Campbell précise que plus la consommation de protéines d'origine animale est importante, plus les risques de mortalité et de développer une maladie de civilisation sont élevés. Il va plus loin en préconisant un régime 100% à base de plantes, en excluant totalement toutes sources animales de l'alimentation. Finalement, devons-nous pour autant stopper totalement les viandes, les œufs et le poisson ?

Nous sommes omnivores, avec un corps et un système digestif conçu pour manger une variété d'aliments, à la fois des végétaux et de la viande (15). Nos mâchoires et nos dents sont conçues pour mâcher des aliments durs, et bien que le processus soit facilité par la cuisson, nous sommes différents, à cet égard, des primates mangeurs de végétaux. Nous avons également un arsenal d'hormones et d'enzymes permettant de décomposer les protéines, sans oublier nos microbes adaptés à ce type d'alimentation. Potentiellement, stopper totalement les produits d'origine animale ne pose pas de problème pour notre santé, sauf en ce qui concerne l'apport en vitamine B12. Cette vitamine est essentielle à l'organisme qui ne peut pas lui-même la synthétiser. Nous devons donc l'obtenir via notre alimentation. Elle n'est présente en quantité suffisante que dans les produits d'origine animale. La carence en vitamine B12 est dangereuse pour la santé, si bien que la société mondiale Vegan (aucun produit animal dans l'alimentation) recommande une supplémentation. Cette option est donc possible, mais l'idée de prendre un complément toute notre vie ne semble pas être l'alternative idéale et surtout la plus naturelle.

Comme souvent, les extrêmes ne sont que rarement la solution. Certes diminuer considérablement notre consommation de viandes et de charcuterie est un objectif pour notre santé, mais la consommation de poisson reste associée à de nombreux bénéfices santé. C'est pourquoi, de l'avis du Professeur Longo, consommer deux à trois fois par semaine du poisson procure des bénéfices pour notre santé, en évitant bien-entendu ceux contenant des taux élevés de mercure, principalement les gros poissons comme le thon, l'espadon et le flétan. Les petits poissons comme les sardines, le maquereau mais aussi le saumon contiennent des plus faibles quantités de mercure et sont recommandés. Il est pertinent de s'orienter vers des poissons sauvages ou d'élevage biologique pour limiter l'ingestion d'antibiotiques, qui sont massivement distribués dans les fermes d'élevage. Le Professeur Spector rejoint le Professeur Longo tout en incluant une consommation de viande occasionnelle, notamment la viande blanche. La viande rouge et les charcuteries sont à éviter le plus possible. Manger de la viande à chaque repas n'est pas une bonne habitude alimentaire et contribue massivement à la dégradation de notre écosystème. Que cela soit pour des raisons écologiques, sanitaires ou éthiques, diminuer sa consommation de produits d'origine animale est crucial pour notre avenir et notre santé.

Cependant, nous nous devons de compenser ce manque de protéines par une autre source : les protéines d'origine végétale. Elles sont contenues dans de nombreux aliments, principalement dans les légumineuses, les oléagineux ou encore les graines et les céréales complètes. Par exemple, 100 grammes de lentilles cuites apportent 9 grammes de protéines et 100 grammes d'amandes contiennent 21 grammes de protéines. Pour un individu sédentaire, les recommandations officielles journalières préconisent 0,83 gramme par Kilogramme de poids de corps et par jour. Les personnes âgées et les sportifs doivent en consommer davantage. Pour augmenter votre consommation de protéines végétales, et donc diminuer la part animale, vous pouvez piocher dans les aliments naturels que sont les légumineuses, les oléagineux et les céréales complètes ou encore le tofu, le tempeh ou le seitan. Evitez les produits végétariens type steak végétal ou autre préparation qui, même s'ils sont souvent placés dans le rayon « diététique », ne sont absolument pas bons pour votre santé. Cette remarque s'étend d'ailleurs à l'ensemble des produits ultra-transformés de la gamme diététique, qui n'échappe pas à la règle.

7) Consommer les bonnes graisses

Depuis les années 1980, de nombreux nutritionnistes ont fait des graisses de véritables ennemis à éviter coûte que coûte. Les médecins n'ont cessé d'alarmer les patients en leur parlant de « mauvais » cholestérol et de son danger sur la santé cardiovasculaire. Si bien que désormais, les graisses sont toutes vues comme potentiellement dangereuses. Il est vrai qu'une surconsommation de graisses n'est pas une bonne solution santé. Le problème du message véhiculé à l'époque concernant les graisses est de les mettre toutes dans le même panier. Cela a conduit une grande partie de la population à les éviter totalement. Chaque aliment « gras », quelle que soit son origine, était vu comme un aliment potentiellement dangereux. Les réflexions comme « non je ne peux pas, c'est trop gras » ou « c'est mauvais pour mon cholestérol » sont courantes encore de nos jours. Cette fausse croyance finit par faire la part belle aux sucres. L'industrie alimentaire, pour répondre aux recommandations de l'époque qui se voulaient de diminuer au maximum les graisses, a remplacé le gras par du sucre. Nous avons vu apparaître les mentions « sans matière grasse » ou « light » ou encore « zéro pourcent ». Maintenant, avec plus de recul et de nombreuses études à l'appui, nous savons qu'il s'agissait d'une erreur.

Notre alimentation doit contenir des « bonnes » graisses dites insaturées, tels que celles que l'on trouve dans l'huile d'olive, le saumon, les amandes et les noix. A l'inverse, nous devons limiter les graisses saturées principalement d'origine animale, les hydrogénées et les trans. Les graisses trans sont utilisées dans les produits industriels et sont à éviter le plus possible. Il n'est pas non plus logique de fuir les aliments riches en cholestérol car de nombreux sont extrêmement sains. Par exemple le homard et le crabe, qui sont excellents pour notre santé, ont 3 fois plus de cholestérol que le lard, le porc ou le bœuf. De plus, le cholestérol est un élément indispensable au bon fonctionnement de l'organisme. En effet, il rentre dans la composition de la plupart des cellules du corps. 80% du cholestérol total est synthétisé par l'organisme et seulement 20% provient de notre alimentation. Ce qui signifie que le cholestérol alimentaire n'a que peu d'impact sur le cholestérol sanguin. Ainsi, le réflexe adopté par certains consistant à ne plus manger le jaune d'œuf car il contient « trop de cholestérol » n'a aucun sens, d'autant plus que l'œuf (issue d'une poule élevée en plein air et nourrie aux graines) a sa place au sein d'une alimentation saine et équilibrée.

Une des raisons qui a poussé les nutritionnistes à revoir leurs recommandations à propos des graisses est le régime Méditerranéen. Il s'agit d'un mode d'alimentation retrouvé dans les pays tels que le sud de l'Italie ou la Grèce des années 1960, et riche en graisses insaturées. Durant la période où, dans la majorité des pays ayant adopté le régime pauvre en matière grasse, les taux de maladies cardiaques et d'AVC continuaient de grimper en flèche, les pays Méditerranéens conservaient un taux relativement bas. Si les graisses sont les coupables, pourquoi retrouve-t-on une telle différence ? La piste génétique étant écartée, il a fallu reconsidérer le débat autour des graisses. En effet, leur fameux régime « traditionnel » est riche en gras, particulièrement via une consommation importante d'huile d'olive et de noix, et modérée de poissons, d'œufs et de produits laitiers (yaourt et fromage de chèvre et de brebis). Par contre, la consommation de viande rouge, de charcuterie et de produits transformés reste très faible. Ce régime est aussi composé de graines complètes, de légumes, de fruits et d'une consommation d'alcool modérée, principalement du vin rouge.

Depuis, nous avons la chance de pouvoir nous reposer sur une étude réalisée par un groupe de chercheurs Espagnols, débutée en 2000. 7500 volontaires, tous âgés de la soixantaine et reconnus comme à risque au niveau cardiovasculaire, ont été divisés en 3 groupes. Le groupe 1 devait consommer un régime faible en matière grasse en évitant la viande, l'huile d'olive, les noix, les biscuits ou pâtisseries, et les produits laitiers et en consommant plus de poissons, de légumes, de graines complètes et de fruits. Les deux autres groupes 2 et 3, dits « régimes méditerranéens », consommaient également du poisson, des légumes, des graines complètes et des fruits, mais à l'inverse du précédent, devaient augmenter l'apport en gras, via la consommation d'huile d'olive, de produits laitiers, de viande blanche et de noix. Ils étaient même autorisés à boire du vin rouge modérément. À ces deux groupes, les chercheurs ont demandé à l'un de consommer en plus 30 grammes d'oléagineux (noix, amandes, noisettes…) par jour et à l'autre d'ajouter à la place 4 cuillères à soupe d'huile d'olive par jour. Cette étude a été poursuivie pendant 4 ans et demi jusqu'à ce qu'elle soit interrompue suite à l'analyse des premiers résultats des données recueillies. Finalement, ce n'est qu'en 2013 que nous avons pu connaître les conclusions qui ont fait grand bruit à leur sortie. Les deux groupes régimes méditerranéens riches en graisses ont diminué de 30% leur risque de crise cardiaque, d'AVC et de cancer du sein, ont amélioré leur taux sanguin de lipides et de cholestérol ainsi que leur tension artérielle. Ils ont même révélé un effet supérieur sur la prévention du diabète et la perte de poids, principalement pour le groupe consommant le surplus d'huile d'olive (16). Il est important de préciser que seule l'utilisation d'une huile d'olive « extra vierge » a donné des résultats positifs qui n'ont pas été retrouvé avec de l'huile d'olive de mauvaise qualité par la suite. Pour des raisons d'éthique évidentes, il n'était pas possible de poursuivre l'étude et de priver les participants du groupe 1 des effets positifs notables pouvant améliorer leur santé cardiovasculaire.

Désormais, il ne faut donc pas avoir peur d'inclure des bonnes graisses dans votre alimentation quotidienne. Cuisiner ou assaisonner avec de l'huile d'olive extra vierge, consommer des poissons gras 2 à 3 fois par semaine et inclure des oléagineux et des graines quotidiennement sont autant de bons réflexes à prendre. Par contre, hormis les graisses hydrogénées qui sont à exclure totalement, toutes les graisses saturées ne sont pas mauvaises. En effet, une consommation modérée de produits laitiers tels que les yaourts non pasteurisés, non sucrés au préalable et non allégés ainsi que les fromages au lait cru, peuvent avoir des effets positifs. Pourtant riches en graisses saturées, ils ont prouvé leurs effets protecteurs sur la santé et la mortalité (17). Cependant, ceci s'observe uniquement avec la consommation modérée de produits laitiers de qualité, non allégés et non pasteurisés, qui contiennent une source de bonnes bactéries, ne sont pas transformés et ne contiennent pas d'additifs chimiques. En effet, la pasteurisation vient tuer les bactéries ce qui enlève les effets positifs du produit. Bonne nouvelle donc pour nous Français, nous n'avons pas besoin de renier nos traditions totalement ! A l'inverse, la consommation de lait pasteurisé n'est absolument pas à conseiller ; même pour son apport en calcium et la santé de nos os. De nombreuses études ont prouvé que, contrairement à ce que nous pouvions penser, la consommation de lait augmente le risque de fractures, mais aussi le risque de mortalité (18). Il est possible que ces conclusions ne se vérifient pas lorsqu'il s'agit du lait non pasteurisé ou encore du lait fermenté comme le kéfir. A vous de tester ce qui vous correspond en ce qui concerne les produits laitiers, les résultats étant très différents d'un individu à l'autre.

8) Boire de l'eau

Cette règle peut paraître logique et pourtant, très peu de personnes consomment suffisamment d'eau. Elles se retrouvent légèrement déshydratées de façon chronique et ne s'en rendent plus compte, par habitude. Certains me disent ne pas aimer l'eau et me demandent souvent ce qu'ils peuvent ajouter pour en boire davantage. Si vous faites partie de cette catégorie, cela prouve que vous n'en consommez pas assez et que le manque de goût est devenu petit à petit un problème. Aujourd'hui, nous pouvons facilement ne boire quasiment aucun verre d'eau dans la journée. C'est le cas pour de nombreuses personnes qui ne « s'hydratent » essentiellement qu'en consommant du café, du thé, des jus de fruits ou des sodas.

L'eau correspond à 75% du poids corporel chez les nourrissons, 60% chez l'adulte et 55% chez les personnes âgées. Elle est essentielle à l'homéostasie cellulaire et à la vie. La régulation de l'équilibre des fluides dans le corps est sous le contrôle de mécanismes complexes qui gèrent la quantité de liquide excrété (principalement via l'urine) et ingéré (grâce à la soif notamment). Lorsque le cerveau détecte un déséquilibre hydrique dans l'organisme, il nous prévient à sa façon et nous avons soif. Dans cette situation, un individu sédentaire se doit de boire essentiellement de l'eau. Malheureusement chez certain, le choix s'oriente vers des boissons autres que l'eau, ce qui peut contribuer à un apport calorique supérieur aux besoins.

En cas de déshydratation, même légère, nous pouvons observer de nombreux problèmes apparaître comme la baisse de la performance physique, des capacités cognitives, des fonctions digestives, rénales et cardiaques, des maux de tête et des troubles cutanées. Il existe une grande variabilité des besoins en eau d'un individu à l'autre, qui ne dépendent pas uniquement des différences de métabolisme, mais aussi des conditions environnementales et du niveau d'activité. Il n'y a donc pas de recommandation officielle concernant une hydratation adéquate qui puissent correspondre à tout le monde et pour toutes les conditions environnementales. Toutefois, une étude Américaine a mis en avant un réel déficit d'hydratation au sein de la population, qui s'avère plus important chez l'homme que chez la femme (19).

Si nous consommons des aliments naturels comme les fruits frais ou les végétaux, nous pouvons couvrir jusqu'à 30% de nos besoins hydriques. Pour le reste, il est conseillé de boire de l'eau ou des boissons non sucrées, sans édulcorants et sans caféine. La recommandation courante est de 8 verres d'eau par jour, soit environ 1,2 litres. Certes il n'y a pas de consensus scientifique à ce sujet, mais il est préférable d'agir dès aujourd'hui car les études mettent parfois des années avant de révéler des conclusions parlantes. Vous pouvez donc commencer par vous assurer de parvenir à ces 1,2 litres d'eau quotidien (sans compter l'apport via l'alimentation) et d'augmenter si besoin, en fonction de votre soif, de la température extérieure et de votre niveau d'activité physique, notamment afin de compenser les pertes hydriques via la sudation. Inutile de vous sur-hydrater dans le but d'éliminer et de détoxifier l'organisme, aucun bienfait n'ayant été démontré.

Il est important de ne pas inclure dans cette recommandation votre consommation de boissons contenant de la caféine (thé, café), d'alcool, de jus de fruits, de sodas ou autres boissons zéros. Vous devez séparer les calories de l'hydratation et les boissons sucrées doivent être réservées aux sportifs faisant des efforts suffisamment longs. Les jus de fruits sont réellement à considérer comme des boissons « plaisir », au même titre que l'alcool. L'apport en calories y est conséquent et est rarement pris en considération. Pour les boissons alcoolisées, il existe une exception concernant le vin rouge qui contient des polyphénols et dont la consommation modérée (1 à 2 verres par jour) peut avoir un impact positif potentiel sur la flore intestinale et la santé (20). Mais l'alcool quel qu'il soit n'hydrate pas et ne peut pas remplacer la consommation d'eau. Le café et le thé, principalement le thé vert, lorsqu'ils sont consommés avec modération et sans ajout de sucre, d'édulcorant ou de lait, sont potentiellement sains, principalement dus aux polyphénols qu'ils contiennent eux aussi (21, 22). Méfiez-vous des boissons gazeuses car elles contiennent parfois de grandes quantités de sel et peuvent créer des ballonnements. Là aussi il est préférable de les consommer occasionnellement.

9) Lire les étiquettes alimentaires

Même si, après ces 8 premiers commandements, vous avez considérablement diminué votre consommation de produits transformés, il vous reste encore des produits avec un emballage dans votre caddie. Un réflexe est ici à prendre pour chaque produit transformé acheté : lire la liste d'ingrédients et les informations nutritionnelles. Vous ne pouvez pas vous fier aux informations, souvent trompeuses, inscrites sur l'emballage par la marque du produit. Le but est d'être capable de choisir les meilleures options pour votre santé. Si nous prenons l'exemple d'une sauce tomate pour les pâtes, la plupart contiennent du sucre. En lisant l'étiquette et la liste des ingrédients, vous pouvez vous assurer de choisir celle qui n'en contient pas. Aussi, vous devez choisir le produit ayant le moins d'ingrédients et surtout éviter ceux qui contiennent des noms qui ne correspondent pas à de vrais aliments. Il est normal d'y retrouver des conservateurs, mais pas de là à lire une liste d'ingrédients longue comme le bras. Vous pouvez vous référer au mode d'emploi suivant, qui vous aidera à faire vos choix lorsque vous lisez la liste d'ingrédients et les valeurs nutritionnelles.

Conseils pour choisir ses produits alimentaires :

♦ Choisissez des produits avec la liste d'ingrédients la plus courte possible et avec des noms d'aliments connus. Plus la liste est longue, plus le produit est transformé, plus il contient d'additifs et plus il est pauvre en nutriments.

♦ Préférez le produit qui contient le moins de sucre, d'acides gras hydrogénés ou saturés et de sel. Pour cela, vérifiez que ces trois ingrédients n'apparaissent pas dans les 3 premiers de la liste puis regardez sur la valeur nutritionnelle.

♦ Les premiers ingrédients doivent correspondre à la description du produit. Si vous choisissez une sauce tomate, vous devriez avoir « tomate » en 1, par exemple.

♦ Le moins d'additifs possible. Plus il y a de noms inconnus (souvent des additifs), plus le produit est à éviter. Les E402, E476 ou autres noms imprononçables n'ont rien de bon pour votre santé.

♦ Evitez les produits qui contiennent les ingrédients suivants : palme, sirop de glucose fructose, sirop de maïs, sirop de malt, fructose, lactose, saccharose, galactose, maltrose, gras Trans, glutamate monosodique, saveurs artificielles, colorants artificiels, édulcorants artificiels.

♦ Ne jamais croire le Nutriscore ni les mentions qui sont écrites sur l'emballage comme « complet », « riches en fibre », « vitamines » etc.... qui sont souvent mensongères.

10) Manger à sa faim mais pas de trop

Comme nous l'avons vu précédemment, se priver drastiquement sur les quantités en diminuant son apport calorique n'est pas la solution pour perdre du poids. De plus, se baser sur une quantité de calories journalières consommées est là aussi une idée peu efficace. Premièrement, il est n'est pas rare de constater d'énormes différences entre les valeurs nutritionnelles du produit et la réalité. En Europe, l'écart toléré entre ce que contient vraiment le produit et ce qui est noté sur les informations nutritionnelles est approximativement de 20% pour les glucides, les lipides et le sel et de +50% à -35% pour les vitamines et les minéraux (23). A cause de cette tolérance, il est possible, par exemple, de retrouver de nombreux morceaux de sucres supplémentaires et de calories que ce qui est inscrit sur l'emballage. Deuxièmement, la façon dont le corps produit de l'énergie à partir des aliments varie énormément en fonction de la source de l'aliment, de sa quantité, de sa facilité de digestion et des autres aliments consommés en même temps. Une étude a par exemple montré que la consommation de riz blanc avec des baguettes plutôt qu'une cuillère réduisait de manière significative la vitesse à laquelle la glycémie augmentait et déclenchait la production d'insuline (correspondant à l' index glycémique (IG)) (24). Enfin troisièmement, même s'il existe des approximations concernant les besoins journaliers recommandés, il ne s'agit là que de moyennes. En réalité, les chiffres varient significativement d'un individu à l'autre, en fonction du métabolisme de chacun qui est fortement dépendant de nos gènes, de notre microbiome et de notre niveau d'activité.

Il est donc nettement plus logique de se fier principalement aux méthodes naturelles dont le corps dispose pour quantifier son apport alimentaire : la faim et la satiété. Pour cela, vous devez prendre le temps de manger lentement et d'éviter de faire autre chose en même temps, comme par exemple utiliser votre smartphone ou regarder la télévision. Il faut un minimum de 15 à 20 minutes pour que votre cerveau reçoive le message de satiété qui naturellement doit vous avertir sur le fait que vous avez suffisamment mangé et couvert vos besoins. Mastiquez correctement vos aliments pour vous assurer également une meilleure digestion et absorption. Lorsque vous vous sentez rassasié, inutile de finir votre assiette. Gardez tout simplement les restes pour un autre repas. Le menu classique entrée, plat, dessert n'est absolument pas obligatoire à partir du moment où l'équilibre de l'ensemble est respecté. Cela signifie que vous n'êtes pas obligé de finir votre repas par un dessert, surtout si vous n'avez plus faim. A l'inverse, n'attendez pas d'être totalement affamé pour manger. Les collations entre les repas s'avèrent utiles, principalement chez les personnes désirant perdre du poids et qui ont tout intérêt à alléger au maximum les calories ingérées au dîner. Pour cela, vous pouvez consommer des fruits frais, des légumes coupés, des oléagineux ou même un ou deux carrés de chocolat noir (plus de 80% de cacao). Ce dernier est particulièrement apprécié par nos bonnes bactéries et n'est pas associé à la prise de poids, bien au contraire (25, 26). Autre astuce utile : utiliser des assiettes plus petites. Il vaut mieux une petite assiette remplie qu'une grande à moitié vide. L'impact sur le cerveau et la satiété n'est pas le même. Lorsque nous mangeons dans un plat qui est peu rempli, inconsciemment nous pouvons nous sentir privé. Si nous mettons la même quantité dans une petite assiette, qui est donc cette fois-ci bien remplie, nous pouvons nous sentir rassasié avec la même quantité.

Dernier élément important qui s'ajoute à ces 10 commandements : votre alimentation se doit d'être considérée comme une source de plaisir que vous vous devez d'apprécier. Trop souvent, les gens associent manger sainement avec contrainte, frustration et privation. Tout ceci est totalement faux. Une fois que votre sens du goût aura retrouvé sa « normale », après la diminution des produits transformés, donc du sucre et du sel, vous allez redécouvrir de nouvelles saveurs et renouer avec le plaisir de manger. Il en est de même concernant votre faim, qui va retrouver un fonctionnement normal et ne va plus être perturbée constamment par l'ingestion de sucres raffinés, qui bouleversent votre système de régulation hormonale, notamment votre glycémie. C'est le moment de se réconcilier avec son assiette et partager à nouveau le plaisir de la table en famille ou entre amis, un instant de convivialité qui compte aussi pour le bien-être de chacun.

Les 10 commandements d'une alimentation saine et équilibrée :

1) *Manger le moins possible de produits ultra-transformés et transformés.*
Ces produits doivent correspondre à moins de 20% de mon alimentation.

2) *Consommer un maximum d'aliments naturels.*
Légumes, fruits, légumineuses, céréales complètes, oléagineux, graines, herbes…

3) *Manger des repas équilibrés grâce à l'assiette santé.*
Beaucoup de légumes variés accompagnés de céréales complètes ou de légumineuses et d'une source de protéines (volaille, légumineuse, poisson, œuf, tofu…).

4) *Diminuer au maximum sa consommation de sucre raffiné.*
5 % de son apport énergétique totale (moins de 6 cuillères à café ou 25 grammes)

5) *Consommer les bons glucides.*
Privilégier les céréales complètes, les légumineuses et les sources naturelles non raffinées.

6) *Consommer plus de protéines végétales.*
En choisissant parmi les légumineuses, les oléagineux, les céréales complètes, les graines ou encore le tofu, le tempeh ou le seitan.

7) *Consommer les bonnes graisses.*
Huile d'olive, de colza, d'avocat, les poissons gras, les oléagineux et les graines.

8) *Boire de l'eau.*
Un peu plus d'un litre par jour (environ 8 verres), sans compter le thé, le café, les jus de fruit ou les sodas. La quantité doit être adaptée en fonction de la température, de la corpulence et du niveau d'activité physique.

> **9) Lire les étiquettes alimentaires.**
> Choisir des produits avec la liste d'ingrédients la plus courte possible et avec des noms d'aliments connus. Préférer le produit qui contient le moins de sucre, d'acides gras hydrogénés ou saturés et d'additifs possible. Ne jamais croire ce qui est écrit sur le reste de l'emballage.
>
> **10) Manger à sa faim mais pas de trop.**
> Se fier principalement à sa faim et sa satiété. Prendre le temps de manger lentement (15 à 20 minutes) et éviter de faire autre chose en même temps. Mastiquer correctement vos aliments pour une meilleure digestion. (Lorsque vous vous sentez rassasié, inutile de finir votre assiette).

10 bonnes habitudes alimentaires à adopter

Pour de nombreuses personnes, ces 10 règles permettant d'adopter une alimentation saine et équilibrée sont loin de leurs habitudes actuelles. Au début de ce livre, nous avons vu que la plupart de nos actions quotidiennes sont réalisées par automatisme. Ainsi, il est toujours plus facile de ne pas réfléchir et conserver ses habitudes actuelles que d'effectuer des changements. Cela demande de l'énergie et de la volonté qui peuvent vite s'épuiser. C'est pourquoi, il n'est pas aisé d'adopter de nouvelles habitudes alimentaires du jour au lendemain, sans un minimum d'organisation. Chez certaines personnes, tout bouleverser subitement s'avère être la solution, principalement en cas de maladie grave, d'une douleur intense ou d'un choc émotionnel. Dans ce genre de situations, l'urgence fournit la source d'énergie et la motivation. Mais pour la majorité d'entre nous, changer du jour au lendemain n'est pas la bonne solution et cela conduit plus facilement à l'échec qu'à la réussite.

Heureusement, nous sommes tous capables d'agir et de suivre une méthode qui permet de modifier nos mauvais réflexes. Ainsi, tout comme vous pouvez adopter de mauvaises habitudes alimentaires et les maintenir des années sans aucun effort, vous pourrez réaliser exactement la même chose avec de bonnes habitudes, celles qui vous aideront à retrouver la ligne et une meilleure santé. Pour réussir ces 2 objectifs, il faut travailler sur le court, moyen et long terme. Concentrer toute son énergie essentiellement sur un laps de temps restreint est une des raisons qui justifie l'échec de la plupart des régimes ou des méthodes alimentaires. Vous devez procéder étapes par étapes, dans le but de changer vos mauvaises habitudes une par une, et surtout être récompensé tout au long de votre parcours. Pour répondre à cette problématique, j'ai donc mis en place une méthode contenant 10 étapes successives, qui vont vous permettre progressivement d'adopter de bonnes habitudes alimentaires.

Je vous invite à vous attarder sur chaque habitude pendant une durée minimum de 2 semaines. Comme vous le savez, une habitude ne se change pas du jour au lendemain. La volonté est l'élément moteur sur les premiers jours, puis lorsqu'elle s'essouffle, l'automaticité doit prendre le dessus. Cependant, vous pouvez avoir besoin de davantage de temps pour vous sentir à l'aise avec celle-ci. Le but est de pratiquer suffisamment longtemps chaque habitude afin qu'elle devienne non contraignante et automatique. Ensuite, vous pourrez passer à la suivante et procéder de la sorte en toute progressivité. J'ai classé ces 10 habitudes en fonction de leur faisabilité. Cependant, cela reste totalement arbitraire. Si vous souhaitez modifier l'ordre, n'hésitez pas car cela doit rester le plus accessible possible pour vous.

1) Je bois de l'eau et des boissons qui font du bien à mon corps

Démarrer par cette habitude permet de s'assurer d'obtenir des résultats rapides en ce qui concerne votre bien-être et votre forme. Il est surprenant de constater à quel point le simple fait de boire de l'eau, ou des infusions sans sucre, à hauteur d'au moins 1 litre par jour, peut avoir un tel effet positif sur le fonctionnement de l'organisme. En écartant les boissons sucrées ou zéro et en limitant sa consommation de caféine, vous allez pouvoir démarrer facilement votre changement d'habitude de vie. Celle-ci est simple à réaliser et peu contraignante. Rapidement, vous allez donc être récompensé par ce premier changement, en constatant tous les bienfaits divers et variés qui pourront se manifester.

Conseils pratiques :

- Pour augmenter votre consommation, je vous conseille de commencer votre journée en buvant un grand verre d'eau dès le réveil.

- Lorsque vous avez faim entre deux repas, plutôt que de manger quelque chose, buvez un grand verre d'eau.

- Programmez une alarme toutes les deux heures pour ne pas oublier de vous hydrater.

- Pour faire varier le goût, vous pouvez ajouter une tranche de citron ou d'orange dans votre bouteille.

- Investissez dans une gourde de 500ml que vous gardez avec vous. Essayez de la vider progressivement une première fois jusqu'à l'heure du déjeuner puis une seconde fois à l'heure du dîner.

- Hydratez-vous principalement entre les repas (jusqu'à 30 minutes avant puis 1 heure après). En consommant trop de liquide pendant que vous mangez, vous pouvez perturber votre digestion.

- Enfin, testez les infusions comme la camomille, la menthe poivrée ou encore la sauge qui sont toutes bénéfiques pour votre santé.

2) Je consomme des céréales et des farines complètes

Le principal intérêt de cette habitude est de s'éloigner des céréales raffinées qui n'ont pas les mêmes bénéfices santé que celles non raffinées. En consommant des céréales complètes et en utilisant des farines complètes, vous bénéficiez des fibres, essentiellement contenues dans l'enveloppe du grain. C'est cette même enveloppe qui est enlevée pour produire une céréale ou une farine raffinée. Les fibres et les prébiotiques contenues dans le grain entier nourrissent votre microbiome, justifiant en partie l'effet positif significatif sur votre santé et aussi sur le contrôle de votre poids. Par exemple, consommer trois portions de céréales complètes par jour permet d'obtenir les mêmes résultats sur la diminution de la tension artérielle que les médicaments classiques, sans les effets secondaires (27). L'apport en graines entières est associé à des risques plus faibles de diabète de type 2, de maladies coronariennes ou encore de prise de poids (28). Elles renferment également de nombreux nutriments, qui sont absents du grain raffiné.

> Vous pouvez ainsi remplacer toutes vos céréales et farines raffinées, ainsi que votre pain blanc par les produits de la liste suivante :
>
> *Amarante (*), Riz brun, noir, rouge, sauvage (*), Sarrasin (*), Boulgour, Millet (*), Avoine, Quinoa (*), Sorgho (*), Orge à grains entiers, Farine de maïs complète (*), Seigle complet, Blé complet, Pâte de blé complet, Pains aux farines entières, Tortillas de blé entier, Galette de blé noir. (Les produits suivis d'* sont sans gluten).*

Grâce à cette liste, vous trouverez forcément des produits qui correspondent à vos préférences. Rapidement, vous allez aussi apprécier la différence de goûts et de textures de ces graines entières qui sont nettement plus agréables que les raffinées. Videz vos placards des produits à base de céréales raffinées, et remplacer les par des complètes. C'est le moyen le plus simple d'adopter cette nouvelle habitude.

3) Je démarre ma journée par un petit déjeuner équilibré

Il est important de démarrer votre journée sur de bonnes bases. Le petit déjeuner, qui constitue le premier repas pour bon nombre d'entre nous, est source de nombreuses erreurs. Entre les jus de fruits, les céréales du commerce trop sucrées, le lait animal ou végétal, le pain, les confitures ou encore les biscottes ou brioches, vous pouvez rapidement faire le plein de sucres et saboter tous vos efforts pour le reste de la journée. En réalité, le petit-déjeuner n'est pas un repas obligatoire. Cependant, il n'est pas associé à la prise de poids ou à une baisse du métabolisme comme certains articles de médias ont pu l'annoncer (29). De plus, les « mangeurs de petit déjeuner » rapportent un niveau d'activité physique légèrement supérieur à ceux qui n'en consomment pas ou moins souvent. Une autre étude intéressante a révélé que, chez une population d'environ 3000 personnes qui ont perdu en moyenne 32 kg sur 6 ans, 78% d'entre eux ont consommé un petit-déjeuner quotidiennement (30). Enfin, on a aussi constaté qu'un petit déjeuner plus copieux, associé à un dîner plus léger, est un élément favorable à la perte de poids (31).

Vous pouvez ainsi comprendre l'intérêt de cette habitude qui lance la journée sur de bonnes bases. Je trouve personnellement que cela conditionne fortement le reste de ma journée. Prendre un petit-déjeuner sain pose les bases d'une journée alimentaire équilibrée, lorsque les bons choix sont respectés. Il existe de nombreuses options possibles entre le sucré ou le salé. Vous pouvez tout à fait opter pour un bol de flocon d'avoine (sans sucre ajouté), un fruit frais coupé, quelques oléagineux et un lait végétal. Attention à ces derniers, ils contiennent très souvent du sucre ajouté, à vous donc de lire les étiquettes. A l'inverse, il est aussi pertinent de choisir des toasts de pain complet (non industriel) accompagnés d'un avocat et d'un œuf. Tout dépend des goûts de chacun. Surtout n'hésitez pas à y intégrer une source de protéines et de bonnes graisses. Une chose est certaine, démarrer sa journée par un petit-déjeuner riche en sucre simple est le pire choix à considérer. Enfin, si vous n'avez réellement pas faim le matin, inutile de vous forcer, à partir du moment où vous ne grignotez pas de produits transformés sucrés durant votre matinée.

Conseils pratiques :

- Choisissez un petit-déjeuner qui répond à vos attentes, en terme de goût et de plaisir, et qui soit rapide et simple à réaliser.

- Notez les ingrédients dont vous avez besoin et assurez-vous de toujours les avoir dans vos placards.

- Créez votre propre routine en préparant le même petit-déjeuner chaque matin. Lorsqu'il sera devenu un véritable réflexe, vous pourrez réfléchir à des alternatives, notamment les journées libres.

---

4) Je prépare mon dîner grâce à l'assiette santé

Le dîner est le repas le plus simple à gérer en termes d'organisation. C'est pourquoi, je conseille toujours de commencer par s'habituer aux changements alimentaires pendant ce repas plutôt que durant le déjeuner. En effet, nous sommes nombreux à devoir déjeuner au travail, ce qui ne facilite pas toujours la tâche. A l'inverse, nous pouvons préparer notre dîner sans contrainte et prendre le temps nécessaire pour cela. Inutile de passer 1 heure à cuisiner tous les soirs pour manger équilibré, bien au contraire.

Deux paramètres spécifiques à ce repas sont à prendre en considération : la légèreté et l'heure du dîner. Ils sont tous les deux reliés au maintien d'un poids santé, à la perte de poids et à une meilleure santé. Manger léger le soir est une notion connue depuis des générations et la plupart des traditions allègent l'apport calorique le soir. Dîner plus tôt était également une coutume courante par le passé. Premièrement, cela permet d'améliorer la qualité du sommeil et le temps d'endormissement. Ensuite, la réduction de l'apport calorique et l'augmentation du temps sans calorie pendant la nuit sont associées à la perte de poids (32). Globalement, plus vous espacez le dîner du petit déjeuner du lendemain et plus vous limitez l'apport calorique en soirée, meilleurs sont les résultats obtenus.

Le dîner est aussi un moment souvent convivial, que nous partageons en famille ou parfois entre amis. Dans l'idée, il n'est pas obligatoire, et le sauter apporte de réels résultats. Mais l'impact psychologique est souvent difficile, d'autant plus que cette pratique n'est pas conseillée pour les enfants ou les adolescents. Regarder les autres membres de sa famille dîner et se contenter d'une tisane chaude est difficile à gérer. Voilà pourquoi je ne vous recommande pas de sauter ce repas. Conservez l'équilibre de votre dîner en utilisant l'assiette santé, tout en l'allégeant au maximum, et en essayant de le terminer le plus à distance possible de votre heure de coucher.

Conseils pratiques :

- Réfléchissez à 3 ou 5 assiettes différentes que vous pouvez préparer en 15 minutes ou moins.

- Achetez les ingrédients dont vous avez besoin chaque semaine. Je vous conseille également, surtout au début, d'avoir toujours dans votre congélateur des mélanges de légumes surgelés découpés (non cuisinés au préalable). Ils sont tout aussi sains que les produits frais, dans la mesure où les nutriments sont conservés. Ainsi, si vous manquez d'idées ou de produits frais, vous pouvez toujours utiliser votre mélange de légumes et y ajouter votre assaisonnement.

- Utilisez des épices et des assaisonnements. Le mélange crème de coco, ail, curry et herbes se marie avec n'importe quel mélange de légumes. Un filet d'huile d'olive, un oignon rouge, un peu de curcuma et de paprika et des herbes sont une autre alternative simple et savoureuse.

- Ajoutez également quelques graines de lin, de tournesol ou encore de courge pour améliorer le goût, diversifier les textures et augmenter l'apport en nutriments. Elles apportent de bon gras et des protéines végétales.

Ces quelques réflexes permettent de ne pas se heurter à certaines difficultés, comme par exemple, ne pas savoir quoi préparer ou ne pas avoir les ingrédients nécessaires. Créez ici aussi une routine simple, ce qui vous aidera à appliquer cette habitude. N'oubliez pas que tout est une question d'habitudes.

5) Je mange tous les midis un repas équilibré et bon

Le titre de cette habitude peut vous sembler étrange mais il est parfait pour décrire l'objectif de celle-ci. Trop nombreuses sont les personnes qui grignotent rapidement le midi au travail ou consomment des sandwichs achetés à la pause. Il est très facile de faire les mauvais choix pour votre déjeuner, particulièrement si vous ne le prévoyez pas à l'avance. Ce repas est un moment important car il coupe votre journée de travail. C'est le moment de se ressourcer, de penser à autre chose afin de reposer son cerveau qui se doit d'être productif pour le reste de la journée. Ainsi, prendre une vraie pause le midi s'avère important, et pas seulement en termes d'alimentation.

Prévoir son repas du midi est l'alternative la plus pratique, surtout pour s'assurer qu'il soit bon et équilibré. La plupart des sandwichs achetés dans le commerce sont réalisés avec du pain blanc, des sauces incluant des sucres « cachés » et ne contiennent que peu de légumes et de produits frais. Si vous aimez le sandwich pour son côté pratique, le réaliser soit même est la meilleure alternative. Il en est de même concernant les salades composées. Trop souvent, lorsque nous en achetons à emporter ou commandons au restaurant, ce plat est peu copieux et contient principalement de la salade verte. Je suis un fervent défenseur de la salade composée, qui est le plat le plus pratique pour faire varier au maximum son alimentation. De la roquette, une carotte, une tomate, un avocat, quelques olives, des pois chiches, du quinoa sont autant d'ingrédients possibles qui peuvent être inclus dans votre salade du midi. En ce qui concerne les légumes, crus ou cuits, il est important de faire varier les couleurs. Elles sont souvent reliées aux propriétés antioxydantes de l'aliment, ce qui signifie que chaque couleur correspondra à des nutriments différents. Sur l'ensemble de votre journée alimentaire, consommez au moins 5 légumes différents en faisant varier les couleurs. Choisissez-les de saison et locaux de préférence.

Emporter son repas du midi est un simple réflexe à prendre qui demande un peu d'organisation au préalable. Si vous achetez une variété suffisante de légumes pour votre semaine, il est facile de composer une salade, car tous peuvent avoir leur place. De plus, en assaisonnant avec de l'huile d'olive et du vinaigre de cidre, et en y ajoutant des épices comme le curcuma, le poivre et le persil, vous ajoutez encore des bienfaits « santé » à votre plat.

Enfin, n'oubliez pas que, comme pour n'importe quel repas de votre journée, vous devez prendre du plaisir en mangeant. Alors faites une pause, savourez ce moment et ne scotchez pas sur votre téléphone, Internet ou vos mails. Concentrez-vous uniquement sur ce que vous mangez. N'oubliez pas non plus qu'aucun aliment ou plat n'est banni et que si vous tenez à votre « steak frites » au restaurant, consommez-le occasionnellement. A vous de trouver votre propre équilibre, l'essentiel étant d'avoir une alimentation saine et équilibrée plus de 80% du temps.

Conseils pratiques :

- Chaque soir, prenez le réflexe de consacrer 5 à 10 minutes de votre temps afin de préparer votre salade ou votre sandwich en utilisant les bons ingrédients.

- Stockez dans votre réfrigérateur des légumes variés, des légumineuses et des céréales déjà cuites, prêtes à l'emploi. Il est aussi possible d'acheter des légumineuses en boîte, en veillant à les rincer abondamment pour éviter le surplus de sel.

- Pour ceux qui préfèrent consommer un plat chaud, préparez votre dîner en plus grande quantité et prévoir ainsi suffisamment pour votre repas du lendemain midi.

---

6) Je mange des collations et des desserts sains

Le craquage sucré reste notre pire ennemi car le sucre est addictif. Nous aimons souvent finir nos repas par une touche sucrée. En réalité, cela n'est absolument pas obligatoire. Si vous tenez à conserver cette habitude, la meilleure alternative reste les fruits frais, de saison et locaux. De temps en temps, un morceau de fromage au lait cru avec un verre de vin rouge est aussi une alternative pour terminer son repas, même si ces différentes propositions n'ont absolument pas les mêmes compositions nutritionnelles, bien entendu. Si vous n'avez plus faim après votre plat, inutile donc de consommer quoique ce soit après. Dans ce cas, pourquoi ne pas conserver votre fruit pour un en-cas en milieu d'après-midi ? Accompagné d'une poignée d'oléagineux, c'est une excellente idée de collations qui peut vous permettre de manger moins au dîner.

Les craquages alimentaires sur des produits transformés comme les biscuits salés ou sucrés, les barres chocolatées, les chips ou encore les pâtisseries sont à éviter au maximum. À la place, pensez donc aux oléagineux, aux fruits secs ou encore au chocolat noir (80% ou plus) qui vous éviteront de craquer sur les mauvais produits. En cas d'envie irrépressible de manger entre les repas, il est préférable de consommer ce type d'aliments plutôt que de se priver et de se venger en mangeant n'importe quoi par la suite. Les oléagineux sont des aliments particulièrement intéressants car ils contiennent des bonnes graisses et sont une source de protéines, ce qui leur apportent des propriétés rassasiantes non négligeables. Ils demandent un effort de mastication qui semble aussi être positif en ce qui concerne la régulation de l'appétit et la perte de poids (33). Pensez également aux fruits surgelés, principalement pour les baies et les fruits rouges qui sont une source de polyphénols, ce qui nourrira vos bonnes bactéries intestinales. Si vous continuez à stocker les mauvais aliments, vous ne parviendrez pas à suivre cette habitude. Nous sommes tous humains et faibles face à la tentation.

Conseils pratiques :

- Prenez un dessert uniquement si vous avez encore faim après votre plat. Optez pour un fruit frais ou encore une poignée d'oléagineux. De temps en temps, il est possible de s'orienter vers des produits laitiers non pasteurisés comme les fromages et les yaourts.

- Consommez une collation entre les repas si vous avez faim plutôt que de lutter. Orientez-vous vers les mêmes choix que précédemment.

- Prévoyez d'emmener avec vous une alternative saine en cas de faim que vous pouvez stocker sur votre lieu de travail, dans votre voiture et surtout dans vos placards de cuisine. Pensez donc aux oléagineux, aux fruits secs ou encore au chocolat noir (80% ou plus).

- Videz vos placards de sucreries, de biscuits salés ou sucrés et remplissez-les par des oléagineux et des fruits frais.

7) Je prends le réflexe d'écouter et d'évaluer ma faim

Dans notre société où la nourriture est abondante, il est facile de trop manger sans se poser la question de savoir si cela correspond à sa faim et ses besoins. Pourtant, cette fonction de régulation merveilleuse dont notre corps dispose a été utilisée par nos ancêtres pendant des milliers d'années et a prouvé son efficacité. Cependant, elle n'est plus aussi fiable de nos jours, particulièrement chez les personnes abusant des sucres. Comme nous l'avons vu, une alimentation riche en produits transformés offrent une quantité trop importante de sucres libres qui perturbent totalement le système de régulation de la glycémie. Les pics de glycémie occasionnés puis les rechutes rapides entraînent des sensations de « fringale » et une impossibilité de se sentir rassasié. Il est troublant de constater, après l'arrêt de ce type de produits au profit des aliments naturels, à quel point nous pouvons nous fier à notre faim et notre satiété. Pour ceux qui sont sujets aux craquages alimentaires, il est logique d'être un peu plus rigoureux. Ainsi, pour éviter les situations d'urgence, je vous conseille de ne jamais attendre d'être affamé avant de manger quelque chose. Sauter des repas, pour ce type de personnes, augmente le risque de craquer sur tout et n'importe quoi durant la journée.

Je propose souvent à mes patients d'évaluer leur faim et leur satiété. Lorsque la faim apparaît ou lorsque l'heure du repas arrive, demandez- vous : « si je dois mettre une note entre 0 et 10 (0 correspondant à une faim absente et 10 une faim « maximale »), à combien j'évalue ma faim ? ». Faites-en de même au cours du repas pour vous aiguiller sur les quantités, ce qui vous permettra d'évaluer votre satiété. Cette astuce permet de se reconnecter avec cette fonction naturelle qu'est la régulation de notre appétit pour répondre à nos besoins, sans excès. Le vieil adage qui veut que nous devons toujours finir notre assiette ne s'applique pas ici. Gardez les restes pour le repas suivant et faites confiance à votre corps et à votre faim.

Conseils pratiques :

- Évaluez votre faim et votre satiété avant et pendant le repas pour adapter la taille de vos portions et arrêtez-vous lorsque vous êtes rassasié.

- Mangez lentement (au moins sur 20 minutes) et mâchez vos aliments.

- Prévoyez une collation entre les repas en cas de faim pour éviter les risques de craquages alimentaires.

8) Je fais une liste d'aliments santé pour faire mes courses

Faire une liste de courses sur laquelle vous notez les produits dont vous avez besoin est le meilleur moyen pour ne pas errer dans les rayons des supermarchés et acheter tous les produits transformés, tous plus tentant les uns que les autres. Vous savez bien que les emballages alimentaires sont conçus pour nous donner envie d'acheter le produit. Les budgets réservés au packaging alimentaire et à la stratégie employée pour attirer le consommateur sont extrêmement élevés. Les rayons des supermarchés sont conçus pour nous faire craquer et nous balader à travers le magasin, dans le but de nous faire dépenser plus. Ajouter à cela les emballages et les slogans qu'ils contiennent, et tout est fait pour nous faire acheter des produits industriels transformés. Ainsi, le meilleur moyen de faire les bons choix est d'établir une liste précise de tous les aliments dont vous avez besoin. Notez-y le plus possible d'aliments naturels non transformés et, pour les produits transformés qu'il reste, notez avec précision le produit. Ne laissez rien au hasard, au risque d'errer dans les rayons sans savoir quoi acheter et ainsi finir par remplir votre caddie de produits qui n'aideront pas votre corps à fonctionner correctement. Vous éviterez ainsi de passer dans tous les rayons et vous ciblerez essentiellement ce dont vous avez besoin. Dernière astuce importante ici, évitez de faire vos courses avec la faim au ventre. C'est le meilleur moyen de faire les mauvais choix car nous sommes facilement attirés, dans ces moments-là, vers le très sucré, très gras ou très salé.

Conseils pratiques :

- Utilisez la liste des aliments sains pour établir une liste de courses précises. Notez également les éventuels produits transformés dont vous avez besoin.

- Respectez votre liste pour vous orienter dans le supermarché et ne vous « balader » pas dans les rayons pour éviter d'acheter des produits qui ne sont pas sur votre liste.

- Ne faites pas vos courses avec la faim au ventre.

9) Je remplace une partie de ma consommation de viande par des protéines végétales

Nous avons été habitués à associer protéines avec viandes, poissons ou œufs. Ainsi, à chaque repas, il nous faut notre steak, notre blanc de poulet ou notre omelette. Comme nous l'avons vu, la surconsommation de protéines animales est associée à de nombreuses maladies chroniques et n'est pas considérée comme saine. Il est aussi vrai que la qualité de ce type d'aliments a été fortement revue à la baisse ces dernières années, principalement à cause l'utilisation des antibiotiques sur des animaux nourris via une alimentation bon marché riche en céréales, plutôt qu'une nourriture naturelle, comme l'herbe pour la vache. Ici aussi, ce n'est pas tout blanc ou tout noir et vous n'êtes pas obligé de choisir les solutions extrêmes. Devenir végétarien ou vegan est un choix personnel. Se priver totalement des produits animaux demande une certaine rigueur dans son régime alimentaire afin de s'assurer d'obtenir assez de protéines végétales d'origines variées, pour disposer notamment de tous les acides aminés essentiels dont le corps a besoin. De plus, il est important de se supplémenter en vitamine B12 et d'être suivi par son médecin dans les premiers temps, afin de faire des bilans sanguins réguliers. Ce mode d'alimentation ne convient pas non plus à tout le monde. Nos capacités à exclure totalement la source animale, à digérer les protéines végétales et à produire les divers produits chimiques et hormones nécessaires au fonctionnement de notre organisme varient en fonction de la diversité de nos bactéries intestinales.

Dans un premier temps, la solution la plus simple est de commencer par inclure davantage de protéines végétales dans son alimentation quotidienne, en remplaçant la viande, le poisson ou les œufs, un repas par jour. En consommant des légumineuses telles que les lentilles, les haricots ou les pois, vous disposerez de protéines de tout aussi bonne qualité que celles d'origine animale. Cette habitude est non seulement bénéfique pour votre santé, mais elle répond à une problématique environnementale majeure : limiter l'impact carbone. De plus, en consommant moitié moins de produits animaux, nous pouvons améliorer considérablement les conditions d'élevage, en choisissant uniquement des animaux élevés en plein air, nourris naturellement et selon leurs besoins, sans contribuer à l'expansion des fermes d'élevage intensif.

Nous pouvons nous poser la question de savoir pourquoi la consommation de protéines végétales est associée à une meilleure santé. La viande n'est pas composée uniquement de protéines. En effet, il existe une sorte de « pack offert » pour toute ingestion de protéines d'origine animale, comme les mauvaises graisses incluses dans les viandes, le sel et les additifs dans les charcuteries ou les viandes transformées. A titre d'exemple, 170 gr de viande rouge nous offrent environ 40 gr de protéines mais aussi 12 gr de graisses saturées. 170 gr de jambon (découenné) en contient seulement 2.5 gr mais nous apporte 2 gr de sel (les recommandations suggèrent 6 gr de sel par jour pour un sédentaire, soit 2,3 gr de sodium). Une coupe de lentilles cuites par nos soins (100 gr) procure 10 gr de protéines, pas de sel, pas de mauvaises graisses et des fibres en quantité.

Conseils pratiques :

- Consommez du poisson 2 à 3 fois par semaine et des protéines végétales (au moins un repas par jour) permet facilement de diminuer considérablement son apport en viande.

- Pour ceux qui ont des difficultés, n'hésitez pas à réaliser des steaks végétaux en mixant vos légumineuses et en y ajoutant des épices et de l'ail. Utilisez ensuite la mixture pour former des « steaks » que vous pouvez faire revenir à la poêle ou griller au four.

---

10) Je restreins ma fenêtre de consommation alimentaire sur 11 ou 12 heures par jour

Cette recommandation est récente et se répand de plus en plus, tant les études ne cessent de prouver ses bienfaits. Les travaux du Professeur Longo, qui a consacré une bonne partie de sa carrière à la recherche sur l'effet du jeûne sur la santé, prouvent l'intérêt sur la santé et la longévité, de limiter sa consommation alimentaire à 11 heures ou 12 heures par jour. Par exemple, si vous prenez un petit-déjeuner après 8 heures, vous devez terminer le dîner avant 20 heures (34). Cette pratique, également appelée la fenêtre des 12 heures, qui existe dans la plupart des habitudes de vie des populations de la fameuse zone Bleue, a de multiples avantages sur la santé : perte de poids, diminution du risque cardio vasculaire, du risque de diabète et ralentissement du vieillissement cellulaire. Dans une étude récente réalisée sur 10 semaines, afin de tester cette pratique, les résultats ont montré une diminution significative de la consommation calorique journalière totale ainsi qu'une diminution de la masse grasse (35). Il est aussi conseillé de finir de dîner plus tôt. En effet, finir son repas du soir trop proche de l'heure du coucher pourrait entraîner une prise de poids en raison d'un plus grand nombre d'occasions de grignoter dans l'après-midi et d'un apport calorique total supérieur (36). En résumé, en mangeant seulement sur une période de 12 heures, et en terminant son dîner à distance du coucher, vous pouvez diminuer votre appétit et votre apport calorique journalier, ainsi que votre stock de graisses, tout en stimulant la réparation et le renouvellement cellulaire.

Seul bémol à cette pratique, il est parfois délicat de la respecter sans pour autant perturber sa vie sociale. C'est un élément clé du bien-être qu'il faut donc tout particulièrement prendre en considération. Ainsi, vous pouvez également utiliser le principe du jeûne intermittent qui existe sous de nombreuses formes. Il a pour but de restreindre la consommation calorique sur une certaine période de temps. Ainsi, vous pouvez simplement ne pas vous alimenter pendant 24 heures (par exemple du dîner à celui du lendemain), ou encore diminuer de moitié votre consommation calorique sur 2 jours. Le reste de la semaine, vous pouvez vous nourrir normalement sans restreindre spécifiquement les calories, donc en fonction de votre faim. Plutôt que de se priver tous les jours, il suffit de se restreindre sur un ou deux jours, ce qui reste nettement plus simple à réaliser. Les jours de travail, cette pratique est réalisable mais reste plus difficile à suivre pendant les journées de repos. Durant les périodes de jeûne, vous devez continuer à vous hydrater suffisamment en consommant des boissons non sucrées ou sans édulcorants : eau, tisanes, thé, café. Attention toutefois, cette pratique ne doit pas être réalisée sur une période de temps prolongé, car la restriction calorique importante sur le long terme semble diminuer le métabolisme et accélère le vieillissement (37). Il ne faut donc pas faire cela tous les jours. De plus, il est conseillé de demander l'avis de son médecin pour s'assurer qu'il n'y ait pas de contre-indications particulières.

Avoir des périodes de restriction calorique, que cela soit en restreignant votre fenêtre alimentaire ou en limitant les calories absorbées, est une pratique saine qui peut facilement s'adapter au quotidien. Par exemple, après un week-end festif occasionnel durant lequel vous avez plus mangé qu'à la normale, sauter le petit-déjeuner et/ou le déjeuner la journée suivante peut s'avérer être efficace. Les jours où vous n'avez pas faim, diminuez considérablement les quantités ou sautez le petit-déjeuner ou le dîner pour augmenter votre temps sans consommation calorique. Cependant, il ne faut pas voir cela comme un moyen de compenser les excès et de tout se permettre les jours sans restriction. Cette pratique donne des résultats lorsqu'elle est incluse dans un mode alimentaire sain et équilibré. De plus, je ne la conseille pas chez les personnes qui ne parviennent pas à gérer leurs craquages alimentaires et qui se vengent sur la nourriture après une période de restriction prolongée. Je vous conseille en priorité de tester la fenêtre des 12 heures et de constater par vous-même les effets positifs, avant d'inclure des périodes de jeûne ou de restrictions caloriques plus conséquentes.

> **Les 10 bonnes habitudes pour adopter une alimentation saine et équilibrée :**
>
> 1) Je bois de l'eau et des boissons qui font du bien à mon corps.
>
> 2) Je consomme des céréales et des farines complètes.
>
> 3) Je démarre ma journée par un petit déjeuner équilibré.
>
> 4) Je prépare mon dîner grâce à l'assiette santé.
>
> 5) Je mange tous les midis un repas équilibré et bon.
>
> 6) Je mange des collations et des desserts sains.
>
> 7) Je prends le réflexe d'écouter et d'évaluer ma faim.
>
> 8) Je fais une liste d'aliments santé pour faire mes courses.
>
> 9) Je remplace une partie de ma consommation de viande par des protéines végétales.
>
> 10) Je restreins ma fenêtre de consommation alimentaire sur 11 ou 12 heures par jour.

Désormais, vous savez à quel point votre alimentation peut influencer votre santé et ne se résume pas à une simple source d'énergie. Ce n'est pas pour rien que nous parlons de l'alimentation comme de la meilleure des médecines. Voyez ainsi chaque aliment que vous consommez comme un moyen d'améliorer votre santé, ce qui vous aidera fortement à faire les bons choix. Lorsque vous êtes tenté par des produits transformés sucrés, gras ou salés, demandez-vous si cela va réellement vous faire du bien ? L'idée n'est pas de devenir irréprochable, mais d'être capable de se limiter à des plaisirs occasionnels par choix et non plus par obligation, à cause du manque de contrôle provoqué par l'addiction. Ainsi, faites-vous plaisir de temps en temps, profitez de ces instants et retrouvez vos bonnes habitudes alimentaires dès le repas suivant. Inutile de culpabiliser, il suffit de garder une base solide, ce qui permet de savourer réellement les écarts. A vous ici aussi de trouver votre propre équilibre.

Bien manger reste simple et repose sur une alimentation naturelle et non transformée avant tout. Ce mode d'alimentation doit être riche en fruits, en légumes, en légumineuses, en fibres et certaines épices (curcuma, paprika, piment, poivre, gingembre, cannelle). Tous ces aliments combattent l'inflammation chronique et préviennent le développement de maladies chroniques (38). Respecter ce mode d'alimentation très simple, en veillant à diversifier les aliments dans les différentes catégories, suffit à améliorer considérablement sa santé. Réconciliez-vous avec votre alimentation, profitez de chaque saveur et chaque texture. Jouez avec les épices, variez les modes de cuisson et passez davantage de temps en cuisine pour découvrir de nouveaux plats et apprendre à aimer la vraie nourriture. Faites de votre cuisine un endroit agréable et investissez dans des ustensiles que vous aimez utiliser. Cuisinez en musique ou en famille est aussi un moyen d'apprécier davantage ce moment et d'améliorer son bien-être. Et n'oubliez pas qu'à chaque fois que vous choisissez de consommer un aliment, vous n'êtes pas seul. Vous influencez la croissance des bactéries de votre intestin qui sont de véritables ange-gardiens. Mal les nourrir est un acte égoïste envers votre flore intestinale qui finira, tôt ou tard, par se retourner contre vous.

Chapitre 6 BOUGER

Faire fonctionner son corps et ses muscles quotidiennement

« La vie, c'est le mouvement »

- Andrew Taylor Still -

C ette phrase, bien connue des professionnels de santé et plus particulièrement des ostéopathes, est considérée comme la base du raisonnement et de la pratique ostéopathique. Cette discipline, qui s'est fortement démocratisée depuis une trentaine d'années, a été développée à la fin du 19ème siècle par Still, considéré comme son père fondateur. Il nous explique que le corps est fait pour bouger et que tous les tissus, organes ou cellules de l'organisme disposent de capacités de mouvement. Pour qu'un organe, une articulation ou encore un muscle fonctionnent correctement, la structure doit pouvoir disposer de toute sa mobilité. Si elle en perd une partie, cela vient perturber la « vie » de celle-ci et elle finit progressivement par « dysfonctionner ». C'est alors que les problèmes apparaissent, qui peuvent se manifester par l'inconfort, la douleur, la blessure ou la maladie. En d'autres termes, nous considérons « qu'un corps qui bouge bien est un corps qui vit bien ». Ce principe se retrouve également en kinésithérapie, le mot venant du grec « kinesis » qui signifie mouvement. Cette discipline peut donc se définir par la thérapie par le mouvement. L'objectif est d'utiliser le mouvement pour soigner le corps, les douleurs et autres problèmes existants. Cette idée de travailler sur la mobilité du corps pour soigner m'a poussé à me lancer dans ces deux cursus et d'en faire mon métier aujourd'hui.

Notre corps est donc fait pour bouger, et le mouvement doit faire partie de notre quotidien si nous souhaitons qu'il fonctionne « bien ». Nous avons des capacités de mouvements extraordinaires, qui nous permettent de réaliser une variété d'actions et de gestes pour nous aider à vivre en harmonie avec notre environnement. Cependant, nos capacités naturelles doivent être entretenues quotidiennement. A l'image, d'une voiture qui n'est jamais utilisée, le moteur finit par se brider et la batterie par se vider. Si vous ne bougez pas suffisamment, tous les jours, votre corps finit donc par souffrir. Il peut souffrir en devenant plus raide et douloureux. Prenons l'exemple d'un individu qui s'est fracturé le coude suite à une mauvaise chute. Dans de nombreux cas, le traitement classique reste l'immobilisation totale pendant 6 semaines. Et que se passe-t-il après ce temps passé sans bouger ? Le coude ne se plie plus ou ne se tend plus totalement. Mais les problèmes ne concernent pas uniquement l'articulation. Les muscles du bras et de l'avant-bras ont perdu en volume et en efficacité, car la commande nerveuse qui active leur fonctionnement n'a plus été sollicitée. La zone peut être gonflée et la peau rouge et irritée, à cause des troubles de circulation sanguine au sein des tissus. Tous ces problèmes sont accompagnés de douleurs sur la région concernée, mais aussi à distance, le corps compensant cette perte de mobilité en sollicitant les articulations libres et saines. Dans ce cas, la rééducation est ici recommandée, et visera à redonner au patient l'ensemble de ses capacités de mouvements, comme avant l'accident. Sans cette étape, les articulations compensant la « raideur du coude » finissent, elles aussi, par souffrir à force d'être surutilisées. De nouveaux problèmes peuvent apparaître et compliquer encore plus la situation. Ceci ne s'observe pas seulement en cas de fracture, de blessure ou de douleur. Ce mécanisme est tout aussi présent lorsque nous ne bougeons pas assez quotidiennement. La machine s'enraye et la vitalité de l'organisme finit par s'affaiblir jour après jour.

Désormais, nous savons que l'activité physique quotidienne est indispensable pour la santé. Mais c'est lorsque nous parlons d'exercice physique quotidien que de nombreuses idées reçues et de fausses croyances apparaissent, créant de multiples confusions dans l'esprit des gens. Le corps a donc besoin de se mouvoir chaque jour pour fonctionner correctement. Pour autant, il n'a pas besoin de faire un marathon, de suer des litres à la salle de gym ou de soulever des kilos de fonte pour aller bien. Pour la plupart d'entre nous, nous pensons qu'il faut faire du sport pour sa santé. Je ne vous dirai bien évidemment pas le contraire. Mais en réalité, le sport n'est pas un passage obligé pour cela, l'activité physique quotidienne oui.

L'OMS définit l'activité physique comme « tout mouvement corporel produit par les muscles squelettiques nécessitant une dépense d'énergie ». C'est ce type de mouvements qui doit faire partie du quotidien. Bien évidemment, le sport répond à cette définition parfaitement, mais il n'est qu'une alternative possible parmi tant d'autres. Il est une sous-catégorie d'activité physique souvent planifiée, structurée, répétitive ayant pour objectif l'amélioration ou le maintien d'une ou de plusieurs composantes de la condition physique. L'activité physique, quant à elle, comprend effectivement les activités sportives, mais aussi d'autres activités impliquant des mouvements corporels qui peuvent faire partie de notre quotidien, comme le jeu chez les enfants, le travail manuel, les modes de transports actifs (comme la marche, le vélo, la course), les tâches ménagères et les activités de loisirs. Cela prouve bien que le sport n'est pas une obligation, mais le mouvement oui. Malheureusement, les médias et les réseaux sociaux renforcent cette fausse idée et véhiculent cette croyance bien ancrée dans nos mœurs. Pourtant, tout le monde n'aime pas le sport ou la compétition. Si vous faites partie de cette catégorie, représentant la majorité de la population, vous n'êtes pas condamné à souffrir toute votre vie à cause du manque d'activité.

Notre sédentarité nous tue

L'inactivité physique est l'un des pires fléaux de notre société moderne. Elle a été identifiée comme le quatrième facteur de risque de mortalité dans le monde (responsable de 6% des décès). De plus, nous estimons que l'inactivité physique est la principale cause responsable d'environ 21 à 25% des cancers du sein et du côlon, de 27% du diabète et d'environ 30% des maladies cardiovasculaires (1). Elle provoque chaque année autant de décès que le tabagisme (2). Dans les pays industrialisés, un adulte sur 3 n'est pas suffisamment actif, et 80% des adolescents ne bougent pas suffisamment quotidiennement. En France, seulement 53 % des femmes atteignent les recommandations de l'OMS en matière d'activité physique, contre 70 % des hommes. En 10 ans, la population féminine physiquement active a diminué de 16 %, une baisse particulièrement prononcée chez les femmes de 40-54 ans (-22 %) (3).

Tout ceci s'explique facilement par les changements qui sont apparus suite à l'industrialisation et la croissance économique. La plupart de nos déplacements sont effectués passivement, en voiture, bus, train ou métro. La majorité des emplois sont sédentaires et correspondent à des travaux assis (ou parfois debout) devant un poste de travail, ou encore à conduire une voiture ou un camion. Ce changement de mode de vie a conduit à l'apparition de deux problèmes majeurs auxquels nous faisons face au quotidien :

- L'augmentation du temps passé dans la position assise, inactif, au travail comme en dehors.
- La diminution de l'activité physique quotidienne, principalement des activités de déplacement comme la marche, ou encore les travaux physiques ou manuels.

Mon but n'est pas de vous alarmer, mais de vous prouver que le problème, qui est réel, peut se régler nettement plus facilement que vous le pensez : en incluant davantage de mouvements dans votre quotidien. En effet, l'objectif de ce chapitre est de vous permettre d'intégrer quotidiennement assez d'activité physique adaptée et de mouvements, pour contrer les méfaits de la sédentarité. Pour cela, nous allons voir que nous n'avons pas besoin de faire beaucoup, et que des réflexes simples et faciles à intégrer dans votre journée donneront de vrais résultats. Par exemple, une récente étude de 2017 a montré que la pratique d'une activité physique d'intensité modérée à vigoureuse et régulière (par exemple, une marche rapide) était associée à une réduction du risque de décès de 60 à 70% chez les femmes les plus actives, comparativement aux moins actives, et sur une période de 4 ans (4). Pratiquer seulement 20 minutes de marche rapide par semaine, chez une personne totalement sédentaire, réduirait d'un quart le risque de décès prématuré (5). Des résultats plus que positifs qui ont de quoi vous motiver à agir et à inclure le mouvement dans votre quotidien. Des données qui vous prouvent que vous n'avez pas besoin d'être sportif pour être en bonne santé !

Bouger pour sa santé bien plus que pour sa ligne

L'association sport + régime est devenu le duo gagnant pour se reprendre en main et éliminer les kilos en trop. Tout comme nous venons de le développer longuement au sujet de l'alimentation dans le chapitre précédent, ici aussi les vieilles croyances perdurent, et il est difficile de s'en débarrasser. Ceci explique le réflexe de nombreuses personnes qui, après des années de sédentarité, se décident à se mettre au sport, sans aucune progressivité. Certains optent pour la course à pied, d'autres pour les cours de cardio à la salle de gym. Les choix s'orientent vers des activités souvent intenses et dures physiquement comme mentalement, même pour les initiés. Les évènements sportifs et les clubs de sport ne cessent de faire le plein et de se développer. A côté pourtant, la sédentarité gagne toujours du terrain, ce qui reflète une situation assez paradoxale. Dans certains cas, le sport peut finalement être plus néfaste que nous pouvons le penser. Bien souvent, la pratique sportive est trop intense et la progressivité n'est pas respectée. Inspirés par les sportifs médiatisés, les gens pensent obtenir du résultat en s'entraînant tout aussi dur. Les cabinets médicaux se remplissent alors de patients blessés qui sont stoppés rapidement dans leur élan. Encore une fois, il faut rester logique dans son approche et ne pas sauter des étapes clés, indispensables pour acquérir de vrais résultats. Demander à un individu sédentaire de se mettre au crossfit intensément, sans pratiquer les bases au préalable, peut s'avérer être plus négatif que positif, le corps n'étant pas capable de gérer correctement tout ce stress. Donc oui, l'activité physique est un bon réflexe santé, mais pas n'importe laquelle et encore moins pour les raisons les plus souvent citées, comme la perte de poids par exemple.

L'activité physique est donc souvent pratiquée dans l'unique but de perdre du poids. Certes, il est vrai que lorsque nous bougeons, nous brûlons davantage de calories. L'inverse est également vrai : moins nous bougeons et moins nous en dépensons. Par exemple, à cause de notre mode de vie qui s'est nettement sédentarisé, nous brûlons en moyenne 200 calories de moins par jour qu'il y a 50 ans

(6). Cela n'aide donc pas à lutter contre le surpoids et l'obésité. Mais l'activité physique à elle seule ne suffit pas, elle permet simplement de contribuer à la perte de poids. Si l'alimentation quotidienne n'est pas saine et adaptée au niveau d'activité, les heures passées à suer à la salle de gym ne donneront pas les résultats escomptés. De plus, l'augmentation du niveau d'activité physique est accompagnée d'un appétit revu à la hausse et d'écarts alimentaires plus importants, qui sont souvent vus comme une récompense après le cours de gym ou la séance de musculation. Enfin, lorsque l'activité est inadaptée, ce qui peut être le cas chez les personnes sédentaires qui ne font que deux ou trois séances d'activité cardio très intense par semaine, mais qui ne bougent pas quotidiennement via la marche par exemple, cela ne suffit pas à contrer les effets négatifs de la position assise prolongée au quotidien.

L'activité physique doit avant tout être vue comme un pilier de notre santé, au même titre que les 4 autres présentés dans ce livre. Pour bénéficier de ses bienfaits, il est important de respecter une certaine progressivité et de commencer par les bases. Combien de personnes sédentaires, en surpoids et qui sont parfois essoufflées par le simple fait de monter deux étages d'escaliers, s'inscrivent à des cours cardio en salle à intensité élevée ? C'est pourtant monnaie courante de nos jours et cela ne fait que rajouter du stress à un organisme souvent déjà surmené, et qui a atteint son seuil de tolérance. Voilà une des principales raisons qui expliquent tant d'échecs, sans parler de la volonté qui s'essouffle vite, à cause de la difficulté de l'activité choisie. Il ne faut donc surtout pas brûler les étapes car l'activité physique déclenche du stress, certes positif, mais votre organisme doit être en mesure de le gérer correctement pour pas qu'il ne devienne négatif. Ainsi, nous allons voir par la suite que la meilleure des solutions sera de commencer par les bases. Le dicton « no pain no gain » (en français pas de résultat sans douleur) ne s'adapte pas à la majorité de la population et est réservé aux sportifs élites, qui ont des années de pratique derrière eux, et la capacité d'absorber toute cette quantité de stress.

L'activité physique adaptée au niveau de chacun va déclencher un stress positif sur l'ensemble de l'organisme, ce qui engendre de nombreux bienfaits. Toutes les structures de l'organisme peuvent bénéficier des effets positifs sur son fonctionnement : une marche de 30 minutes ou quelques mouvements en milieu de matinée pour diminuer les effets négatifs de la position assise. Ces activités simples et à la portée de tous améliorent le fonctionnement du système immunitaire en augmentant l'activité des cellules « tueuses naturelles » : des cellules immunitaires qui combattent l'infection. Ce mécanisme permet d'activer la réparation et le renouvellement des cellules, comparable à une pilule de jouvence (7). Elles favorisent également la création de nouvelles mitochondries qui sont les usines de production d'énergie du corps. Chaque cellule en contient des centaines de milliers. Leur rôle est de convertir le carburant, sous forme d'oxygène et de nourriture, en énergie. Si nous voulons atteindre une santé optimale, nous devons essayer d'améliorer l'activité et la quantité de nos mitochondries. Elles se trouvent en plus grande quantité dans des organes hautement actifs tels que le cerveau, le cœur et dans les tissus musculaires. Plus d'énergie signifie donc des muscles plus forts, un cerveau plus performant et un cœur faisant mieux circuler le sang. De plus, en bougeant davantage, nous sollicitons notre système cardio-respiratoire, ce qui a pour conséquence l'amélioration de la circulation sanguine et l'oxygénation des cellules.

L'exercice physique est également le meilleur antidouleur naturel qui existe. En effet, en réponse à une marche prolongée ou à des exercices de renforcement musculaire, l'organisme produit des endorphines. La fonction principale des endorphines est d'inhiber la communication des signaux de la douleur. Elles peuvent aussi déclencher un sentiment d'euphorie et de bien-être. Aussi, les adultes qui pratiquent une activité physique régulière ont moins de symptômes dépressifs et anxieux, ce qui conforte l'idée selon laquelle l'exercice offre un effet protecteur contre le développement de troubles mentaux (10). Ceci s'explique par la production de dopamine, l'hormone du bonheur. Chez les enfants et les adolescents, la participation à des sports et à des loisirs est associée à moins de symptômes dépressifs, une meilleure santé mentale et sociale, le développement d'un esprit d'équipe, de meilleurs résultats scolaires et davantage d'interactions sociales et d'amitiés (11).

Bouger suffisamment agit même sur la composition de la flore intestinale en augmentant la richesse des microbes intestinaux (8). De plus, le mouvement favorise le brassage intestinal, améliorant considérablement le transit et la digestion. Même les os et leur « qualité » sont dépendants du niveau d'activité physique. En effet, les contraintes réalisées sur le squelette par le poids du corps via la pesanteur et les contractions des muscles permettent de stimuler la production et la réparation du tissu osseux, prévenant ainsi l'ostéoporose (9). De plus, l'augmentation de notre masse musculaire et la qualité de nos os sont positivement corrélés à l'espérance de vie. Naturellement, après l'âge de 30 ans, nous perdons lentement une partie de notre masse musculaire, au fil des ans. Plus cette perte est rapide, plus les risques de décès prématurés augmentent. Le seul moyen d'y remédier est de la freiner en faisant de l'exercice.

Il serait dommage de se priver de tant de bienfaits qui sont à la portée de tous. Il faut donc retenir que, quel que soit votre âge, l'activité physique est indispensable à votre santé. C'est l'un des meilleurs moyens dont vous disposez chaque jour pour améliorer l'ensemble du fonctionnement de votre organisme. Elle n'est pas uniquement utile et indispensable pour les individus souhaitant perdre du poids ou garder la ligne. En effet, il est courant qu'un individu obèse mais actif soit en meilleur santé qu'un individu qui a la ligne mais sédentaire. Désormais, voyez l'exercice physique comme l'un des meilleurs médicaments du marché pour votre santé, au même titre que les autres piliers que nous avons traités jusqu'à présent. Et si la perte de poids est votre seul moyen de trouver la motivation, alors n'oubliez pas les autres piliers qui ont tout autant d'influence sur votre ligne.

Combien de temps devons-nous bouger chaque jour ?

La bonne nouvelle est que nous ne sommes pas obligés de faire 1 heure de sport tous les jours pour être en bonne santé. Nous n'avons pas non plus besoin de ne faire que des activités très intenses, bien au contraire. Il est intéressant de se baser sur les recommandations de l'OMS sur le sujet et de s'y tenir. Elles sont à la portée de tous et simples à mettre en place quotidiennement :

Les recommandations hebdomadaires en termes d'activité physique :

1) Les adultes (et les personnes âgées) devraient pratiquer au moins, au cours de la semaine, 150 minutes d'activité d'endurance d'intensité modérée ou au moins 75 minutes d'activité d'endurance d'intensité soutenue, ou une combinaison équivalente d'activité d'intensité modérée et soutenue.

2) L'activité d'endurance doit être pratiquée par périodes d'au moins 10 minutes.

3) Pour pouvoir en retirer des bénéfices supplémentaires sur le plan de la santé, les adultes devraient augmenter la durée de leur activité d'endurance d'intensité modérée de façon à atteindre 300 minutes par semaine ou pratiquer 150 minutes par semaine d'activité d'endurance d'intensité soutenue, ou une combinaison équivalente d'activité d'intensité modérée et soutenue.

4) Des exercices de renforcement musculaire faisant intervenir les principaux groupes musculaires devraient être pratiqués au moins deux jours par semaine.

Premièrement, il faut savoir quels types d'activités peuvent être considérées comme « activité d'endurance à intensité modérée ». Ce sont tous les exercices qui sont susceptibles d'augmenter votre rythme cardio-vasculaire et de solliciter vos muscles : la marche « rapide », le vélo, la natation, la course à pied, les activités sportives, le sport « cardio » en salle de gym, les cours de renforcement musculaire, l'aviron, les activités physiques quotidiennes (jardinage, ménage, monter des escaliers)… La liste est en réalité très longue. Ces activités doivent être suffisantes pour sentir un effort physique, une augmentation du rythme cardiaque et respiratoire et de la température corporelle. Ces mêmes activités peuvent aussi être réalisées de façon plus intense et répondent alors aux recommandations concernant l'intensité soutenue. Le but est de faire travailler vos muscles et votre cœur, suffisamment pour que votre rythme cardiaque soit maintenu plus haut que le niveau de repos, et ce sur une période de 10 minutes d'affilées minimum.

Deuxièmement, 150 minutes par semaine correspondent à un peu plus de 20 minutes par jour, ce qui est plus qu'accessible. Il est aussi possible, en fonction de votre planning, de les étaler sur 5 jours par semaine, à raison de 30 minutes quotidiennes. C'est donc le premier objectif à atteindre pour chacun d'entre nous, ce que j'appelle le « minimum syndical ». Ajoutez à ces activités dites d'endurance, vous devez également prévoir des exercices de renforcement musculaire, au minimum deux fois par semaine. Je vous rassure tout de suite, vous n'avez pas besoin pour cela de vous inscrire dans une salle de gym et de « soulever et pousser de la fonte » pour réaliser ce travail. Il est facile d'inclure des mouvements faisant travailler différents groupes musculaires dans de votre journée, ce que nous allons voir par la suite. Il n'est donc pas indispensable de consacrer deux fois 45 minutes d'exercice, type musculation, par semaine. Par contre, il faut faire travailler vos muscles le plus possible et régulièrement, ce qui constitue votre deuxième objectif.

Troisièmement, ces recommandations oublient malgré tout une recommandation importante que nous devons ajouter : lutter contre la sédentarité en scindant les périodes d'inactivité en position assise par des coupures actives, le plus souvent possible. Une récente étude montre que même la pratique d'exercices réguliers suivant les recommandations précédentes ne suffit pas si nous passons le reste de la journée sur une chaise (12). Les scientifiques ont trouvé que, même parmi les personnes qui font de l'exercice régulièrement, le temps en position assise prolongée conduit à des taux plus élevés d'hospitalisation, de maladies cardiaques et de cancers ainsi qu'à des décès prématurés. En effet, James Levine, endocrinologue qui s'est spécialisé dans la recherche sur l'impact du mouvement régulier sur la santé, a été jusqu'à affirmer que « *trop de temps assis tue. Les données épidémiologiques, physiologiques et moléculaires suggèrent que le mode de vie sédentaire peut expliquer en partie le lien entre la modernité et l'obésité, plus de 30 maladies et affections chroniques et des coûts de santé élevés* » (13). Sa publication « Malade d'être assis » a fait les gros titres des médias qui affirmaient que « la position assise tue davantage que le tabac ou l'obésité ». Levine est aussi arrivé à la conclusion que plus nous bougeons et nous limitons les activités dites « léthargiques » et plus nous augmentons notre métabolisme. Une autre recherche a prouvé que le simple fait de se tenir debout permet de brûler 0,15 calorie par minute de plus qu'assis. En passant 6 heures de notre temps debout au lieu d'assis, nous pouvons perdre plus de 2 kilos à l'année (14). Ceci est une excellente nouvelle pour les nombreuses personnes qui travaillent debout, même si le mouvement régulier reste requis en complément, notamment pour soulager la fatigue et les douleurs occasionnées. Une recommandation récente, écrite par des experts de la santé, précise que les personnes devraient avoir pour objectif d'être debout au moins deux heures par jour pendant les heures de travail (15). Cela ne doit pas forcément être réalisé d'affilée, mais peut être divisé en petites périodes tout au long de sa journée. Sans pour autant se fixer ce chiffre de 2 heures comme objectif, le simple fait de couper toutes nos périodes où nous sommes assis par des activités légères simples telles que se tenir debout, marcher, faire quelques flexions sur ses jambes ou encore monter des escaliers, permet de contrer les effets négatifs de la sédentarité.

> Tous ces points clés sont donc facilement réalisables et je vais vous proposer différentes activités et conseils pour les appliquer dans votre quotidien. L'objectif final est donc de cumuler minimum 150 minutes d'activité d'endurance modérée par semaine, des exercices de renforcement musculaires réguliers et des pauses régulières d'activités « anti position assise » (ou position statique et répétitive). Ainsi, la journée la plus simple, répondant à ces recommandations, peut être programmée de la sorte : 2 périodes de 15 minutes de marche active par jour, 5 minutes d'exercices musculaires simples 2 à 3 fois par jour et des pauses toutes les heures lors des périodes assises prolongées ou statiques pour se lever et/ou bouger.

La marche est le meilleur remède de l'homme

Cette citation d'Hippocrate, vieille de plus de 2400 ans, a traversé les siècles et n'a jamais autant été d'actualité qu'aujourd'hui. Notre corps a évolué pendant des milliers d'années sous l'influence de la marche, et s'est merveilleusement adapté à celle-ci. C'est en partie grâce à cette adaptation que nous avons pu conquérir le monde et développer notre espèce. Alors que nos ancêtres marchaient régulièrement plus de 10 kilomètres par jour, l'homme moderne que nous sommes devenus peine à accomplir 1,5 kilomètre journalier. Avant de commencer par faire du sport intensif, peut-être devons-nous penser aux bases et revenir à ce à quoi notre corps est conçu. Il est vrai que cela est moins « tendance » de marcher tous les jours que d'aller faire le nouveau cours de gym à la mode chaque soir. Cette activité nous paraît tellement anodine que nous sous estimons tous les bienfaits qu'elle peut nous apporter. En effet, elle permet de faire travailler les muscles des jambes, de la sangle abdominale et du dos, de renforcer le squelette et de solliciter le système cardio-vasculaire. Elle est aussi le remède idéal pour diminuer les douleurs naturellement, soulager l'arthrose, abaisser la tension artérielle, prévenir le diabète et diminuer le stress, tout particulièrement lorsqu'elle est réalisée en plein air.

Donc avant de penser à toute autre activité physique, commencez d'abord par marcher davantage. Je suis toujours autant choqué de voir tant de personnes dans les salles de gym ou de musculation qui ne marchent jamais plus de 10 minutes par jour, et qui passent leur séance assis sur des machines. Le temps passé en position debout est à privilégier, principalement chez ceux qui ont un métier sédentaire. Pour augmenter son temps de marche quotidien, le premier réflexe est de privilégier cette activité pour ses déplacements. Ainsi, au lieu de prendre le bus juste en bas de chez vous, vous pouvez marcher jusqu'à l'arrêt suivant et descendre un arrêt avant. Pourquoi ne pas se garer à 10 minutes de son lieu de travail et marcher matin et soir ? Profitez de votre pause du midi pour bouger et ajouter 10 minutes supplémentaires. Les week-ends et les journées de repos sont des moments privilégiés pour marcher plus, notamment en nature. Une balade d'une heure ou plus en forêt, en montagne, au bord de la mer ou d'une rivière vous procurera un bien-être que vous ne retrouverez pas sur votre vélo d'appartement ou votre tapis roulant. En vous exposant à un environnement contenant de multiples bactéries, comme c'est le cas en forêt, vous pouvez aussi diversifier votre flore intestinale. Tous ces bienfaits santé pourraient s'expliquer par les molécules inhalées contenues dans l'air comme certaines bactéries, des substances naturelles et des ions chargés négativement (16). C'est aussi l'occasion de partager cela en famille ou avec des amis. Il ne faut pas oublier que nous avons perdu notre connexion avec la nature et nous ne passons que très peu de temps en extérieur. En plus de l'effet positif sur le rythme circadien, dont nous avons déjà parlé, s'exposer au soleil régulièrement permet de synthétiser de la vitamine D, une vitamine que nous ne pouvons pas nous procurer autrement. Elle est indispensable au fonctionnement optimal de l'organisme, principalement du système immunitaire et la santé des os.

Si vous ne pratiquez pas une autre activité physique, l'objectif est de marcher au moins 30 minutes par jour, sur des périodes de minimum 10 minutes d'affilée. Vous devez marcher d'un bon pas, soit environ 4 à 6 km/h. Inutile d'utiliser une montre GPS ou une application pour surveiller votre vitesse. Si vous marchez et que vous sentez vos muscles travailler, votre rythme respiratoire augmenter quelque peu et votre corps « chauffer », vous êtes certainement sur le bon rythme. L'intensité modérée doit vous permettre de conserver une conversation, ce qui signifie que vous ne devez pas être à bout de souffle. Ainsi, l'après-midi à piétiner en faisant les soldes n'est pas considérée comme de la marche, même si elle a le mérite de vous faire passer du temps debout, ce qui est toujours mieux que de rester assis dans votre canapé.

Si vous n'aimez vraiment pas la marche, vous pouvez pratiquer n'importe quelles autres activités à intensité modérée que nous avons citées dans le paragraphe précédent. Se déplacer en vélo est un autre moyen d'intégrer facilement davantage de mouvement dans son quotidien. Cumulez au moins 150 minutes par semaine dans un premier temps, puis utilisez les jours de repos et les week-ends pour augmenter votre activité. Plus vous bougez, et mieux c'est pour votre santé. Au début, n'hésitez pas à utiliser une application sur votre téléphone pour compter vos pas et votre activité. Cela peut vous motiver à toujours faire au moins autant que la veille. Comme toujours, c'est une habitude à prendre qui deviendra vite un réel besoin. Passer une journée entière sans bouger ne sera plus imaginable pour vous d'ici quelques temps. Et si tout cela ne suffit pas à vous motiver, vous pouvez toujours adopter un chien. En plus de faire une bonne action, cela vous obligera à le sortir au moins deux fois par jour, et vous également !

Corriger votre posture en position assise

Il faut absolument combattre les effets négatifs de la sédentarité. Comme nous l'avons vu, elle favorise de nombreuses maladies, mais aussi des douleurs telles que le mal de dos, de cou, d'épaule, les tendinites… Par-dessus tout, la sédentarité dérègle le fonctionnement des organes, entre autre à cause de l'augmentation de l'inflammation et du stress oxydatif. Nous pouvons aussi citer plusieurs désagréments qui nous gâchent la vie, au quotidien : jambes lourdes, constipation ou sensation de fatigue chronique. Pour éviter tout cela, deux choses doivent être appliquées dans votre quotidien :

- Corriger votre position assise en adoptant une posture moins mauvaise.
- Faire des pauses régulières en passant du temps debout et/ou en mouvement.

La mauvaise position assise est la première chose à modifier, pour toutes les raisons citées précédemment. En plus d'être source de blessure et de douleur, elle perturbe le fonctionnement de l'organisme. De nombreuses personnes ne connaissent pas l'impact que leur mauvaise posture peut avoir sur leur digestion par exemple. Lorsque nous sommes « affalés », nos organes sont en quelque sorte compressés et écrasés les uns avec les autres. Cela perturbe la circulation sanguine locale et rend plus difficile la digestion des aliments, ce qui peut provoquer une constipation, des gaz, et perturber le métabolisme (17). Il en est de même concernant la respiration. La meilleure position pour que les poumons fonctionnent de manière optimale est lorsque nous sommes assis et redressé, car le diaphragme et la cage thoracique peuvent bouger et s'expandrent correctement (18). Lorsque nous adoptons une mauvaise posture, l'apport en oxygène et en sang est restreint, ce qui perturbe le bon fonctionnement de l'ensemble des cellules.

Voici donc la position à adopter lorsque vous êtes assis longtemps au travail, devant votre ordinateur, chez vous ou encore en voiture...

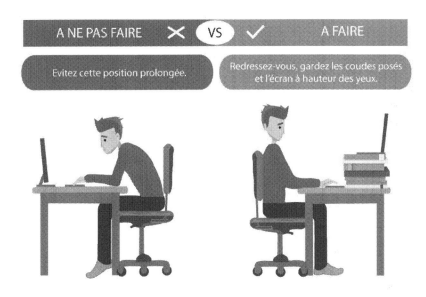

Position et conseils à adopter devant un poste de travail

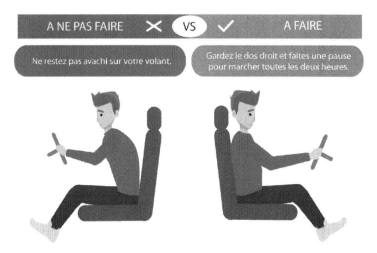

Position et conseils à adopter en voiture

Consignes pour régler votre position assise :

Pour être assis correctement, vous devez tout d'abord régler la hauteur de votre siège. Vous pouvez le faire en respectant quelques principes simples :

- Les pieds doivent être posés soit au sol, soit sur un support.
- Les épaules doivent être relâchées.
- Les bras restent près du corps, et les avant-bras sont posés sur votre bureau ou sur des accoudoirs.
- Votre dos est bien droit et peut être calé contre le dossier de votre siège.
- La hauteur de votre écran doit être réglée de sorte qu'il soit placé légèrement en dessous de vos yeux lorsque vous regardez droit devant vous.

Bien entendu, il n'est pas facile de changer sa posture du jour au lendemain et c'est en l'adoptant régulièrement dans la journée que vous parviendrez à la modifier durablement. En réglant correctement votre poste de travail, vous facilitez grandement le respect de cette nouvelle posture. Pour ceux qui ont encore des difficultés à se tenir en position plus droite, il est utile de s'asseoir sur un ballon gonflable afin de solliciter la musculature de votre dos (les muscles érecteurs du rachis et de la sangle abdominale).

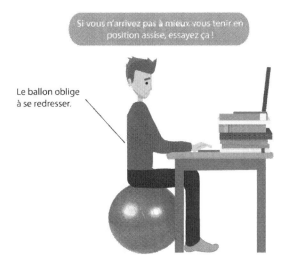

Schéma « Intérêt d'utiliser un ballon pour corriger sa posture devant un poste de travail ».

Vous pouvez ainsi alterner entre votre fauteuil et votre ballon, ce qui vous permettra de faire un peu d'exercice sans vous en rendre compte. Enfin, il existe désormais des bureaux à hauteur réglable qui peuvent permettre de travailler debout. Cette solution reste l'une des plus efficaces. Ceci vous permettra d'alterner 30 minutes assis puis 30 minutes debout. En utilisant ce type de bureau, vous pouvez réduire votre temps en position assise de plus de 200%, réduire les douleurs de dos et de nuque de 54% et améliorer votre humeur (19). N'hésitez pas à demander à votre entreprise, qui souvent est prête à faire l'investissement pour s'assurer du confort et de la productivité de ses employés.

Introduire le mouvement dans son quotidien

Pour combattre la sédentarité et ses effets négatifs, il ne faut pas s'arrêter là. Vous devez aussi bouger le plus souvent possible dans votre journée. Rappelez-vous que la vie, c'est le mouvement et que toute période d'inactivité totale prolongée a de lourdes conséquences sur votre santé. Lorsque vous pensez à faire une pause pour bouger, vous prenez soin de vous et de votre corps. Ainsi, plus vous allez couper vos périodes en position assise par des mouvements ou des périodes debout, meilleur sera l'impact sur votre santé. Nous allons donc commencer par prévoir une stratégie au travail qui répondra aux besoins de ceux qui ont un métier sédentaire. A noter que ces conseils s'appliquent également à tous ceux qui travaillent en position relativement statique, même debout. C'est le cas notamment chez les personnes qui effectuent un travail d'usine sur une chaîne de production. Il faudra couper ces périodes de tâches répétitives par du mouvement.

Toutes les 1h, prévoyez de vous lever et de bouger. Pour cela, choisissez l'option qui vous convient le mieux dans la liste qui va suivre et faites un planning que vous pouvez noter sur un post-it placé sur votre bureau. Prévoyez les heures où vous devez vous lever et ce que vous avez prévu de faire. Utilisez votre téléphone pour programmer des alarmes toutes les heures avec le nom de l'action (ex : 11h = 20 flexions ; 15h : Monter deux étages d'escalier).

Liste d'actions pour bouger plus au quotidien :

- Prendre les escaliers plutôt que l'ascenseur.
- Aller parler en direct plutôt que d'envoyer un mail ou d'appeler par téléphone.
- Se tenir debout en parlant au téléphone.
- Se lever pour marcher une ou deux minutes toutes les heures, jusqu'au bout du couloir, ou pour aller aux toilettes.
- Marcher en discutant avec ses collègues lors des pauses, même 5 minutes.

- Proposer des réunions à l'extérieur en marchant (faites le tour de l'entreprise).
- Aller chercher un verre d'eau à la fontaine régulièrement.
- Profiter de la pause du midi pour marcher au moins 10 minutes.
- Faire quelques flexions sur vos jambes lorsque vous vous sentez engourdi, 15 à 20 répétitions.
- Utiliser les exercices présentés dans le prochain paragraphe pour bouger plus tout au long de la journée.

Les actions sont nombreuses et vous pouvez compléter cette liste avec vos propres idées, en fonction de votre environnement de travail. Ceci peut facilement s'appliquer lors des trajets en voiture, qui sont souvent source de douleur et d'inconfort. Personnellement, je prends le soin de m'arrêter au minimum toutes les 2 heures pour marcher, aller aux toilettes et faire quelques flexions sur place. Mes douleurs sont nettement soulagées et je me sens plus éveillé, ce qui est rassurant pour les autres conducteurs !

Programme 5 minutes pour renforcer vos muscles

Nous avons vu précédemment que les exercices de renforcement musculaire faisant intervenir les principaux muscles sont recommandés au moins deux jours par semaine. En réalité, peu importe le moment où la fréquence à laquelle ils sont effectués, leur pratique régulière donnera de nombreux résultats positifs. Bien souvent, lorsque nous pensons à la musculation, deux idées nous viennent en tête : la salle de gym avec l'utilisation des machines et l'obligation de faire des séances « longues » en enchaînant les séries et les répétitions. Nous allons voir ici que cela n'est pas du tout une obligation. Les exercices réalisés simplement avec le poids du corps et sans matériel spécifique peuvent être réalisés quasiment partout et étalés sur l'ensemble de votre journée. Ainsi, il sera nettement plus facile, mentalement et aussi en termes d'organisation, de faire 3 à 5 minutes d'exercices plusieurs fois par jours que 30 minutes d'affilée le soir après votre journée de travail. Ici aussi, chacun doit trouver son propre équilibre et certains seront plus motivés et attirés par la première ou la seconde option.

Quel que soit votre choix, vous allez pouvoir pratiquer le plus régulièrement possible les exercices que je vais vous proposer ici. Ils ont pour objectif majeur de faire travailler les principaux groupes musculaires et spécifiquement ceux qui ne sont plus assez sollicités à cause de notre mode de vie. Ce sont tous les muscles très importants pour l'organisme et qui sont les plus atteints par la sédentarité. Ce programme, qui prendra environ 5 minutes de votre temps, peut donc être réalisé plusieurs fois par jour, en étalant les exercices sur l'ensemble de votre journée ou en les regroupant sur une même séance et les répéter plusieurs fois. Sur l'ensemble de votre semaine, l'essentiel est de faire tous les exercices équitablement au minimum une fois par jour. C'est une bonne base pour débuter et je ne peux que vous conseiller d'augmenter semaine après semaine pour cumuler jusqu'à une heure de renforcement musculaire sur l'ensemble de votre semaine. Entre chaque exercice, prenez 15 secondes pour reprendre votre souffle avant d'enchaîner avec le suivant. L'essentiel reste la qualité de l'exécution plutôt que l'intensité.

Fentes avant (10 répétitions par jambe)

En plus de faire travailler l'ensemble de vos muscles des jambes, il sollicite fortement vos muscles fessiers. Ils sont très importants pour votre posture et ne sont pas assez sollicités dans notre mode de vie sédentaire. Vous devez donc les travailler le plus possible afin de les « réveiller ». En cas de douleur de dos, le simple fait de renforcer et réactiver les fessiers peut avoir d'énormes résultats.

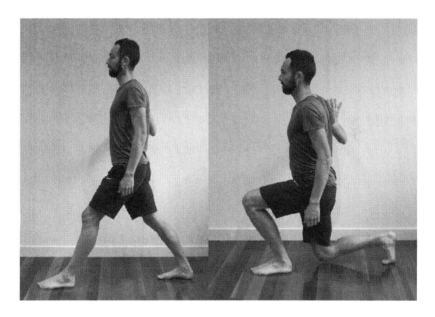

Consignes : Commencez par avancer un pied en avant de telle sorte de créer une fente puis, tout en gardant le dos droit et tonique, venez fléchir le genou de la jambe située devant vous, progressivement sur 1 à 2 secondes jusqu'à effleurer le sol avec le genou situé sous votre bassin. Marquez une pause d'une seconde puis poussez sur votre jambe antérieure pour vous relever (sans modifier la position de vos pieds). N'hésitez pas à effectuer cet exercice à côté d'un mur ou d'une chaise pour vous stabiliser.

Montée de genou + pointe de pied opposé (10 répétitions par jambe)

Ici, vous allez surtout vous focaliser sur la jambe qui reste au sol afin de travailler les muscles du mollet, de l'arrière de la cuisse, les fessiers et les muscles de votre hanche. Le mouvement fait également travailler votre équilibre et votre coordination.

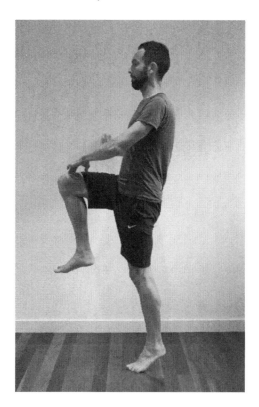

Consignes : Tout en poussant sur une jambe de manière à monter sur la pointe du pied, montez votre genou de la jambe opposée pour qu'il vienne toucher votre main. Il doit monter au minimum à hauteur de votre hanche. Tenez la position sur une seconde avant de revenir à la position initiale en retenant la descente. Il est important de bien contracter votre fessier du côté de la jambe au sol pendant tout le temps de l'exercice.

Travail des épaules, du cou et du haut du dos (10 répétitions)

La position assise avachie vers l'avant affaiblit progressivement vos muscles du plan postérieur, donc de votre dos. Cet exercice va donc travailler l'ensemble de ces muscles, pour vous aider à vous « redresser ». Il corrige la position d'enroulement en avant caractéristique de la faiblesse musculaire des muscles postérieurs. Il ouvre donc également la cage thoracique.

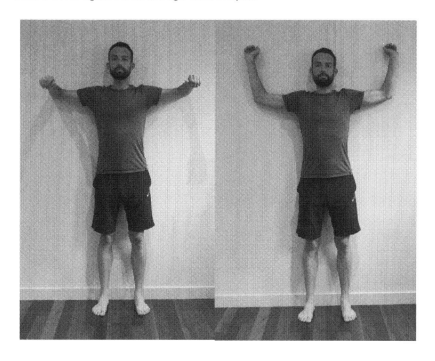

Consignes : Placez-vous contre un mur, les talons légèrement décollés de celui-ci. Votre tête, vos fesses et vos épaules doivent toucher le mur. Ensuite, amenez vos coudes à hauteur de vos épaules, contre le mur, puis tournez vos bras de manière à venir le toucher avec l'arrière de vos mains. Enfin, poussez avec votre tête contre le mur en rentrant le menton et maintenez la position 3 à 5 secondes avant de tout relâcher, puis replacer vos bras le long votre corps. Si vous ne parvenez pas à venir toucher le mur avec vos mains, allez malgré tout le plus loin possible, en fonction de votre flexibilité.

Travail d'équilibre et de stabilité (10 à 20 répétitions sur chaque jambe)

L'intérêt majeur de cet exercice est de vous faire travailler votre équilibre, la stabilité de votre bassin et des articulations de vos jambes. Ce genre d'exercice, dit proprioceptif, est régulièrement utilisé en rééducation. Cela permet aussi de retravailler la perception de votre corps dans l'espace.

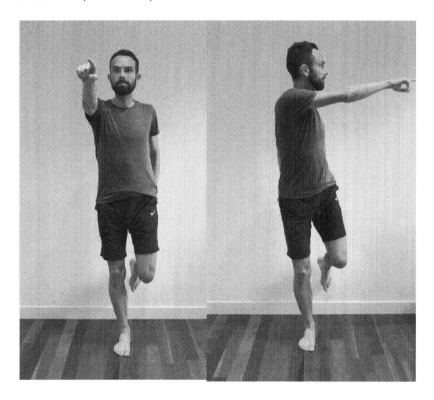

Consignes : Placez-vous sur une jambe, en regardant droit devant vous, genou légèrement fléchi et bassin tonique. Fixez un point devant vous et pointez-le du doigt. Ensuite, tournez-vous avec votre bras comme pour pointer un objet au loin. Revenez ensuite à la position de départ. Alternez les 2 côtés (une fois à droite, une fois à gauche).

Si vous avez des difficultés à réaliser ce programme, n'hésitez pas à consulter ma vidéo disponible sur ma chaîne YouTube (*Alexandre*

Auffret, « Programme d'exercices Fessiers/Jambes/Dos à la maison pour réveiller vos muscles »).

Je vous encourage vivement à varier les exercices de ce programme régulièrement. Ainsi, vous pouvez ajouter d'autres exercices pour le compléter ou remplacer un exercice par un de ceux qui vont suivre. Donc, n'hésitez pas à changer, à ajouter ou à pratiquer de temps en temps les deux exercices suivants.

Flexions (Squat) sur deux jambes (10 à 20 répétitions)

Cet exercice est sûrement le plus simple et le plus accessible. Il fait travailler l'ensemble des muscles des jambes mais aussi du bas du dos et de la sangle abdominale.

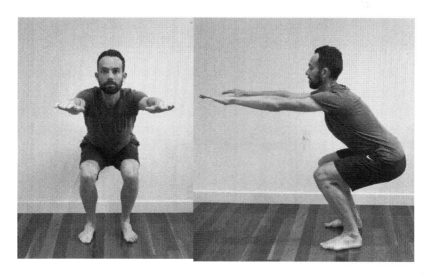

Consignes : Placez vos pieds écartés (environ équivalent à la largeur de votre bassin). Commencez par vous redresser et à contracter vos muscles fessiers et de la sangle abdominale. Ensuite, descendez en contrôlant la descente sur 2 secondes jusqu'à avoir les cuisses à l'horizontal (vous pouvez aller plus bas si vous le souhaitez). Marquez une seconde de pause avant de remonter en poussant sur vos jambes de façon plus tonique.

Renforcement des bras et du dos (10 à 20 répétitions)

Dans cet exercice, vous allez travailler l'arrière des bras (le triceps) et le dos. Vous pouvez le réaliser en utilisant une chaise, une table basse ou un plan de travail plus haut si cela est trop difficile pour vous.

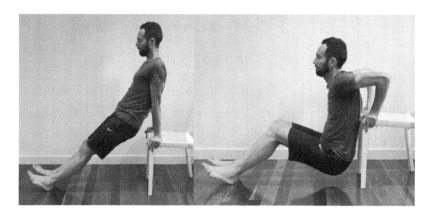

Consignes : Posez vos mains sur la chaise ou la table située derrière vous, légèrement plus écartées que la largeur de votre dos. Lentement, descendez vos fesses vers le sol en contrôlant le mouvement de descente, jusqu'à l'amplitude que vous pouvez. Remontez en poussant fort sur vos mains et en contractant l'arrière de vos bras et votre dos.

Enfin, si vous souhaitez aller encore plus loin, vous pouvez ajouter des exercices de gainage pour travailler l'ensemble des muscles de votre corps et surtout vos muscles profonds du dos et de la sangle abdominale. Le travail de gainage est le meilleur moyen de faire travailler vos abdominaux et d'éviter de faire les exercices classiques, souvent mal réalisés et mauvais pour votre dos. Vous retrouverez également la vidéo de présentation des exercices sur ma chaîne YouTube (« *Exercices abdos de gainage, comment bien les faire pour plus de résultats* »).

Travailler la flexibilité et les amplitudes

Cette recommandation permet d'aller plus loin en termes de bénéfices. Il faut la considérer comme un plus par rapport à celles vues précédemment. Elle ne vient en aucun cas remplacer le renforcement musculaire et l'activité physique. Ici aussi, notre sédentarité est à pointer du doigt. Elle diminue la flexibilité de nos muscles et nos amplitudes articulaires. Nous pouvons citer principalement les muscles de nos hanches, du bas du dos, de l'arrière des cuisses, des mollets et de la chaine latérale. Si vous n'êtes pas sportif, en plus d'empêcher le raccourcissement des muscles et d'augmenter la flexibilité, les étirements pourraient aussi améliorer vos performances physiques. C'est en tout cas ce qui a été prouvé dans une étude qui a analysé l'effet d'un programme de stretching de 10 semaines, à raison de 3 séances de 40 minutes par semaine, sur une population de personnes totalement sédentaires. Ce programme de stretching n'a pas seulement augmenté leur flexibilité (18,1%), il a amélioré de nombreuses performances physiques comme les sauts, les sprints et l'endurance des jambes (20). Même s'il s'agit d'une étude sur une faible population, pourquoi s'en priver ?

Commencez d'abord par tester les mouvements que je vous propose et faites-vous votre propre opinion. Il faut voir ces étirements comme un moment agréable, de bien-être où vous prenez soin de votre corps tout en vous relaxant. Par conséquent il ne faut pas trop forcer et aller trop loin dans l'amplitude. Le but est simplement de sentir un début de douleur provoquée par l'étirement et de s'arrêter à ce niveau. Inutile donc de vous torturer et de tirer en grimaçant. Les étirements sont à maintenir 30 secondes chacun et doivent être effectués entre 2 à 4 fois. Pensez à respirer, calmement, en gonflant le ventre lorsque vous inspirez et en le rentrant lorsque vous soufflez.

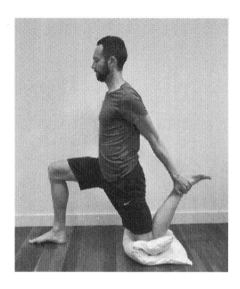

Étirement de l'avant de la hanche et de la cuisse : restez bien droit et avancez votre bassin vers la jambe qui est en avant, sans creuser le dos.

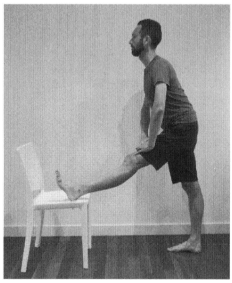

Étirement de l'arrière de la jambe : gardez le genou tendu, les deux mains posées sur la cuisse et le dos droit. Venez avancez le menton vers l'avant en regardant droit devant vous jusqu'à sentir l'étirement.

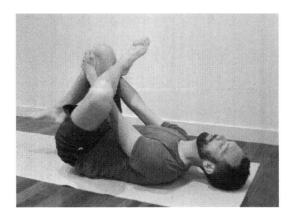

Étirement des fessiers : ramenez le genou vers vous avec vos bras, gardez le dos et la tête posés au sol durant l'étirement. Si besoin, placez un coussin sous votre tête.

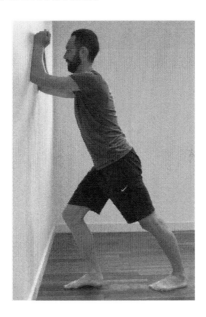

Étirement du mollet : gardez le genou de la jambe située en arrière tendu, avancez-votre bassin vers le mur pour augmenter l'étirement. Vous devez sentir la tension le long de votre mollet et de votre tendon d'Achille.

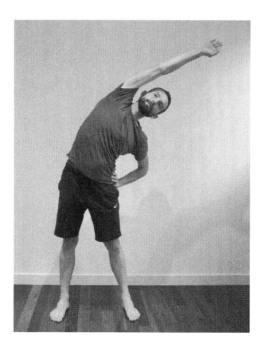

Consignes : respectez la position en gardant le bassin stable et amenez votre main vers le côté jusqu'à sentir tout le côté opposé de votre corps s'étirer (du bras jusqu'au bassin). Veillez à ne pas tourner votre buste lors de l'inclinaison en gardant votre regard devant vous. Inspirez puis soufflez dès que vous sentez bien l'étirement.

Les étirements peuvent être réalisés soit après vos exercices physiques, soit après votre douche, ou votre journée de travail, mais jamais "à froid" le matin au réveil. Dites-vous que l'objectif de cette séance d'étirements s'apparente à un moment de calme, l'occasion de faire le vide et de se détendre.

Faire des exercices courts et intenses

Ce conseil peut être considéré comme la cerise sur le gâteau. Il est particulièrement utile chez les personnes qui souhaitent améliorer leur forme physique, leur capacité cardio-vasculaire, perdre du poids, et qui ont moins de temps à consacrer à l'activité physique. Par exemple, ceci sera parfait pour ceux qui ne sont pas en mesure d'augmenter leur volume d'activité d'endurance à intensité modérée au-delà des 150 minutes par semaine recommandées. Ce conseil est basé sur le concept du HIIT (High Intensity Interval Training), que nous pouvons traduire en français par entraînement par intervalles à intensité élevée. Il s'agit d'une forme très spécifique d'entraînement qui a démontré des avantages intéressants pour la santé (21). HIIT implique une alternance entre des périodes d'exercices intenses et des périodes de repos ou de récupération.

Le concept a d'abord été développé dans le milieu sportif, principalement pour améliorer la condition physique des athlètes. Depuis plusieurs années, cette méthode a été adaptée au grand public et a été testée dans de nombreuses recherches. Les formes de ce type d'entraînement adaptées aux « non-sportifs » ont donné des résultats plus qu'intéressants, pour un volume d'entraînement nettement plus faible que l'exercice à intensité modérée. Le HIIT améliore la sensibilité à l'insuline beaucoup plus que les formes d'exercice ordinaires, nous rendant moins susceptibles de contracter un diabète de type 2 (21). Il améliore l'activité des mitochondries, ce qui permet à l'organisme de mieux fonctionner. Il réduit également l'inflammation et améliore la qualité des vaisseaux sanguins, ainsi que l'ensemble des capacités respiratoires (22). Nous pouvons aussi perdre du poids et tout particulièrement de la graisse viscérale, celle qui est la plus dangereuse pour la santé et qui s'accumule autour des organes (23). Les toutes dernières recherches suggèrent même qu'il pourrait ralentir le processus de vieillissement (24).

Avant de décrire plus en détails comment le réaliser, il faut préciser que l'intensité de cet exercice n'est pas standardisée. Elle repose plutôt sur la capacité cardiorespiratoire individuelle, c'est à dire la forme de chacun. Ainsi, le niveau d'intensité pour un individu en forme et en bonne santé peut correspondre à une course ou un cycle de sprints, tandis que la même intensité relative pour une personne en surpoids et non sportive peut correspondre à une marche rapide ou en montée. Ceci est important car cela signifie que HIIT doit être personnalisé afin de trouver le niveau d'intensité qui vous correspond. Plusieurs études ont testé un protocole HIIT comportant 4 séries de 4 minutes de marche en montée, séparées par des périodes de repos actif de 3 minutes à faible intensité (marche en descente ou sur le plat). Comparé à une marche d'intensité modérée à environ 65% de la capacité maximale aérobie, ce type de protocole offre généralement des avantages cardiovasculaires supérieurs (25). Ces mêmes avantages peuvent aussi être retrouvés avec des séries plus courtes, comme 10 séries d'une minute à intensité élevée entrecoupées de périodes de récupération active d'une minute (26). Même des intervalles intenses de 10 à 20 secondes répétés 3 fois sur une période de 10 minutes d'exercice ont donné des résultats significatifs (27). Tout le monde peut donc trouver l'alternative qui correspond à son niveau de forme, tout en obtenant de réels résultats.

En pratique, cela reste simple. Si vous souhaitez tester ce type d'exercice, je vous conseille de commencer par la séance la plus légère possible, c'est à dire 10 minutes d'exercice à intensité modérée au total, incluant au milieu 3 séries de 20 à 30 secondes à intensité élevée, que vous espacez toutes les 2 minutes. Vous pouvez donc marcher à une vitesse normale pendant 3 minutes puis accélérer pour marcher très vite pendant 30 secondes, puis reprendre votre allure normale afin de récupérer avant de recommencer une nouvelle « accélération ». Faites ce protocole 1 à 2 fois par semaine.

L'activité choisie dépend de vos habitudes et de vos préférences. Cela peut être une période de mouvements de renforcement, comme ceux présentés précédemment, réalisés plus rapidement, suivie d'une période de mouvements à faible intensité, pour reprendre son souffle. Le niveau d'intensité dépend de votre propre perception, vous n'avez donc pas besoin de compter vos pulsations ou de mesurer votre vitesse. Tant que vous percevez l'exercice comme difficile et intense, cela fonctionne parfaitement. Par exemple, si vous aimez aller en salle de gym, vous pouvez utiliser un tapis roulant et alterner des périodes de course et de marche pour récupérer. Vous pouvez réaliser la même chose sur un vélo pour éviter les chocs et les contraintes, ce qui peut être particulièrement intéressant chez les personnes ayant des douleurs articulaires. Il n'est pas non plus obligatoire de faire cet entraînement en salle. Le réaliser en plein air est nettement moins contraignant et plus agréable.

Exemples d'activités pour réaliser vos intervalles d'exercice intense :

- Marche rapide, marche en pente ou montée d'escaliers.
- Sprints en course à pied en alternant avec la marche entre chaque intervalle de 30 secondes à une minute.
- Réalisez des mouvements intenses comme des flexions ou des sauts sur place, rapidement sur 30 secondes à une minute, puis récupérez sur la même durée.
- Faites des sprints sur un vélo pendant 30 secondes à une minute puis pédalez doucement le temps de reprendre votre souffle.
- Allez à la piscine et faites des accélérations sur 30 secondes à une minute puis récupérez en nageant très doucement.
- Toutes les activités ou les mouvements qui peuvent faire accélérer rapidement votre rythme cardio respiratoire sont adaptés.

Au fil des séances, il est possible de diminuer votre temps de récupération pour arriver jusqu'à 30 secondes d'accélérations puis 30 secondes de récupération (en fonction de votre forme future). Par la suite, vous pouvez aussi faire des cours en salle si vous aimez. Souvent, ils sont réalisés sur 30 minutes et alternent mouvements intenses et période de récupération active. À vous de trouver l'alternative qui vous convient et le niveau d'intensité qui vous permet de sentir un effort intense, suffisamment pour vous faire respirer intensément, sans pour autant vous asphyxier. Attention toutefois à ne pas faire l'erreur commune de délaisser totalement les exercices d'intensité modérée en ne faisant exclusivement que des exercices intensifs. Je conseille fortement de conserver la base des 150 minutes d'endurance à laquelle vous pouvez ajouter du HIIT, non pas l'inverse. De plus, avant de démarrer ce type d'exercice, il est important d'en parler à votre médecin généraliste pour s'assurer que vous n'avez pas de contre-indications particulières à la pratique. Même si les recherches sur la dangerosité de cet entraînement n'ont montré qu'un risque très faible, des études plus approfondies méritent d'être développées (28).

Ce qu'il faut retenir au travers du pilier activité physique est simple : le mouvement quotidien est indispensable à votre santé et plus vous bougez, mieux c'est. Pour cela, inutile de chercher des solutions extrémistes ni de s'orienter vers la pratique intensive sportive, qui peut être envisagée par la suite, et reste un choix personnel et non pas une nécessité absolue. Il est donc primordial de faire simple en commençant par inclure le mouvement dans votre quotidien, que cela soit pour vous déplacer, pendant votre journée de travail mais aussi durant vos périodes d'inactivité. Votre corps se sent bien lorsqu'il bouge et il végète et fonctionne au ralenti lorsqu'il reste assis de longues heures durant. Les recommandations que je vous ai données sont accessibles et faciles à intégrer dans votre quotidien. Pour changer vos habitudes actuelles et inclure le mouvement dans votre vie, commencez par noter toutes les actions possibles qui sont réalisables pour vous, et planifiez-les sur l'ensemble de votre semaine. Choisissez les choses les plus simples et bougez le plus possible. Même 2 minutes de flexions sur vos jambes 2 à 3 fois par jour au travail peuvent faire la différence. Rappelez-vous que le mouvement c'est la vie et que votre corps en a besoin.

Une fois que vous aurez pris l'habitude d'intégrer ces recommandations dans votre quotidien, n'hésitez pas à tester les activités sportives qui vous attirent. Vous serez en mesure de les savourer beaucoup plus facilement car votre niveau de forme aura évolué progressivement. Le sport est un excellent moyen d'inclure de l'activité physique au quotidien, de maintenir votre motivation au plus haut en se fixant des objectifs, et de se créer de nouvelles connaissances. Chaque sport correspond à une communauté à part entière qui aide à s'identifier les uns les autres et à s'entraider dans le but de partager ensemble un plaisir ou une passion. Le sport doit rester un plaisir et c'est important de le souligner. Quel que soit votre choix, respectez le même équilibre qui existe dans les recommandations de ce chapitre : une base d'endurance à intensité modérée, des exercices de renforcement musculaire et quelques séances d'intensité élevée. C'est le meilleur moyen de progresser, de prendre du plaisir et d'éviter de nombreuses blessures.

Trop de personnes considèrent le sport et l'entraînement comme un dépassement de soi permanent. Ceci est la pire erreur que vous puissiez faire si vous débutez. Pour les sports d'endurance, comme la course à pied, le vélo ou encore la natation, 80% de votre temps d'entraînement se doit d'être réalisé à intensité modérée. Vous devez pouvoir parler et maintenir une conversation. Seuls les 20% restants peuvent correspondre à des exercices intensifs, pas plus. Eliud Kipchoge, le nouveau recordman du monde du marathon, effectue une bonne partie de ses entraînements à 14km/h sur le plat, alors qu'il peut courir 42km à plus de 20 km/h (29). Une vitesse très faible pour lui, qui équivaut à un « jogging pour aller chercher son pain ». Pourtant, la plupart des coureurs débutants et même parfois confirmés réalisent tous leurs entraînements « vites ». Non seulement ce n'est pas une pratique saine mais en plus ils stagnent très vite et ne parviennent plus à progresser. De plus, le plaisir est difficile à acquérir car la pratique sportive est alors uniquement synonyme de souffrance. Ces remarques s'appliquent également à la musculation. Travailler tous les jours tous ses muscles jusqu'à épuisement, sans leur laisser le temps nécessaire pour se reconstruire, est l'erreur la plus courante qui empêche toute progression. N'oublions jamais que le sport est un hobby qui doit rimer avec plaisir avant tout. Si vous ne prenez pas de plaisir, n'oubliez pas qu'il existe d'autres alternatives et que cela n'est surement pas bon pour votre santé et votre bien-être.

Conclusion

« Traitez-vous à votre juste valeur, c'est à dire tout aussi bien que les gens que vous aimez »

- J.B. Peterson -

À travers ce livre, j'espère vous avoir donné l'envie de prendre soin de votre santé. Grâce aux nombreuses informations que je vous ai apportées et qui peuvent sembler complexes à assimiler au début, j'espère aussi vous avoir prouvé que vivre en bonne santé reste, en pratique, simple et rempli de bon sens. Inutile de choisir les solutions extrêmes, le « tout ou rien », qui sont souvent malheureusement celles auxquelles nous sommes le plus exposées et qui sont sources d'échecs. A force de « sur-compliquer » la santé, beaucoup d'entre nous finissent rapidement par baisser les bras, à cause des difficultés et des contraintes trop nombreuses et difficilement applicables sur du long terme.

Dormir, se relaxer, manger sain et naturel, bouger et vivre en cultivant son bonheur et celui des autres. Voilà à quoi se résume un mode de vie sain. Gardons ces bases simples en tête et ne nous égarons pas vers des choses trop compliquées. Comme nous l'avons vu au début de ce livre, notre vie est rythmée par nos habitudes, qui correspondent à toutes nos actions réalisées sans effort de notre part. Pourquoi serait-il plus difficile d'avoir des habitudes saines, bonnes pour notre santé et notre bien-être, que de mauvaises habitudes qui ne nous apportent rien de positif et d'utile ? Tout le monde peut changer et adopter un mode de vie sain. Il faut commencer par s'informer et aller chercher les informations nécessaires pour cela. Ensuite, il faut prendre son temps pour les appliquer, en fonction de son rythme de vie, son environnement et ses objectifs. En étant patient et en gardant cette progressivité nécessaire à un changement durable, vos mauvaises habitudes vont vite être remplacées par de nouvelles. Elles vont littéralement changer la qualité de votre quotidien, mais aussi celle des gens qui vous entourent. Chaque nouvelle bonne habitude de vie acquise renforcera votre motivation et vous donnera l'envie d'aller toujours plus loin. Ne soyez pas trop exigeant avec vous-même et rappelez-vous toujours que si ce n'est pas simple, naturel et si cela n'améliore pas votre bien-être, ce n'est sûrement pas la bonne solution. Nous sommes tous différents, et au même titre qu'il n'existe pas un seul mode d'alimentation qui puisse s'appliquer à toute la population, il n'existe pas un mode de vie idéal et universel. A vous de trouver votre propre équilibre en agissant, en testant, en changeant et en étant à l'écoute de vos sensations. Les notions de plaisir, de frustration, de contrainte et de faisabilité sont toutes à considérer.

J'espère ici aussi vous avoir fait passer le message suivant : nous sommes tous acteurs de notre quotidien. Il est facile, avec notre rythme de vie effréné, le matérialisme, conséquence de notre société de consommation et les éléments de distraction qui nous coupent de la réalité, de subir et de se laisser aller. Heureusement, nous pouvons agir et reprendre les commandes de notre santé et de notre vie. Nous pouvons prendre nos propres décisions, celles qui sont positives et qui améliorent notre santé, notre bien-être et notre bonheur. En redevenant acteur, nous créons une spirale positive qui nous aide à changer, à nous épanouir et à vivre vraiment. Maintenant que vous avez démarré le changement et pris conscience du pouvoir qui était en vous, c'est aussi à votre tour de transmettre et d'aider les personnes autour de vous. Aujourd'hui, la santé de nos enfants est plus que préoccupante et seule l'éducation, apportée par l'environnement familial, peut permettre d'inverser la tendance. Le partage, l'échange et l'entraide sont des valeurs à cultiver avant qu'elles ne se perdent définitivement.

Je vous encourage à toujours continuer d'apprendre et à vous informer. C'est le meilleur moyen de maintenir votre motivation à la hausse et de vous forger un environnement plus sain. Je déplore le fait que la santé et ses bonnes pratiques si simples ne soient pas enseignées dans les écoles. Malgré tout, nous pouvons combler ce manque en apprenant par la lecture et les médias. Internet nous permet de disposer d'une quantité d'informations extraordinaires et nous donne l'occasion de nous instruire. Cependant, il est facile de se perdre et de ne pas parvenir à utiliser cet outil à bon escient. Le meilleur exemple que je puisse vous donner reste les études scientifiques dont les conclusions sont souvent déformées et sorties de leur contexte dans les gros titres des médias. Il faut savoir prendre du recul, s'intéresser à d'autres sources et se faire sa propre opinion. Ce n'est pas parce que de nombreux articles de blog parlent de la nouvelle chose à la mode qu'il faut remettre en question tous les résultats des études, principalement lorsqu'ils sont similaires.

Actuellement, beaucoup de personnes qui souffrent sont attirées par des solutions extrêmes dans le but de régler leurs problèmes. Ces méthodes toujours plus nombreuses, sont parfois dangereuses pour la santé et reposent uniquement sur un soulagement à court terme, au détriment des effets parfois dévastateurs à moyen et long terme. Ceux qui en font la publicité sont souvent plus soucieux de faire du profit que de se soucier de notre bien-être. En santé, les solutions les plus onéreuses ne sont pas souvent les meilleures. Les vraies solutions, elles viennent de vous et elles sont en vous. A vous de choisir vos sources d'informations, de trouver des personnes de confiance autour de vous et de ne pas vous couper des acteurs du milieu médical qui vous entourent. Bien souvent, ces professionnels gardent les pieds sur terre, et votre médecin aura la voix de la sagesse dans ce genre de situations. Tout n'est pas à jeter dans la médecine moderne et notre système de santé, bien au contraire. Il nous offre notamment la liberté de choisir les praticiens qui nous suivent, avec lesquels nous nous sentons bien, écoutés et en qui nous avons confiance.

Pour conclure, j'aimerais finir sur une citation de Yuval Noah Harari, historien et auteur de renommé mondial : « Dans un monde désormais inondé d'informations non pertinentes, la clarté est synonyme de pouvoir » (1). A nous donc de développer cette qualité en nous reconnectant avec nous-même et en éliminant toutes ces distractions qui appartiennent plus à la fiction qu'au monde réel. Développons cette clairvoyance et cette lucidité qui nous aident à garder les pieds sur terre à l'heure où le monde évolue toujours plus vite et peut sembler incontrôlable. Alors, continuez à prendre soin de vous et de votre santé, car personne ne le fera à votre place.

Comment vivre en bonne santé au 21ᵉ siècle ?

Notes

Chapitre 1 : Les 5 piliers

1 Philip Hunter, « The inflammation theory of disease : The growing realization that chronic inflammation is crucial in many diseases opens new avenues for treatment », EMBO Rep. 2012 Nov; 13(11): 968–970.

2 Yun-Zi Liu, Yun-Xia Wang and Chun-Lei Jiang, « Inflammation : The Common Pathway of Stress-Related Diseases », Front. Hum. Neurosci., 20 June 2017,
https://doi.org/10.3389/fnhum.2017.00316

3 *https://www.bluezones.com/2016/11/power-9/*

Chapitre 2 : Sommeil

Recommandations Sommeil par tranche d'âge (U.S.National Sleep Foundation) :

- Jusqu'à un an : 12 à 15 heures.
- De 1 an à   3 ans : 11 à 14 heures.
- De 3 à 6 ans : 10 à 13 heures.
- De 6 à 13 ans : 9 à 11 heures.
- De 13 à 17 ans : 8 à 10 heures.
- De 18 à 65 ans : 7 à 9 heures.
- Plus de 65 ans : 7 à 8 heures.

1 *https://next.liberation.fr/vous/1995/04/22/docteur-pierre-philip-on-ne-rattrape-pas-assez-le-manque-de-sommeil-en-1900-les-francais-dormaient-9_129493*

2 INSEE référencess, Layla Ricroch, paru le 28/11/12.

3 « Why do we sleep : the new science of sleep and dreams », Matthew Walker, p. 344, 2017.

4
https://www.autoroutes.fr/FCKeditor/UserFiles/File/Publications/AS FA_-_Somnolence_p-p2.pdf

5 M. F. Bergeron, M. Mountjoy, N. Armstrong, M. Chia, et al., « International Olympic Committee consensus statement on youth athletic development », British Journal of Sports Medicine 49, no. 13 (2015) : 843– 51.

6 M. D. Milewski et al., « Chronic lack of sleep is associated with increased sports injuries in adolescent athletes », Journal of Paediatric Orthopaedics 34, no. 2 (2014): 129– 33.

7 Aric A. Prather, Denise Janicki-Deverts, Martica H. Hall, and Sheldon Cohen, « Behaviorally Assessed Sleep and Susceptibility to the Common Cold »,Sleep. 2015 Sep 1; 38(9): 1353–1359.

8 Michael R. Irwin, Richard E. Olmstead, Patricia A. Ganz, and Reina Haque, « Sleep Disturbance, Inflammation and Depression Risk in Cancer Survivors », Brain Behav Immun. Author manuscript; available in PMC 2014 Mar 1.

9 Van Cauter, Plat L., « Physiology of growth hormone secretion during sleep » ,J Pediatr. 1996 May;128(5 Pt 2):S32-7.

10 Luciana Besedovsky, Tanja Lange, and Jan Born, « Sleep and immune function », Pflugers Arch. 2012 Jan; 463(1): 121–137.

11 Michiaki Nagai, Satoshi Hoshide, and Kazuomi Kario, « Sleep Duration as a Risk Factor for Cardiovascular Disease- a Review of the Recent Literature », Curr Cardiol Rev. 2010 Feb; 6(1): 54–61.

12 Amneet Sandhu, Milan Seth and Hitinder S Gurm, « Daylight savings time and myocardial infarction », Interventional cardiology.

13 Eve Van Cauter and Kristen L Knutson, »Sleep and the epidemic of obesity in children and adults »,Eur J Endocrinol. 2008 Dec; 159(S1): S59–S66.

14 V. A. Poroyko et al., « Chronic Sleep Disruption Alters Gut Microbiota, Induces Systemic and Adipose Tissue Inflammation and Insulin Resistance in Mice », Nature Scientific Reports 6, 2016, www.nature.com/articles/srep35405.

15 *https://news.uchicago.edu/story/sleep-loss-limits-fat-loss-study-finds*

16 Renata Pellegrino, et al., « A Novel BHLHE41 Variant is Associated with Short Sleep and Resistance to Sleep Deprivation in Humans », SLEEP, 2014; DOI: 10.5665/sleep.3924.

17 Max Hirshkowitz et al., « National Sleep Foundation's sleep time duration recommendations: methodology and results summary », Sleep Health: Journal of the National Sleep Foundation, 2015 DOI: 10.1016/j.sleh.2014.12.010

18 Joshua J. et al., « Exposure to Room Light before Bedtime Suppresses Melatonin Onset and Shortens Melatonin Duration in Humans », The Journal of Clinical Endocrinology & Metabolism, Volume 96, Issue 3, 1 March 2011, Pages E463–E472.

19 Anne-Marie Chang, Daniel Aeschbach, Jeanne F. Duffy, and Charles A. Czeisler, « Evening use of light-emitting eReaders negatively affects sleep, circadian timing, and next-morning alertness », PNAS January 27, 2015 112 (4) 1232-1237; published ahead of print December 22, 2014.

20 N. Goel, C. Hopkins, M. Ruggieri, RS. Ahima, KC. Allison, « Delayed eating adversely impacts weight and metabolism compared with daytime eating in normal weight adults », Sleep, Volume 40, Issue suppl_1, 28 April 2017, Pages A24–A25.

21 Van Cauter, Plat L., « Physiology of growth hormone secretion during sleep », J Pediatr. 1996 May;128(5 Pt 2):S32-7.

22 Jean-Claude Souberbielle, « Épidémiologie du déficit en vitamine D », Geriatr Psychol Neuropsychiatr Vieil 2016 ; 14 (1) : 7-15

23 « Evaluation des risques sanitaires liés au travail de nuit », Avis de l'Anses, Rapport d'expertise collective, Juin 2016, Edition Scientifique.

24 Hye-Eun Lee, et al., « The relationship between night work and breast cancer », The official journal of the Korean Society of Occupational and Environmental Medicine 2018 30:11 https://doi.org/10.1186/s40557-018-0221-4

25 Kirk J. Brower, « Alcohol's Effects on Sleep in Alcoholics », Alcohol Res Health. 2001; 25(2): 110–125.

26 Aaron M. White, « What Happened ? Alcohol, Memory Blackouts, and the Brain », Alcohol Research & Health.

27 Sivertsen, Salo, Pentti, Kivimäk, Vahtera, « Use of sleep medications and risk of cancer: a matched case-control study », Sleep Med. 2015 Dec;16(12):1552-5.

28 Rebecca B Costello et al., « The effectiveness of melatonin for promoting healthy sleep: a rapid evidence assessment of the literature », Nutr J. 2014; 13: 106.

29 Auld, Maschauer, Morrison, Skene, Riha , « Evidence for the efficacy of melatonin in the treatment of primary adult sleep disorders », Sleep Med Rev. 2017 Aug;34:10-22.

30 A. G. Wade, I. Ford, G. Crawford, et al., « Efficacy of prolonged release melatonin in insomnia patients aged 55– 80 years: quality of sleep and next-day alertness outcomes », Current Medical Research and Opinion 23, no. 10: (2007): 2597– 605.

Chapitre 3 Se relaxer

1 Sondages Ipsos, novembre 2006.

2 Étude de l'INRS et Arts et Métiers ParisTech, 2007.

3 Jean M. Twenge, Thomas E. Joiner, Megan L. Rogers, « Increases in Depressive Symptoms, Suicide-Related Outcomes, and Suicide Rates Among U.S. Adolescents After 2010 and Links to Increased New Media Screen Time », Published November 14, 2017

4 Agnese Mariotti, « The effects of chronic stress on health: new insights into the molecular mechanisms of brain–body communication », Future Sci OA. 2015 Nov; 1(3): FSO23.

5 N Bergmann, F Gyntelberg, J Faber, « The appraisal of chronic stress and the development of the metabolic syndrome: a systematic review of prospective cohort studies », Endocrine connections, 2014 - ec.bioscientifica.com.

6 A. Janet Tomiyama, « Stress and Obesity », Department of Psychology, University of California, Los Angeles, California, Annual Review of Psychology, posted online on June 21, 2018.

7 Firdaus S. Dhabhar, « Effects of stress on immune function: the good, the bad, and the beautiful », Immunologic Research, May 2014, Volume 58, Issue 2–3, pp 193–210.

8 Byoung-O Choi, and al., « The Association between Stress Level in Daily Life and Age at Natural Menopause in Korean Women: Outcomes of the Korean National Health and Nutrition Examination Survey in 2010-2012 », Korean J Fam Med. 2015 Nov.

9 Daniela Lucini and Massimo Pagani, « Autonomic Nervous System Assessment: A Novel Window on Clinical Stress », EC PSYCHOLOGY AND PSYCHIATRY, Published: July 29, 2017.

10 Marc A. Russo, Danielle M. Santarelli, and Dean O'Rourke, « The physiological effects of slow breathing in the healthy human », Breathe (Sheff). 2017 Dec; 13(4): 298–309.

11 Chong CS, Tsunaka M, Tsang HW, Chan EP, Cheung WM, « Effects of yoga on stress management in healthy adults: A systematic review », Altern Ther Health Med. 2011 Jan-Feb;17(1):32-8.

12 Etude Baromobile 2010, OMD (OmnicomMediaGroup).

13 *https://www.matthieuricard.org/articles/la-science-de-l-esprit*

14 Richard J. Davidson, and Antoine Lutz, « Buddha's Brain: Neuroplasticity and Meditation », IEEE Signal Process Mag. 2008 Jan 1; 25(1): 176–174.

15 Gunnthora Olafsdottir, Paul Cloke, André Schulz et al., « Health Benefits of Walking in Nature: A Randomized Controlled Study Under Conditions of Real-Life Stress »,Published September 28, 2018.

16 Charles E Henley, and al., « Osteopathic manipulative treatment and its relationship to autonomic nervous system activity as demonstrated by heart rate variability: a repeated measures study », Med Prim Care, 2008.

Chapitre 4 Vivre

1 Howell, R.T., Kern, M.L. & Lyubomirsky, S., « Health benefits : Meta-analytically determining the impact of well-being on objective health outcomes », Health Psychology Review, 1(1), 2007 , pp. 83-136.

2 Chiffre santé publique, Baromètre 2010.

3 Jo Robinson, Eleanor Bailey, Sadhbh Byrne, « Social media can be bad for youth mental health, but there are ways it can help », National Centre of Excellence in Youth Mental Health, University of Melbourne, « The Conversation », December 12, 2017.

4 Lyall LM, Wyse CA, Graham N et al., « Association of disrupted circadian rhythmicity with mood disorders, subjective wellbeing, and cognitive function: a cross-sectional study of 91 105

participants from the UK Biobank », Lancet Psychiatry. 2018 Jun;5(6):507-514.

5 Étude « L'année Internet 2017 », Médiamétrie.

6 « The Cost of Interrupted Work: More Speed and Stress », Gloria Mark Department of Informatics University of California, Janvier 2008.

7 Étude Retrevo, 2010.

8 Kent C. Berridge and Terry E. Robinson, « What is the role of dopamine in reward: hedonic impact, reward learning, or incentive salience ? »,Brain Research Reviews, 28, 1998. 309–369.

9 Daria J. Kuss and Mark D. Griffiths, « Online Social Networking and Addiction—A Review of the Psychological Literature », Int J Environ Res Public Health. 2011 Sep.

10 Qinghua He, Ofir Turel and Antoine Bechara, « Brain anatomy alterations associated with Social Networking Site (SNS) addiction », Sci Rep. 2017.

11 David Ginsberg, and Moira Burke, « Hard Questions : Is Spending Time on Social Media Bad for Us? », Article Facebook December 15, 2017.

12 Holly B. Shakya Nicholas A. Christakis, « Association of Facebook Use With Compromised Well-Being: A Longitudinal Study American Journal of Epidemiology », Volume 185, Issue 3, 1 February 2017, Pages 203–211.

13 Moira Burke Robert E. Kraut, « The Relationship Between Facebook Use and Well-Being Depends on Communication Type and Tie Strength », 26 July 2016.

14 Wilson, T. D. et al., « Just think: The challenges of the disengaged mind », Science 345, 75–77 (2014).

15 Pablo Brin, Richard E. Petty and Benjamin Wagner, « Body posture effects on self-evaluation: A self-validation approach », Eur. J. Soc. Psychol. 39, 1053–1064 (2009).

16 Erik Peper, and I-Mei Lin, « Increase or Decrease Depression: How Body Postures Influence Your Energy Level », Biofeedback: Fall 2012, Vol. 40, No. 3, pp. 125-130.

17 Danner DD, Snowdon DA, Friesen WV., « Positive emotions in early life and longevity: findings from the nun study », J Pers Soc Psychol. 2001 May;80(5):804-13.

18 Perreau-Linck E, Beauregard M, Gravel P, et al., « In vivo measurements of brain trapping of α-[11C]methyl-L-tryptophan during acute changes in mood states », J Psychiatry Neurosci 2007;32:430-4.

19 Robert J. Waldinger, M.D., « The Study of Adult Development », The Harvard Gazette, april 2017.

20 Robert A. Emmons Michael E. McCullough, « Counting Blessings Versus Burdens: An Experimental Investigation of Gratitude and Subjective Well-Being in Daily Life », Journal of Personality and Social Psychology 2003.

21 Laura Redwine, Brook L. Henry, Meredith A. Pung et al., « A pilot randomized study of a gratitude journaling intervention on HRV and inflammatory biomarkers in Stage B heart failure patients », Psychosom Med. 2016 Jul-Aug; 78(6): 667–676.

22 Barbara L. Fredrickson, Michael A. Cohn, Kimberly A. Coffey, Jolynn Pek, and Sandra M. Finkel, « Open Hearts Build Lives. Positive Emotions, Induced Through Loving-Kindness Meditation, Build Consequential Personal Resources », J Pers Soc Psychol. 2008 Nov; 95(5): 1045–1062.

23 Simon N. Young, « How to increase serotonin in the human brain without drugs », J Psychiatry Neurosci. 2007 Nov; 32(6): 394–399.

24 Sarah D. Pressman, PhD, Karen A. Matthews, PhD, Sheldon Cohen, « Association of Enjoyable Leisure Activities With Psychological and Physical Well-Being », Psychosom Med. 2009 Sep; 71(7): 725–732.

Chapitre 5 Alimentation

1 Ochner, C.N., « Treating obesity seriously: when recommendations for lifestyle change confront biological adaptations », Lancet Diabetes Endocrinol (11 Feb 2015).

2 Ford ES, Bergmann MM, Krord J, Schienkiewitz A, Weikert C, « Boeing H. Healthy living is the best revenge: findings from the European Prospective Investigation Into Cancer and Nutrition-Potsdam study », Arch Intern Med. 2009;169(15): 1355– 62.

3 Kulshreshtha A, Goyal A, Veledar E, et al., « Association between ideal cardiovascular health and carotid intima-media thickness: a twin study », J Am Heart Assoc. 2014.

4 Ron Sender, Shai Fuchs, and Ron Milo, « Revised Estimates for the Number of Human and Bacteria Cells in the Body », PLoS Biol. 2016 Aug; 14(8): e1002533.

5 Kong, L.C., « Dietary patterns differently associate with inflammation and gut microbiota in overweight and obese subjects », PLoS One (Oct 2014); 20; 9(10): e109434.

6 R.D. Mendonça, et al., « Ultraprocessed food consumption and risk of overweight and obesity: the University of Navarra Follow-Up (SUN) cohort study », *The American Journal of Clinical Nutrition*, Volume 104, Issue 5, 1 November 2016, Pages 1433–1440.

7 INSEE PREMIERE « Cinquante ans de consommation alimentaire : une croissance modérée, mais de profonds changements N° 1568 », paru le 09/10/2015.

8 Clarke, J.D., « Bioavailability and inter-conversion of sulforaphane and erucin in human subjects consuming broccoli sprouts or

broccoli supplement in a cross-over study design », Pharmacol Res (Nov 2011); 64(5): 456-63.

9 O'Dea K, « Marked improvement in carbohydrate and lipid metabolism in diabetic Australian aborigines after temporary reversion to traditional lifestyle », Diabetes. 1984 Jun;33(6):596-603.

10
https://www.telegraph.co.uk/news/worldnews/europe/netherlands/10314705/Sugar-is-addictive-and-the-most-dangerous-drug-of-the-times.html

11 *http://www.who.int/news-room/fact-sheets/detail/healthy-diet*

12 S.B. Seidelmann, et al., « Dietary carbohydrate intake and mortality: a prospective cohort study and meta-analysis », Lancet Public Health 2018.

13 Gaesser GA, Angadi SS., « Gluten-free diet: imprudent dietary advice for the general population? », J Acad Nutr Diet. 2012;112(9): 1330– 3.

14 Levine ME et al. And Longo VD, « Low protein intake is associated with a major reduction in IGF-1, cancer, and overall mortality in the 65 and younger but not older population », Cell Metab. 2014 Mar 4;19(3):407-17.

15 *https://news.harvard.edu/gazette/story/2008/04/eating-meat-led-to-smaller-stomachs-bigger-brains/*

16 Estruch R., « Primary prevention of cardiovascular disease with a Mediterranean diet », N Engl J Med (4 Apr 2013); 368(14): 1279–90.

17 Rice B.H., « Dairy and Cardiovascular Disease: A Review of Recent Observational Research », Curr Nutr Rep (15 Mar 2014); 3: 130–38.

18 Michaëlsson K, Wolk A, Langenskiöld S, et al., « Milk intake and risk of mortality and fractures in women and men: cohort studies », BMJ. 2014;349: g6015.

19 Barry M. Popkin, Kristen E. D'Anci, and Irwin H. Rosenberg, « Water, Hydration and Health », Nutr Rev. 2010 Aug; 68(8): 439–458.

20 Queipo-Ortuño M.I., « Influence of red wine polyphenols and ethanol on the gut microbiota ecology and biochemical biomarkers », Am J Clin Nutr (Jun 2012); 95(6): 1323–34.

21 Zhang, C., « Tea consumption and risk of cardiovascular outcomes and total mortality: a systematic review and meta-analysis of prospective observational studies », Eur J Epidemiol (30 Oct 2014).

22 Coelho, C., « Nature of phenolic compounds in coffee melanoidins », *J Agric Food Chem* (6 Aug 2014); 62(31): 7843–53.

23 *http://www.afsca.be/denreesalimentaires/circulaires/_documents/ 2018-02-02_Annexe01_guideeuropeentolerances.pdf*

24 Sun, L., « The impact of eating methods on eating rate and glycemic response in healthy adults », Physiol Behav (Feb 2015); 139: 505–10.

25 Jennings, A., « Intakes of anthocyanins and flavones are associated with biomarkers of insulin resistance and inflammation in women », J Nutr (Feb 2014); 144(2): 202–8.

26 Moco, S., « Metabolomics view on gut microbiome modulation by polyphenol-rich foods », J Proteome Res (5 Oct 2012); 11(10): 4781–90.

27 Tighe P, Duthie G, Vaughan N, et al., « Effect of increased consumption of whole-grain foods on blood pressure and other

cardiovascular risk markers in healthy middle-aged persons: a randomized controlled trial », Am J Clin Nutr. 2010;92(4): 733– 40.

28 Ye EQ, Chacko SA, Chou EL, Kugizaki M, Liu S., « Greater whole-grain intake is associated with lower risk of type 2 diabetes, cardiovascular disease, and weight gain », J Nutr. 2012;142(7): 1304– 13.

29 Betts, J.A., « The causal role of breakfast in energy balance and health: a randomized controlled trial in lean adults », Am J Clin Nutr (4 Jun 2014); 100(2): 539–47.

30 Wyatt H. R., et al., « Long-Term Weight Loss and Breakfast in Subjects in the National Weight Control Registry », Obes. Res. February 2002.

31 Ruddick-Collins L. C. et al., « The Big Breakfast Study: Chrono-nutrition influence on energy expenditure and bodyweight », Nutr Bull. 2018 Jun; 43(2): 174–183.

32 Kahleova H., et al. , « Meal Frequency and Timing Are Associated with Changes in Body Mass Index in Adventist Health Study 2 », The Journal of Nutrition, Volume 147, Issue 9, 1 September 2017, Pages 1722–1728.

33 Murakami K, Sasaki S, Takahashi Y, et al., « Hardness (difficulty of chewing) of the habitual diet in relation to body mass index and waist circumference in free-living Japanese women aged 18– 22 y », Am J Clin Nutr. 2007;86(1): 206– 13.

34 V.D. Longo and S. Panda., « Fasting, Circadian Rhythms, and Time Restricted Feeding in Healthy Lifespan », Cell metabolism (June 2016), 23(6):1048–1059.

35 Antoni R., et al., « A pilot feasibility study exploring the effects of a moderate time-restricted feeding intervention on energy intake, adiposity and metabolic physiology in free-living human subjects », Journal of Nutritional Science (2018), vol. 7, e22, page 1 of 6.

36 K.J. Reid, K.G. Baron, and P.C. Zee, « Meal Timing Influences Daily Caloric Intake in Healthy Adults », Nutrition research (New York, N.Y.) (November 2014), 34(11): 930–935;

37 Walford RL. Mock D. Verdery R. MacCallum T., « Calorie restriction in biosphere 2: alterations in physiologic, hematologic, hormonal, and biochemical parameters in humans restricted for a 2-year period », J Gerontol A Biol Sci Med Sci. 2002;57:B211–B224.

38 Sahdeo Prasad and Bharat B. Aggarwal, « Chronic Diseases Caused by Chronic Inflammation Require Chronic Treatment: Anti-inflammatory Role of Dietary Spices », Journal of Clinical & Cellular Immunology, July 25, 2014.

NB : L'assiette santé proposée dans le chapitre ne se substitue en aucun cas aux recommandations officielles proposées par le Programme national nutrition santé (PNNS).

Chapitre 6 Bouger

1 *https://www.who.int/dietphysicalactivity/pa/en/*

2 Lee IM, et al., « Effect of physical inactivity on major non-communicable diseases worldwide: an analysis of burden of disease and life expectancy », Lancet 2012;*380*:219–229.

3 Étude de santé sur l'environnement, la biosurveillance, l'activité physique et la nutrition (Esteban) 2014-2016. Volet nutrition. Chapitre Activité physique et sédentarité. Saint-Maurice : Santé publique France, 2017. 58 p.

4 Lee and al., « Accelerometer-Measured Physical Activity and Sedentary Behavior in Relation to All-Cause Mortality The Women's Health Study », Circulation 2017 ; 137:203–205.

5 Ekelund U., « Activity and all - cause mortality across levels of overall and abdominal adiposity in European men and women : the

European Prospective Investigation into Cancer and Nutrition Study », Am J Clin Nutr (14 Jan 2015).

6 Archer, E., « Maternal inactivity: 45-year trends in mothers' use of time », Mayo Clin Proc (Dec 2013); 88(12): 1368–77.

7 Ken Shirato, et al., « Regular Voluntary Exercise Potentiates Interleukin-1β and Interleukin-18 Secretion by Increasing Caspase-1 Expression in Murine Macrophages », Mediators Inflamm. 2017;2017:9290416.

8 Clarke, S.F., « Exercise and associated dietary extremes impact on gut microbial diversity », Gut (Dec 2014); 63(12): 1913–20.

9 Russo C.R., « The effects of exercise on bone. Basic concepts and implications for the prevention of fractures », Clin Cases Miner Bone Metab. 2009 Sep-Dec; 6(3): 223–228.

10 Van Minnen A., Hendriks L., Olff M., « When do trauma experts choose exposure therapy for PTSD patients? A controlled study of therapist and patient factors », Behav. Res. Ther. 48, 312–32010.1016/j.brat.2009.12.003.

11 Eime RM, et al., « A systematic review of the psychological and social benefits of participation in sport for children and adolescents : informing development of a conceptual model of health through sport », The International Journal of Behavioral Nutrition and Physical Activity, 10: 98-98.

12 Biswas A., et al. , « Sedentary Time and Its Association With Risk for Disease Incidence, Mortality, and Hospitalization in Adults: A Systematic Review and Meta-analysis », Ann Intern Med. 2015 Jan 20;162(2):123-32. doi: 10.7326/M14-1651.

13 Levine J., « Sick of sitting », Diabetologia. 2015 Aug; 58(8): 1751–1758.

14 Saeidifard F., et al., « Differences of energy expenditure while sitting versus standing: A systematic review and meta-analysis », European Journal of Preventive Cardiology, 2018;

15 Buckley J.P., et al., « The sedentary office: a growing case for change towards better health and productivity », Published 2015 in British journal of sports medicine, DOI:10.1136/bjsports-2015-094618

16 Yuko Tsunetsugu, Bum-Jin Park, and Yoshifumi Miyazaki, « Trends in research related to "Shinrin-yoku » (taking in the forest atmosphere or forest bathing) in Japan", Environ Health Prev Med. 2010 Jan; 15(1): 27–37.

17 R Dainese,* J Serra, F Azpiroz, and J-R Malagelada, « Influence of body posture on intestinal transit of gas », Gut. 2003 Jul; 52(7): 971–974.

18 Albarrati A., et al., « Effect of Upright and Slouched Sitting Postures on the Respiratory Muscle Strength in Healthy Young Males », BioMed Research International Volume 2018, Article ID 3058970, 5 pages.

19 Pronk N.P. et al., « Reducing Occupational Sitting Time and Improving Worker Health: The Take-a-Stand Project », Prev Chronic Dis. 2012; 9: E154.

20 Kokkonen J., Nelson A.G., Eldredge C., Winchester J.B., « Chronic static stretching improves exercise performance », Med Sci Sports Exerc. 2007 Oct;39(10):1825-31.

21 Francois M.E. and Little J.P., « Effectiveness and Safety of High-Intensity Interval Training in Patients With Type 2 Diabetes », Diabetes Spectr. 2015 Jan; 28(1): 39–44.

22 Gillen J.B., et al . , « Twelve Weeks of Sprint Interval Training Improves Indices of Cardiometabolic Health Similar to Traditional Endurance Training Despite a Five - Fold Lower Exercise Volume and Time Commitment », PLoS One. 2016 Apr 26;11(4):e0154075.

23 Boutcher S.H., « High-Intensity Intermittent Exercise and Fat Loss », J Obes. 2011; 2011: 868305.

24 Robinson M.M., et al., « Enhanced Protein Translation Underlies Improved Metabolic and Physical Adaptations to Different Exercise Training Modes in Young and Old Humans », Cell Metabolism 25(3), March 2017: 581–92.

25 Weston KS, Wisløff U, Coombes JS., « High-intensity interval training in patients with lifestyle-induced cardiometabolic disease: a systematic review and meta-analysis », Brit J Sports Med 2014;48:1227–1234.

26 Little JP, Gillen JB, Percival M, et al., « Low-volume high-intensity interval training reduces hyperglycemia and increases muscle mitochondrial capacity in patients with type 2 diabetes », J Appl Physiol 2011;111:1554–1560.

27 Metcalfe RS, Babraj JA, Fawkner SG, Vollaard NB, « Towards the minimal amount of exercise for improving metabolic health: beneficial effects of reduced-exertion high-intensity interval training », Eur J Appl Physiol 2012;112:2767–2775.

28 Rognmo Ø, Moholdt T, Bakken H, et al., « Cardiovascular risk of high- versus moderate-intensity aerobic exercise in coronary heart disease patients », Circulation 2012;126:1436–1440.

29

Conclusion

1 Yuval Noah Harari, auteur du livre « 21 leçons pour le 21ème siècle », Septembre 2018.

Manufactured by Amazon.ca
Bolton, ON

35126968R00160